B

BLUE BOOK

智库成果出版与传播平台

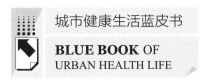

城市健康生活蓝皮书

BLUE BOOK OF
URBAN HEALTH LIFE

中国城市健康生活报告
（2020）

ANNUAL REPORT ON URBAN HEALTH LIFE IN CHINA
(2020)

主　编／黄　钢
副主编／钱芝网　俞立平

社会科学文献出版社
SOCIAL SCIENCES ACADEMIC PRESS（CHINA）

图书在版编目（CIP）数据

中国城市健康生活报告 . 2020 / 黄钢主编 . —— 北京：
社会科学文献出版社，2020.10
（城市健康生活蓝皮书）
ISBN 978 - 7 - 5201 - 7057 - 4

Ⅰ . ①中… Ⅱ . ①黄… Ⅲ . ①居民 - 健康调查 - 调查
报告 - 中国 - 2020 Ⅳ . ①R195

中国版本图书馆 CIP 数据核字（2020）第 146454 号

城市健康生活蓝皮书
中国城市健康生活报告（2020）

主 编 / 黄 钢
副 主 编 / 钱芝网 俞立平

出 版 人 / 谢寿光
组稿编辑 / 任文武
责任编辑 / 王玉霞 李艳芳

出 版 / 社会科学文献出版社·城市和绿色发展分社（010）59367143
地址：北京市北三环中路甲 29 号院华龙大厦 邮编：100029
网址：www. ssap. com. cn
发 行 / 市场营销中心（010）59367081 59367083
印 装 / 三河市东方印刷有限公司

规 格 / 开 本：787mm × 1092mm 1/16
印 张：24.75 字 数：370 千字
版 次 / 2020 年 10 月第 1 版 2020 年 10 月第 1 次印刷
书 号 / ISBN 978 - 7 - 5201 - 7057 - 4
定 价 / 120.00 元

本书如有印装质量问题，请与读者服务中心（010 - 59367028）联系

《中国城市健康生活报告（2020）》

编　委　会

主要编撰者简介

黄　钢　医学博士，二级教授，博士生导师，上海健康医学院校长；兼任亚太地区核医学与生物学联盟候任主席，中华医学会核医学分会第九届主委，上海医师协会副会长，上海医学教育学会主委；《中华核医学与分子影像学杂志》主编，《中华生物医学工程杂志》、《高校医学教育》、*NUCL. SCI. & TECH.*（SCI 收录杂志）等杂志副主编，*Plos On，Am J Nucl Med & Mol images* 等 20 余本专业杂志学术编委。影像医学国家临床重点专科及上海市重点学科带头人，享受国务院政府特殊津贴，分别获卫生部有突出贡献中青年专家、上海市领军人才、"宝钢优秀教师奖"等称号。承担国家自然基金和重点项目、国家新药创制重大项目和"973"项目等 30 余项课题，至今在国内外杂志上发表论文 200 余篇，其中 SCI 或 EI 收录论文 100 余篇，主编 *Personalized Pathway-Activated Systems Imaging in Oncology*（由 Springer 出版），出版《PBL 导论》《核医学》等教材与专著 30 余本；先后获国家科技进步二等奖、华夏医学科技一等奖、国家级教学成果奖及上海市医学科技一等奖等十余项奖励。

钱芝网　博士，教授，硕士生导师，上海健康医学院发展规划处处长，主要从事健康管理研究，已出版著作 4 本，发表论文近 100 篇，其中 SCI、SSCI 论文 11 篇，主持、参与国家级、省市级及政府和企业纵横向项目 110 多项，主编"十一五"和"十二五"国家级规划教材 5 本、省级精品教材 1 本，主编并公开出版其他级别教材 25 本，主持建设了上海市精品课程 1 门、上海市优秀教学团队 1 支，2 项教学成果分别被评为上海市教学成果二等奖和全国医学教育百篇优秀论文三等奖，13 项科研成果分别获得全国一、二、三等奖，并被授予上海市"育才奖"及上海市教学名师荣誉称号，2016 年当选为上海市徐汇区第十六届人大代表。

俞立平　博士，教授，博士生导师，浙江工商大学"西湖学者"特聘教授，学术评价与科技统计研究院院长。主要从事科技评价、技术创新、信息管理等领域的教学科研工作，以数据科学、多元统计、计量技术见长，擅长跨学科、交叉学科研究。已出版专著 6 部，发表论文 230 余篇，其中 SCI、SSCI 一区论文 5 篇，一级期刊论文 50 余篇，CSSCI 论文 200 余篇（均为第一作者）。学术成果被《新华文摘》转载 8 篇，中国人民大学复印报刊资料收录 7 篇。主持国家级课题 4 项，省部级课题 6 项。被评为浙江省优秀教师、浙江省 151 人才、江苏省高校学科带头人、江苏省高校优秀青年骨干教师、宁波市学术领军人才等。

摘　要

　　随着我国经济的快速发展及城镇化进程的不断加快，人民群众对健康生活的需求越来越迫切，健康中国建设已经上升为国家战略，而城市的健康生活水平正是健康中国的重要体现，研究城市的健康生活状况对于健康中国建设具有重要意义。本书以城市为评价对象，以城市生活感受度为判断标准，从经济保障、公共服务、环境健康、文化健康、医疗卫生5个维度选取了40多个指标，构建了城市健康生活的评价指标体系，提供了一套客观的城市健康生活评价标准，并对我国289个地级及以上城市居民的健康生活状况进行评价。城市健康生活指数的综合评价，反映了各个城市健康生活的综合水平。经济保障、公共服务、环境健康、文化健康、医疗卫生5个一级指标的评价，反映了不同城市在各个方面的水平和差异。此外，还对环保重点城市健康生活、省际健康生活进行了评价。在评价基础上，对评价结果进行深度分析，进一步发现我国城市居民健康生活存在的问题及原因，为提高城市居民的健康生活质量提供相关思路及解决路径，从而不断缩小不同地区的城市健康生活差距。此外，还分别从政府及产业层面总结了在城市健康生活建设方面表现突出的典型案例，为各级政府优化城市健康生活，促进城市可持续健康发展，推进健康中国建设提供宝贵经验和决策参考。

　　关键词： 健康生活　健康中国　环保重点城市

前　言

当前，随着我国工业化、城镇化进程的不断加快，国民经济的飞速发展，加之疾病谱、生态环境、生活方式的不断变化，我国正面临着许多复杂的健康问题，这些问题如果不能得到有效解决，必然会严重影响人民健康，制约经济发展，影响社会和谐稳定。

首先，我国不但早已进入了老龄化社会，而且已经迈入人口老龄化加速阶段，未富先老状况仍然没有改变。

早在 1999 年，我国 60 岁以上的老年人口就已达 1 亿多人，占全国总人口的 10%，按照国际通用标准，我国已经进入老龄化社会了。而 1999 年我国人均 GDP 只有 872.22 美元，未富先老。之后，我国老龄化人口急剧增长，截至 2018 年底，我国 60 周岁及以上人口 2.4949 亿人，占总人口的 17.9%；2019 年，我国 60 周岁及以上人口 2.5388 亿人，占总人口的 18.1%。2019 年相比 2018 年增长了 439 万人，其中 65 周岁及以上人口 1.7603 亿人，占总人口的 12.6%。而 2019 年我国人均 GDP 刚刚突破 1 万美元。我国面临的仍然是未富先老的社会现状，老年人口不但基数大、增速快、高龄化、失能化，而且空巢化趋势明显，再加上与我国家庭小型化的结构叠加，养老问题异常严峻。

其次，我国慢性病人群数量十分庞大，医疗负担非常沉重，防治体系有待完善。

国家卫健委最新统计数据显示，2016 年我国慢性病患者总数已经超过 3 亿人，其中高血压患者 1.6 亿 ~1.7 亿人，高血脂患者 1 亿多人，糖尿病患者达到 9240 万人，超重或者肥胖症 0.7 亿 ~2 亿人，血脂异常者 1.6 亿人，脂肪肝患者约 1.2 亿人。有研究数据显示，平均每 30 秒就有一个人罹患癌

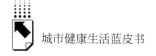

症，平均每 30 秒就有一个人罹患糖尿病，平均每 30 秒至少有一个人死于心脑血管疾病。2019 年，我国慢性病患病率已达 23%，死亡数已占总死亡数的 86%。我国慢性病人群发病率正以每年 8.7% 的速度上升，发病年龄日趋年轻化，由慢性病导致的疾病负担占总疾病负担的近 70%，而造成的死亡占所有死亡人口的 85% 左右，慢性病已成为当今中国的头号杀手，正逐渐威胁着中国人的健康。慢性病不但给患者及其家庭带来痛苦，而且其治疗费用也给个人和社会造成难以承受的经济负担。据统计，我国每年慢性病患者耗费约 3 万亿元的治疗费。据世界银行预测，如果我国心脑血管病死亡率能降低 1%，在未来 30 年，总体净经济效益将达 10.7 万亿美元。

我国慢性病的高发态势已引起政府部门的关注，并出台了一系列相关的措施。例如，2009 年国务院通过了《全民健身条例》，批准了《烟草框架公约》在我国的正式生效，在"十二五"规划里更是提出了"人均预期寿命增长一岁"的目标。自 2010 年开始，卫生部开展了慢性病综合防治示范区工作，已在全国建成 39 个慢性病综合防控示范区。2012 年 5 月 8 日，卫生部等 15 个部门联合印发《中国慢性病防治工作规划（2012～2015 年)》，提出"十二五"时期是加强慢性病防治的关键时期，要把加强慢性病防治工作作为改善民生、推进医改的重要内容，采取有效措施，尽快遏制慢性病高发态势。这是中国政府首次针对慢性病制定的国家级综合防治规划。即便如此，我国慢性病防治工作依然面临不小的挑战，目前全社会对慢性病的严重危害普遍认识不足；由政府主导、多部门合作、全社会共同参与的工作机制尚未建立；慢性病防治网络尚不健全，卫生资源配置不合理，基层卫生机构的人才队伍建设亟待加强。

再次，我国生态环境问题日益突出，生态环境破坏加剧，生态系统的结构和功能严重失调，严重威胁着人民的身体健康。

生态环境的可持续发展与社会经济发展息息相关，良好的生态系统既是人类赖以生存的环境，也是人类发展的源泉。在我国经济发展、人民生活水平日益提高的同时，由于认识的历史局限性、工业化和人口的巨大压力、粗放型的经济发展模式、执法部门生态保护工作不足等，长期以来，可持续发展的思想未能完全贯彻实施。在处理发展与生态保护问题时，往往不能正确处理长期利益与短期利益、局部利益与全局利益的关系。在自然资源的开发利用上，一直采取的是"重用轻养"，只开发、不保护的态度。与此同时，"自然资源取之不尽、用之不竭"的错误观念派生的"资源低价、环境无价"的经济政策，助长了以牺牲环境为代价的发展思想和掠夺式地开发资源的盲目行为，导致我国空气污染，大面积出现雾霾情况；森林资源匮乏，林草覆盖率低；水土流失面广量大，土地荒漠化速度加快；水资源严重短缺，且地区分布不均，河流断流日趋严重，湖泊退化愈演愈烈；地下水超采，水位下降，出现了区域性大范围的漏斗；湿地变农田，对湿地破坏力加剧；乡镇工业污染严重，禽畜和水产养殖加剧了农村污染；等等。所有这些都给我国的生态环境带来了巨大的破坏，不仅严重影响了国民经济的发展，更危害了人民的身体健康。

最后，重治疗轻预防，我国医学已进入误区，从"医疗保险"到"健康保障"任重而道远。

长期以来，我国一直在用"医疗卫生事业"替代"健康保障事业"，在"治已病"方面投入了大量的资源。为了满足"治已病"的需要，很多医院都在跑马圈地，大肆扩张规模，有的医院床位数甚至超过6000张，成为世界罕见的"巨无霸"。与此同时，还大量引进"高精尖"设备。如此一来，大医院形成了"虹吸效应"，抽空了基层医院的优秀人才，导致患者过度集中难以分流，医院的扩张速度赶不上患者的增长速度。而许多中小型医院特别是基层社区卫生服务机构，优秀人才不断流失，经费投入不足，医疗设备陈旧老化，医疗水平越来越低，患者越来越少。如此恶性循环，一方面是大医院"门庭若市""生意兴隆""财源滚滚"，"只治不防，越治越忙"；另一方面是基层医院"门可罗雀""生意惨淡"，医疗资源闲置，而老百姓"看病难、看病贵"的问题越来越严重。不少医生也错误地认为，谁的患者越多，谁的本事就越大，都将全部精力放在治疗疾病上，根本没有心思和精力去"治未病"。美国心脏协会曾有一个生动的比喻：如今的医生都聚集在一条泛滥成灾的河流下游，拿着大量经费研究打捞落水者的先进工具，同时

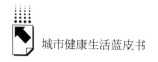
苦练打捞落水者的本领。结果，事与愿违，一大半落水者都死了，被打捞上来的也是奄奄一息。更糟糕的是，落水者与日俱增，越捞越多。事实上，与其在下游打捞落水者，不如到上游筑牢堤坝，让河水不再泛滥。作为医生，不能坐着等人得病，而应防患于未然，避免更多人"落水"。

预防为主，是我国倡导的卫生工作方针，但是，由于缺乏有力的制度保障，这一方针目前已经沦为一句口号。发达国家解决全民健康问题的经验告诉我们，要解决 14 亿中国人的健康问题，只能靠预防，而绝不能靠打针吃药。从"医疗保险"转变到"健康保障"，这才是我国医疗卫生改革的正确之道。

面对我国日益严重的健康问题，党和政府一直保持高度关注，并进行了相关研究。

早在 2007 年 9 月，在中国科学技术协会年会上，时任卫生部部长陈竺公布了"健康护小康，小康看健康"的三步走战略。随后卫生部组织了数百名专家进行专题讨论、研究。

2007 年 10 月，党的十七大报告中明确提出"健康是人全面发展的基础，关系千家万户幸福"。

在 2012 年 8 月 17 日开幕的"2012 中国卫生论坛"上，时任卫生部部长陈竺代表"健康中国 2020"战略研究报告编委会发布了《"健康中国 2020"战略研究报告》。该报告明确提出把"人人健康"纳入经济社会发展规划目标，将"健康强国"作为一项基本国策，转变我国卫生事业的发展模式，从注重疾病诊疗向以预防为主、防治结合转变，实现关口前移，并构建了一个体现科学发展观的卫生发展综合目标体系，将总体目标分解为可操作、可测量的 10 个具体目标和 95 个分目标。这些目标涵盖了保护和促进国民健康的服务体系及其支撑保障条件，是监测和评估国民健康状况，有效调控卫生事业运行的重要依据。该报告还提出，到 2020 年，完善覆盖城乡居民的基本医疗卫生制度，实现人人享有基本医疗卫生服务，医疗保障水平不断提高，卫生服务明显改善，地区间人群健康差异进一步缩小，国民健康水平达到中等发达国家水平。

　　2012 年 11 月，党的十八大报告指出，"健康是促进人的全面发展的必然要求"。2015 年 10 月，党的十八届五中全会发布的公报中明确提出，推进健康中国建设，深化医药卫生体制改革，理顺药品价格，实行医疗、医保、医药联动，建立覆盖城乡的基本医疗卫生制度和现代医院管理制度，实施食品安全战略。由此，健康中国建设被正式列入国家"十三五"规划中。2016 年 3 月 16 日，十二届全国人大四次会议批准了《中华人民共和国国民经济和社会发展第十三个五年规划纲要》。该纲要从全面深化医药卫生体制改革，健全全民医疗保障体系，加强重大疾病防治和基本公共卫生服务，加强妇幼卫生保健及生育服务，完善医疗服务体系，促进中医药传承与发展，广泛开展全民健身运动，保障食品药品安全 8 个方面对推进健康中国建设提出了具体要求。

　　2016 年 8 月 19 日至 20 日，在北京召开的全国卫生与健康大会上，习近平总书记强调，要把人民健康放在优先发展的战略地位，努力全方位全周期保障人民健康，提出要坚持正确的卫生与健康工作方针，以基层为重点，以改革创新为动力，预防为主，中西医并重，将健康融入所有政策，人民共建共享。习近平总书记的讲话，吹响了以全民健康支撑全面小康的健康中国建设号角。

　　2016 年 10 月 25 日，中共中央、国务院印发了《"健康中国 2030"规划纲要》，提出了今后 15 年我国推进健康中国建设的行动纲领。该纲要确立了"以促进健康为中心"的"大健康观""大卫生观"，提出将这一理念融入公共政策制定实施的全过程，将健康纳入经济社会发展全局，将"共建共享、全民健康"作为战略主题，坚持政府主导，动员全社会参与，推动社会共建共享，实现全民健康。该纲要提出了健康中国"三步走"的目标，即 "2020 年，主要健康指标居于中高收入国家前列"，"2030 年，主要健康指标进入高收入国家行列"的战略目标，并展望 2050 年，提出"建成与社会主义现代化国家相适应的健康国家"的长远目标。该纲要是新中国成立以来首次在国家层面提出的健康领域中长期战略规划。

　　2017 年 10 月 18 日，习近平总书记在党的第十九次全国代表大会上所

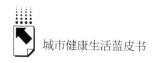

做的报告中不仅再次明确了大健康观的核心要义，即"为人民群众提供全方位全周期健康服务"，更上升到国家战略高度，进一步提升了大健康观的地位与意义，即"人民健康是民族昌盛和国家富强的重要标志"，明确提出了建设健康中国的路线图。

2018 年 3 月 13 日，根据第十三届全国人民代表大会第一次会议批准的国务院机构改革方案设立国家卫生健康委员会，不再保留国家卫生和计划生育委员会，不再设立国务院深化医药卫生体制改革领导小组办公室。这一改革方案体现了党中央对人民健康的高度重视。

2019 年 7 月 15 日，健康中国行动推进委员会发布了《健康中国行动（2019～2030 年）》，规划设计了推进健康中国建设的路线图和施工图。

当前，健康中国建设正在全国各地轰轰烈烈地开展。我们认为健康中国建设的成败，取决于城市健康生活的建设是否成功，因为城市是人类文明的摇篮，是文化进步的载体，是经济增长的发动机，是国家和制度的象征，是农村建设的引导者，更是人类追求美好生活的阶梯。数据显示：2015 年，我国城镇常住人口为 77116 万，城镇化率达到 56.1%；2016 年，我国城镇常住人口为 79289 万，城镇化率达到 57.35%；2017 年，我国城镇常住人口为 81347 万，城镇化率达到 58.52%；2018 年，我国城镇常住人口为 83137 万，城镇化率达到 59.58%；2019 年，我国城镇常住人口为 84843 万，城镇化率达到 60.60%。由此可见，我国城镇化水平在快速推进，城市人口数量已超过了农村人口。早在 2000 多年前，亚里士多德就说过："人们来到城市是为了生活，人们居住在城市是为了生活得更好。"联合国人居组织 1996 年发布的《伊斯坦布尔宣言》指出："我们的城市必须成为人类能够过上有尊严的，身体健康、安全、幸福和充满希望的美好生活的地方。"

《中国城市健康生活报告》是全国首个聚焦城市居民健康生活的蓝皮书。本书在对"城市健康生活"界定和健康理论研究的基础上，借鉴国外发达国家健康城市建设的经验，以我国所有地级及以上城市为研究对象，原始数据来源于《中国城市统计年鉴》、各个城市统计公报、各省统计年鉴等，从经济保障、公共服务、环境健康、文化健康、医疗卫生 5 个维度选取

40 多个指标对全国城市健康生活情况进行评价，并对所有城市进行排名，同时对大陆 31 个省、自治区、直辖市的健康生活也进行评价和排序，在此基础上进行深入分析，发现其中存在的问题。最后从政府与产业层面提供了大量的城市健康生活经验和案例。

希望本书的研究成果，能够为各城市政府提供决策参考，促进各城市政府在制定经济社会改革方案和发展政策时，能够将有利于国民健康作为一切工作的出发点和根本目标，将"健康"融入各项政策和体制的设计与评价中，优化居民健康生活，提升城市发展质量，促进经济、社会、文化、生态及生命系统的和谐均衡发展，早日实现中华民族伟大复兴的中国梦。

本书由上海健康医学院校长、博士生导师黄钢教授统筹设计撰写框架，并担任主编。在写作过程中，得到了全国许多地方政府医疗卫生部门、民政部门、体育局、发改委、统计局等的大力支持，相关医疗健康管理机构也给予了很多协助，钱芝网、俞立平、莫国民、万广圣、陈泓、施毓凤、濮桂萍、吴萍、程洪涛、张永庆、张俭琛、吴孟华、步宝珊、罗宇舟、董恩宏、何长彤、张矿伟、王冰、韩亚茹、吴思慈、王宏、张霞等同志参与了数据采集、资料整理、书稿撰写等相关工作，付出了很多辛勤劳动。同时，本书参考、引用了一些学者的研究成果和相关政府部门官网上的新闻报道，在此一并表示衷心的感谢！

由于作者水平有限，加之时间仓促，书中不足之处在所难免，欢迎专家学者批评、指正。

黄 钢

2020 年于上海

目 录

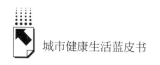

Ⅲ　专题篇

Ⅳ　案例篇：政府视角

Ⅴ　案例篇：产业视角

┌─────────────────────────┐
│ 皮书数据库阅读**使用指南** │
└─────────────────────────┘

总 报 告

General Report

B.1

新时代背景下中国城市
健康生活指数评价报告

黄 钢 钱芝网 俞立平 何长彤 张矿伟 董恩宏*

摘 要： 我国已经进入健康生活新时代，健康问题正在得到全社会的
广泛关注。本报告阐述了健康的概念及城市健康生活评价的
背景和意义，分析了我国城市居民面临的复杂健康问题，阐
明了城市健康生活指标及评价方法的选取原则，将多属性评
价方法应用于城市健康生活评价，构建了城市及省际健康生

---

* 黄钢，博士，上海健康医学院校长，教授，博士生导师，主要从事核医学、健康管理研究；
钱芝网，博士，上海健康医学院发展规划处处长，上海浦江健康科学研究院院长，教授，硕
士生导师，主要从事健康管理研究；俞立平，上海健康医学院客座教授，浙江工商大学"西
湖学者"特聘教授，博士生导师，主要从事统计学、健康产业经济研究；何长彤，阿里云智
能数字政府与城市大脑能力中心高级解决方案架构师，主要从事医改政策和医疗健康服务发
展趋势领域的研究；张矿伟，浙江工商大学管理工程与电子商务学院硕士研究生，主要从事
技术经济、科技评价等领域的研究；董恩宏，博士，上海健康医学院护理与健康管理学院副
教授，主要从事健康管理研究。

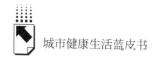
活评价指标体系，并根据建立的指标体系对我国 289 个地级及以上城市居民的健康生活状况进行了综合评价及深度分析。

关键词： 健康生活　健康问题　健康中国

一　中国已经进入健康生活新时代

（一）背景与意义

1. 健康上升为国家发展战略

（1）党和政府高度关注健康

我国政府对健康问题的重视由来已久，早在党的十七大报告中就明确提出"健康是人全面发展的基础，关系千家万户幸福"。党的十八大报告指出"健康是促进人的全面发展的必然要求"。党的十八届五中全会提出"推进健康中国建设"的新目标，对更好地满足人民群众的健康新期盼做出制度性安排，其实质是将健康中国上升为党和国家的战略。在 2016 年全国卫生与健康大会上，习近平总书记提出"没有全民健康，就没有全面小康"。2016 年 10 月 25 日，中共中央、国务院印发并实施《"健康中国 2030" 规划纲要》，该纲要成为此后 15 年推进健康中国建设的行动纲领。2017 年 10 月召开的中国共产党第十九次全国代表大会进一步作出了"人民健康是民族昌盛和国家富强的重要标志"的论断，提出"实施健康中国战略，要完善国民健康政策，为人民群众提供全方位全周期健康服务"。

（2）从国家层面制定了健康领域的中长期战略规划

《"健康中国 2030" 规划纲要》（以下简称《纲要》）是新中国成立以来首次在国家层面提出的健康领域中长期战略规划。

《纲要》首先阐述维护人民健康和推进健康中国建设的重大意义，总结我国健康领域改革发展的成就，分析未来 15 年面临的机遇与挑战，明确

《纲要》基本定位。《纲要》明确了此后15年健康中国建设的总体战略，要坚持以人民为中心的发展思想，牢固树立和贯彻落实创新、协调、绿色、开放、共享的发展理念，坚持以基层为重点，以改革创新为动力，预防为主，中西医并重，将健康融入所有政策，人民共建共享的卫生与健康工作方针，以提高人民健康水平为核心。

《纲要》明确将"共建共享"作为"建设健康中国的基本路径"，是贯彻落实"共享是中国特色社会主义的本质要求"和"发展为了人民、发展依靠人民、发展成果由人民共享"的要求。要从供给侧和需求侧两端发力，统筹社会、行业和个人三个层面，实现政府牵头负责、社会积极参与、个人体现健康责任，不断完善制度安排，形成维护和促进健康的强大合力，推动人人参与、人人尽力、人人享有，在"共建共享"中实现"全民健康"，提升人民获得感。

按照习近平总书记"没有全民健康，就没有全面小康"的指示精神，《纲要》明确将"全民健康"作为"建设健康中国的根本目的"。强调"立足全人群和全生命周期两个着力点"，分别解决提供"公平可及"和"系统连续"健康服务的问题，做好妇女儿童、老年人、残疾人、低收入人群等重点人群的健康工作，强化对生命不同阶段主要健康问题及主要影响因素的有效干预，惠及全人群、覆盖全生命周期，实现更高水平的全民健康。

《纲要》坚持以人民健康为中心，站在大健康、大卫生的高度，紧紧围绕健康影响因素（包括遗传和心理等生物学因素、自然与社会环境因素、医疗卫生服务因素、生活与行为方式因素）确定《纲要》的主要任务，包括健康生活与行为、健康服务与保障、健康生产与生活环境等方面。《纲要》以人的健康为中心，按照从内部到外部、从主体到环境的顺序，依次针对个人生活与行为方式、医疗卫生服务与保障、生产与生活环境等健康影响因素，提出普及健康生活、优化健康服务、完善健康保障、建设健康环境、发展健康产业5个方面的战略任务。

《纲要》坚持目标导向和问题导向，突出了战略性、系统性、指导性、操作性，具有以下鲜明特点。

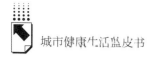

一是突出大健康的发展理念。当前我国居民主要健康指标总体上优于中高收入国家的平均水平，但随着工业化、城镇化、人口老龄化发展以及生态环境、生活方式的变化，维护人民健康面临一系列新挑战。因此，《纲要》确立了"以促进健康为中心"的"大健康观""大卫生观"，提出将这一理念融入公共政策制定实施的全过程，统筹应对广泛的健康影响因素，全方位、全生命周期维护人民群众健康。

二是着眼长远与立足当前相结合。《纲要》围绕全面建成小康社会、实现"两个一百年"奋斗目标的国家战略，充分考虑与经济社会发展各阶段目标相衔接，与联合国"2030可持续发展议程"要求相衔接，同时针对当前突出的问题，创新体制机制，从全局高度统筹卫生计生、体育健身、环境保护、食品药品、公共安全、健康教育等领域政策措施，形成促进健康的合力，走具有中国特色的健康发展道路。

三是目标明确可操作。《纲要》围绕总体健康水平、健康影响因素、健康服务与健康保障、健康产业、促进健康的制度体系等方面设置了若干主要量化指标，使目标任务具体化，工作过程可操作、可衡量、可考核。据此，《纲要》提出健康中国"三步走"的目标，即"2020年，主要健康指标居于中高收入国家前列"，"2030年，主要健康指标进入高收入国家行列"的战略目标，并展望2050年，提出"建成与社会主义现代化国家相适应的健康国家"的长远目标。

（3）明确提出了建设健康中国的路线图

党的十九大报告把人民对健康的需求作为奋斗目标，系统提出了实现全民健康的路线图。

第一，十九大报告提出大健康观，勾勒健康中国蓝图。大健康观是一种全局的理念，是围绕着每一个人的衣食住行和生老病死进行全面呵护的理念，也是2016年习近平总书记在全国卫生与健康大会上提出的新理念。

第二，党的十九大报告提出深化体制改革，确保健康中国发展。党的十八大以来，以习近平同志为核心的党中央始终把人民健康放在第一位，开启了医疗卫生体制的改革，提出了一系列具体改革建议，出台了许多行之有效的改革举措，取得了巨大而可喜的成就。2017 年 5 月 5 日，国务院办公厅颁布了《深化医疗卫生体制改革 2017 年重点工作任务》，其具体改革任务共有 70 项。党的十九大报告则在此基础上提出要进一步"深化医药卫生体制改革"，其目的就是要"全面建立中国特色基本医疗卫生制度"，即构建并完善医药卫生的四大体系：公共卫生服务体系、医疗服务体系、医疗保障体系和药品供应保障体系。

第三，党的十九大报告要求发展健康产业，推动健康中国建设。健康产业是一个具有巨大市场潜力的新兴产业，同时具有"吸纳就业前景广阔、拉动消费需求大、促进公民健康长寿"的特点。为此，党的十九大报告高度重视发展健康产业。首先提出要"坚持中西医并重，传承发展中医药事业"。我国长期以来高度重视中医药事业的发展，党的十九大报告再次提出，并把它置于"健康中国战略"的高度，也就再一次强调中医药事业的传承与发展，其实质就是要求我国中医药要"适应现代化的社会、对接产业化的需求、迎接国际化的挑战"。其次提出"加快老龄事业和产业发展"。党的十九大报告高度重视养老问题，为了确保老年健康，提出了具体要求和应对措施，即"积极应对人口老龄化，构建养老、孝老、敬老政策体系和社会环境，推进医养结合，加快老龄事业和产业发展"。

第四，党的十九大报告强调完善健康政策，促进健康中国继续前行。健康政策是健康中国的指引，更关乎健康中国前行的速度和进程。在 2016 年全国卫生与健康大会上，以习近平同志为核心的党中央提出了一系列健康中国的大政方针和政策。在此基础上，党的十九大报告又重点强调了要进一步完善的具体健康政策。一是"疾控预防为主"的政策。"凡事预则立，不预则废"，对于每一个人的健康而言，同样应该采取"预防为主，防治结合"的政策。为此，党的十九大报告指出"坚持预防为主，深入开展爱国卫生运动，倡导健康文明的生活方式，预防控制重大疾病"。二是生育政策。生育政策是我国的基本国策，直接影响我国的人口战略和健康中国的战略实施。为此，党的十九大报告专门强调，要"促进生育政策和相关经济社会政策配套衔接，加强人口发展战略研究"。

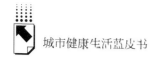

第五，党的十九大报告强调加大食品安全执法力度，为健康中国保驾护航。"国以民为本，民以食为天，食以安为先，安以质为本，质以诚为根"，这足以说明了食品安全关乎健康中国的发展。习近平总书记一直高度重视食品安全，在2015年就明确提出，要切实加强食品药品安全监管，用最严谨的标准、最严格的监管、最严厉的处罚、最严肃的问责，加快建立科学完善的食品药品安全治理体系。党的十九大报告更是强调要"实施食品安全战略，让人民吃得放心"。

（4）规划设计了推进健康中国建设的路线图和施工图

2019年7月15日，国务院印发了《国务院关于实施健康中国行动的意见》，国务院办公厅发布了《健康中国行动组织实施和考核方案》，健康中国行动推进委员会发布了《健康中国行动（2019～2030年）》，这三个文件组成了健康中国行动总的系列文件。

《国务院关于实施健康中国行动的意见》指出，人民健康是民族昌盛和国家富强的重要标志，预防是最经济、最有效的健康策略。要以习近平新时代中国特色社会主义思想为指导，全面贯彻党的十九大和十九届二中、三中全会精神，坚持以人民为中心的发展思想，坚持改革创新，贯彻新时代卫生与健康工作方针，强化政府、社会、个人责任，加快推动卫生健康工作理念、服务方式从以治病为中心转变为以人民健康为中心，建立健全健康教育体系，普及健康知识，引导群众建立正确健康观，加强早期干预，形成有利于健康的生活方式、生态环境和社会环境，延长健康寿命，为全方位全周期保障人民健康、建设健康中国奠定坚实基础。要坚持普及知识、提升素养，自主自律、健康生活，早期干预、完善服务，全民参与、共建共享的基本原则。到2022年，健康促进政策体系基本建立，全民健康素养水平稳步提高，健康生活方式加快推广。到2030年，全民健康素养水平大幅提升，健康生活方式基本普及，居民主要健康影响因素得到有效控制，因重大慢性病导致的过早死亡率明显降低，人均健康预期寿命得到较大提高，居民主要健康指标水平进入高收入国家行列，健康公平基本实现。

《健康中国行动组织实施和考核方案》决定成立健康中国行动推进委员

会，统筹推进《健康中国行动（2019～2030 年）》组织实施、监测和考核相关工作。按年度研究部署行动推进的重点任务，并协调推动各地区、各相关部门工作落实。根据疾病谱变化及医学进步等情况，研究对健康教育和重大疾病预防、治疗、康复、健康促进等提出指导性意见，并适时调整指标、行动内容。

《健康中国行动（2019～2030 年）》围绕疾病预防和健康促进两大核心，提出将开展 15 个重大专项行动，促进以治病为中心向以人民健康为中心转变，努力使群众不生病、少生病。15 个重大专项行动分为三大类，具体如下。

一是全方位干预健康影响因素，共有 6 大专项行动。

①健康知识普及行动。到 2022 年和 2030 年，全国居民健康素养水平分别不低于 22% 和 30%。

②实施合理膳食行动。到 2022 年和 2030 年，成人肥胖增长率持续减缓，5 岁以下儿童生长迟缓率分别低于 7% 和 5%。

③全民健身行动。到 2022 年和 2030 年，城乡居民达到《国民体质测定标准》合格以上的人数比例分别不少于 90.86% 和 92.17%，经常参加体育锻炼人数比例达到 37% 及以上和 40% 及以上。

④控烟行动。到 2022 年和 2030 年，全面无烟法规保护的人口比例分别达到 30% 及以上和 80% 及以上。

⑤心理健康促进行动。到 2022 年和 2030 年，居民心理健康素养水平分别提升到 20% 和 30%，心理相关疾病发生的上升趋势减缓。

⑥健康环境促进行动。到 2022 年和 2030 年，居民饮用水水质达标情况明显改善并持续改善。

二是维护全生命周期健康，共有 4 大专项行动。

①健康促进行动。到 2022 年和 2030 年，婴儿死亡率分别控制在 7.5‰ 及以下和 5‰ 及以下，孕产妇死亡率分别下降到 18/10 万及以下和 12/10 万及以下。

②中小学健康促进行动。到 2022 年和 2030 年，国家学生体质健康标准

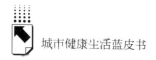

达标优良率分别达到50%及以上和60%及以上，全国儿童青少年总体近视率力争每年降低0.5个百分点以上，新发近视率明显下降。

③职业健康保护行动。到2022年和2030年，接尘工龄不足5年的劳动者新发尘肺病报告例数占年度报告总例数的比例实现明显下降并持续下降。

④老年健康促进行动。到2022年和2030年，65～74岁老年人失能发生率有所下降，65岁及以上人群老年期痴呆患病率增速下降。

三是防控重大疾病，共有5大专项行动。

①心脑血管疾病防治行动。到2022年和2030年，心脑血管疾病死亡率分别下降到209.7/10万及以下和190.7/10万及以下。

②癌症防治行动。到2022年和2030年，总体癌症5年生存率分别不低于43.3%和46.6%。

③慢性呼吸系统疾病防治行动。到2022年和2030年，70岁及以下人群慢性呼吸系统疾病死亡率分别下降到9/10万及以下和8.1/10万及以下。

④糖尿病防治行动。到2022年和2030年，糖尿病患者规范管理率分别达到60%及以上和70%及以上。

⑤传染病及地方病防控行动。到2022年和2030年，以乡（镇、街道）为单位，适龄儿童免疫规划疫苗接种率均保持在90%以上。

《健康中国行动（2019～2030年）》为推进《"健康中国2030"规划纲要》的实现，设计了明确的路线图和施工图。

2. 我国居民健康面临复杂问题

（1）我国健康问题的严峻性

随着我国人口老龄化水平的不断提高，老龄化和高龄化人口在总人口中所占的比重越来越高。截至2018年底，我国60岁及以上的老年人2.4949亿人，占全国总人口的17.9%，其中65岁及以上的老年人1.6658亿人，占总人口的11.9%，预计2020年将超过12%，80岁以上高龄老人将达到3067万人。这一方面导致社会对老年健康服务需求快速增长，对医养结合、康复护理等提出更高要求；另一方面，也导致高血压、糖尿病等发病人数快速上升，疾病负担日益沉重，慢性病成为重大的公共卫生问题。我国现有慢性病确诊患者近 3 亿人，约占总人口的 20%，慢性病死亡数占总死亡数的比例由 1991 年的 73.8% 上升至 2016 年的 86.6%，导致的疾病负担占总疾病负担的 70% 以上。同时，新发传染病威胁不容忽视，特别是随着全球化进程的加快，新发传染病防控难度加大，2017 年 2 月 23 日，国家卫生计生委疾病预防控制局发布了 2016 年全国法定传染病疫情概况。2016 年（2016 年 1 月 1 日零时至 12 月 31 日 24 时），全国（不含港澳台，下同）共报告法定传染病发病 6944240 例（2015 年为 6408429 例），死亡 18237 人（2015 年为 16744 人），报告发病率为 506.59/10 万（2015 年为 470.35/10 万），报告死亡率为 1.33/10 万（2015 年为 1.23/10 万）。同 2015 年相比，全国报告法定传染病发病例数、死亡人数、报告发病率、报告死亡率均不同程度增加。重大传染病和重点寄生虫病防控形势依然严峻。此外，生态环境、生产生活方式变化及食品药品安全、职业伤害、饮用水安全和环境问题对人民群众健康的影响更加突出，不断发生的自然灾害、事故灾害及社会安全事件对医疗卫生保障也提出了更高的要求。面对上述问题，我国现有公共卫生基础设施比较薄弱，特别是医疗和公共卫生服务体系缺乏衔接协同，服务体系难以有效应对日益严重的慢性病高发等复杂健康问题的挑战。

（2）复杂健康危险因素亟待控制

经济发展、社会环境、自然环境等仍存在不利于健康的诸多因素，有利于健康的经济社会发展模式尚未建立，健康危险因素亟待控制。在经济发展方面，以 GDP 为导向的发展观仍然存在，人口膨胀、资源短缺、环境污染、生态恶化等"城市病"严重。同时，服务业发展滞后，高端、多元化健康服务供给短缺。在自然环境与生活行为方式方面，资料显示，我国人群死亡前十位疾病的病因和疾病危险因素中，人类生物学因素占 31.43%，生活行为方式因素占 37.73%，环境因素占 20.04%，医疗卫生保健因素占 10.08%。因此，自然环境和生活行为方式是影响人类健康的重要因素，特别是空气质量严重恶化，城市地区大气污染，农村地区水污染、土壤污染成为主要问题。在社会环境方面，人口老龄化、新型城镇化、贫困人口全面脱

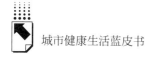

贫，要求医疗保障和医疗卫生服务更加公平可及。首先，流动人口增加给基本公共卫生服务均等化带来挑战。随着工业化、城镇化的推进，我国流动人口不断增加，2013 年达到 2.45 亿人，占总人口的 18%，预计 2030 年达到 3.1 亿人。"十三五"期间，随着新型城镇化规划实施，将有约 1 亿农业转移人口落户城镇，需改造约 1 亿人口居住的城镇棚户区和城中村，引导约 1 亿人口在中西部地区就近城镇化。基础设施和公共服务是城镇化的支撑，对完善卫生设施布局、提高服务便携性提出了更高要求。其次，贫困人口实现脱贫对健康精准扶贫提出了更高要求。党的十八届五中全会提出，农村贫困人口脱贫是全面建成小康社会最艰巨的任务，要求实施脱贫攻坚工程，实现现行标准下农村贫困人口的脱贫，贫困县全部摘帽，解决区域性整体贫困。为实现上述目标任务，健康精准扶贫是重要支撑。推进贫困地区基本医疗卫生服务均等化、防止因病致贫和因病返贫的任务艰巨。经济、社会、自然环境和行为方式等突出问题是影响健康的重要因素，涉及多部门、多领域及复杂的公共政策。当前，非卫生部门政策制定中对健康问题关注不够，将健康融入所有政策的制度性安排和长效性机制尚未建立，难以应对复杂健康社会决定因素的挑战。

（3）医疗卫生服务体系难以满足需求

医疗卫生服务体系与群众健康需求之间存在较大差距，我国医疗卫生服务供需矛盾依然突出。根据最新数据统计，2004～2016 年，入院人数由 0.67 亿人增长到 2.27 亿人，增长了 239%；年诊疗人次由 39.91 亿人次增长到 79.30 亿人次，增长了 98.70%。随着医疗保障水平的继续提高、人口老龄化程度的不断加深，预计"十三五"时期医疗服务需求总量继续维持较高水平。但是同时，服务供给能力因体系结构不合理和优质人力资源匮乏等而严重滞后。2004～2016 年，卫生技术人员数只增加了 92.57%，执业（助理）医师数仅增长了 67.51%。随着全面建成小康社会目标的实现，"十三五"期间群众多层次、多样化健康服务需求将进一步释放，优质医疗卫生资源短缺、结构布局不合理的问题将进一步凸显。在供需矛盾日益突出的情况下，卫生发展方式和服务模式亟待转变。基层医疗卫生机构能力不足、高层级医疗服务机构功能定位不清、医疗卫生服务缺乏整合，是目前我国医疗卫生服务体系存在的突出问题。

（4）体制机制问题日益突出

目前我国的深化医药卫生体制改革进入了攻坚阶段，深层次矛盾凸显叠加，市场机制尚未真正发挥作用，突出表现在：三医联动改革任务艰巨，尤其是医疗保障的公平性和专业化水平迫切需要进一步提升，尚未发挥有效的费用控制作用和医疗服务行为引导作用；公立医院以药补医机制尚未有效破除，医疗服务价格形成机制亟待改革，现代管理制度尚未建立；药品生产流通秩序不规范的问题依然严重。同时，现有与维护和增进健康相关的行政管理体制则呈现高度分散化，医疗、医保、医药三医分管，造成人民健康的主要责任主体缺位；医疗保障缺乏统一管理，难以有效发挥医疗服务购买者和费用控制者的角色；医疗机构管理职权分散，医疗卫生资源属地化管理难以实现；中央与地方医药卫生职权不清，卫生计生管理体制整合尚需深入。另外，健康投入在公共财政中的优先地位仍难得到制度保障，导致财政健康投入政策的约束力较弱。

3. 研究现状

"健康城市"的理念是世界卫生组织（WHO）在 20 世纪 80 年代基于城市快速发展带来一系列相关问题而提出的，是为了在"以人为本"和"可持续发展"的目标下，引导城市朝着健康的方向发展。健康城市这一理念的出现，让人们认识到城市不仅是经济高度集约化的产物，更应该为居住在城市里的人们提供舒适、便捷、安全、健康的环境。因此，为了号召地方政府通过政治参与、制度变革、能力构建、协作规划以及创新计划等多种方式来推动城市的健康发展，世界卫生组织欧洲区域办公室于 1986 年正式启动了"健康城市项目"区域计划。发展至今，已逐渐成为国际性的运动，其预定目标从最初的健康城市模式的推广到创建支持性环境，推广健康生活方式和提高健康城市设计理念，工作重点也更加细化到健康、环境和经济等多个方面。而我国健康城市的建设自 1994 年世界卫生组织与我国合作启动健康城市项目计划后才开始进入正式的发展阶段。

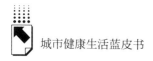

《北京健康城市建设研究报告》作为国内第一部健康城市蓝皮书，是区域性的关于城市评价的蓝皮书。该蓝皮书对北京健康城市的发展进行了全面梳理和总结，分别从政府部门、城市管理、民间组织、国际传播等多个角度，以营造健康环境、构建健康社会、培育健康人群为重点进行了分析。蓝皮书系统阐释了从健康城市理念的历史沿革、理论阐释、工作实践到北京健康城市建设发展经验，并通过主报告与分报告相结合的方式，运用可靠的材料与数据，进一步对2011～2014年北京健康城市各方面的发展特点做了具体描述与说明。

中国社会科学院最新发布的《城市蓝皮书：中国城市发展报告No. 8》，研究视角关注城市的健康发展，它以"'十二五'回顾与'十三五'展望"为主题，研究总结了中国城镇化和城市发展各个领域在"十二五"阶段取得的成就和存在的问题，深入分析了经济新常态下中国城镇化和城市发展面临的形势和发展趋势，并提出了"十三五"期间中国城镇化和城市发展的总体思路和对策建议。该书研究表明，"十二五"期间，中国的城镇化率在取得重要突破和实质性进展的同时，在规划管理、经济增长方式、空间布局、科技创新、社会矛盾、安全管理、环境污染等方面仍存在突出问题，亟待改善；并且针对当下城市发展的重点问题提出了具体翔实的调研结果。该书通过总报告、综合篇、经济篇、社会篇、生态环境篇、建设管理篇、案例篇、大事记等篇章，评价分析了中国287个城市的健康发展状况，分专题深入研究了中国城镇化、城市经济转型升级、社会保障和社会治理、城市生态环境和生态文明建设、城市管理、城市治理和城市建设等问题，总结了嘉峪关、杭州、三亚、北京、广州等城市在城镇化和城市发展方面的经验，梳理了"十二五"期间中国城镇化和城市发展的重要事件。

此外，国内相关的蓝皮书还有《人口与健康蓝皮书》、《保健蓝皮书》、《医疗器械蓝皮书》、《医改蓝皮书》、《互联网医疗蓝皮书》和《城镇化蓝皮书》等。

从目前有关城市健康发展的蓝皮书来看，有关的评价指标体系均侧重于宏观层面的评价，难以突出"以人为本"这一发展准则。而在现阶段，中国健康城市的建设首先要围绕人的生命全过程来展开，在城市规划、建设、管理等各个方面应以人的健康为中心，形成健康人群、健康环境和健康社会有机结合的健康城市。同时，政府和城市居民作为城市的两大主体，政府对城市的管理与规划也应从居民的切身利益出发，因此，对城市居民的健康生活进行客观的评价与分析存在现实的必要性，也是解决城市病的重要途径之一。

4. 研究意义

（1）为城市健康生活质量提供评价标准

从经济保障、公共服务、文化、环境、医疗卫生等方面选取若干指标，建立城市健康生活评价指标体系，通过科学合理的评价方法进行评价，对全国289个地级及以上城市进行排名，同时对全国31个省、自治区、直辖市居民健康生活水平进行测度和排名，从而提供了一套客观的健康生活质量评价标准。

（2）深度分析城市健康生活存在的问题

在对城市和省份健康生活评价的基础上，通过对评价指标和评价结果的深度分析，进一步分析城市健康生活面临的问题、地区差距以及部分城市评价得分较低的原因，从而为提升城市健康生活质量提供解决路径与思路，并为缩小地区健康生活差距提供指引。

（3）优化城市健康生活，促进城市和谐发展

城市的发展应以人为本，应重视宏观的城市规划中微观的人的发展。目前我国正处于经济社会转型的关键时期，城市化进程中往往伴随着城市问题的出现。以全新的健康视角深入研究当下城市居民健康生活指数，对优化居民城市生活，提升城市发展质量，促进经济、社会、文化、生态及生命系统的和谐均衡发展有着重要的现实意义。

（4）为政府决策提供重要参考

建立城市健康生活评价指标体系，客观准确地评价当前我国城市居民的健康生活水平，能够客观真实地反映不同城市的发展现状及存在的问题，在此基础上，进一步借鉴发达国家健康城市的经验，并从政府层面和产业层面总结国内的成功做法，从而为各级相关政府部门提供重要的决策参考。

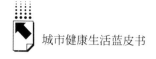

（二）相关概念的界定

1. "健康"概念的发展演进及相关概念比较

健康是人类的基本需求和权利，亦是社会进步的重要标志和潜在动力，全面地理解健康的概念亦是每个国家合理安排涉及健康政策的基石。然而，关于健康本身，目前仍存在许多概念上的模糊与交叉。明确健康概念的内涵和发展，区别健康相关概念，进而研究与健康相关内容成为学界亟待解决的问题。

（1）"健康"概念的发展演进

远古时代，人类由于受生产力和认识水平限制而将生命理解为神灵所赐，这种把人类的健康归于无所不在的神灵的观念，就是早期的健康观。由于生存环境恶劣，人们能够生存已非易事，此时人们所追求和渴望的首先是保全个体生命，健康只是一个笼统的、模糊的概念。18 世纪下半叶至 19 世纪初的生物医学模式认识到，诸多生物因素造成了人类疾病。虽然健康的概念有了丰富和发展，然而，它依然通过疾病与否定义健康，并形成了健康就是能正常工作或没有疾病的机械唯物论的健康观。科技的突飞猛进使得进入 20 世纪的人们面对激烈的竞争，随之生活节奏加快，心理压力日益增加，人们逐渐试图以一种崭新、多元的视角全面看待健康。1947 年世界卫生组织在成立宪章中指出，"健康乃是一种生理、心理和社会适应都完满的状态，而不只是没有疾病和虚弱的状态"。1989 年，世界卫生组织根据现代社会的发展，将"道德健康"纳入健康概念之中，提出了 21 世纪健康新概念，即健康不仅是没有疾病，而且包括躯体健康、心理健康、社会适应良好和道德健康。

健康不是仅指没有疾病或身体不虚弱的状态，也包含心理、社会适应能力和道德的全面的状态。近年来，一些学者认为应将经济状况作为健康评价的一项基本内容。由于人是一种很复杂的综合性的整体，其健康也就涵盖了多维内容。

具体展开来讲，生理健康有明确的标准，比如生长发育、成熟衰老等，而心理健康由于社会、文化背景等因素的影响，标准就比较模糊了。心理健康是一种良好的心理状态，处于这种状态下，人们不仅有安全感、自我状态良好，而且与社会契合和谐，能以社会认可的形式适应外部环境。

最新的健康概念包含生理、心理、社会适应性和道德健康四个方面，其实社会适应性归根结底取决于身体和心理的素质状况，而道德健康则取决于自身教育和社会风气的影响等。因此，健康新概念的核心是由消极被动地治疗疾病变为积极主动地掌握健康，由治身病发展到注重治心病、治社会病、治道德缺损病。现代社会由于竞争激烈、工作繁重、风险多、压力大，人们烦恼丛生，旧烦恼刚刚消除，新烦恼又产生。无论高官还是平民，无论富者还是贫者，无论在岗者还是下岗者，差不多都有大大小小的烦恼，许多疾病包括身病、心病、社会病、道德病大多是由烦恼导致的。社会发展了，科学进步了，生活条件改善了，烦恼反而越来越多。这就告诉我们，人的贪欲并不因为物质文明的进步而减少，精神滑坡导致道德缺损是现代病的重要根源。因此，预防疾病单单注意衣食住行和加强个人卫生、体育锻炼是远远不够的，现在看来首先要从完善道德做起，治愈道德缺损症是健康之本。

但也有学者认为这种"四维"健康观念虽然较为全面和合理，但是忽视了人与自然界的关系。中医学主张人与自然界在不断求得统一中维持着人的生命和健康，从而循着生命规律而发展。人体必须适应四时气候的变化，与四时气候求得统一而维持生命健康。

从以上分析可以看出，随着人类文明的进步，人们对于健康这一概念的理解在不断丰富完善发展之中。健康概念的内涵在不断扩大，依次为有生命就是健康→没有疾病即是健康→生理、心理健全就是健康→生理、心理健全，与社会适应良好，道德健康才能称为真正的健康。人类对健康的追求从低层次的生理健全逐步上升到"生物、心理、社会、自然"多层次、多侧面的要求上来。

（2）与健康相关的概念比较

①体质与健康。体质和健康是从不同侧面、不同范畴来解释人体状况的两个相互关联的概念。从二者的基本定义中可以看出，体质是个体的一种"特征"，是机体发展长期的、相对稳定的特征。而健康是一种状态，是表

示一个人身心的完美状态，具有流动性、易变性等特点。体质的强弱是先天的遗传因素加上后天长期的运动、膳食和生活方式综合作用而形成的结果，更趋向于人体的形态发育、生理功能、心理发展、身体素质、运动能力，以及对内外环境的适应和抵抗疾病的能力等。而健康除了包括大部分体质的范畴以外，还强调对环境（包括自然环境和社会环境）的适应、心理卫生、对疾病的预防、卫生保健，以及行为和生活方式对健康的影响等。健康的范畴和要求要大于体质，但总体来说，健康对人的意义更重要。健康内在地包含着体质好，体质好只是健康的一个方面；体质是健康的前提和基础，失去了良好的体质，健康就是无源之水、无本之木，增强体质是促进健康的重要手段，而健康则是良好体质的归宿和最终目标。

②美与健康。追溯人类审美意识的起源可以看出，审美观念与健康概念有着渊源关系。著名美学家普列汉诺夫在分析审美意识的起源时指出，原始民族之所以会对对称的事物感受到美感，是因为他们从人的身体结构和动物的身体上感受到对称体现了生命正常的发育。残疾和畸形的身体不对称常使人产生一种不愉快的印象。疾病和创伤对人体造成的不仅是病痛，而且也是对人体结构美、形态美、功能美、韵律美以及整体生命质量美的损伤和破坏。由此认为，美的观念是借助于健康概念的，美的人体和健全的人体总是相统一的。健康的概念包含美的内容，由于健全的健康包括了心理因素、与社会相适应能力等方面，人的外在面貌是否有美感便与健康本身产生了联系。将美学在健康概念的内容中提出，体现了当今社会对健康的更高水平的需求，在生物、心理、社会良好适应的健康概念的基础上，充实了健康的内容，提高了健康的层次。

③长寿与健康。长寿与健康是经常被相提并论的两个词语，然而其概念内涵却不尽一致。长寿，顾名思义是对寿命期限的一种描述，而健康的定义却要复杂得多，需要综合考虑身体、心理、道德、与社会和自然的适应性等问题，需要从多层次、多维度来定义健康。实际情况往往是健康可以导致长寿，但长寿不一定就健康，健康和长寿经常是不一致的。因此，在考量个体生命的时候，不仅要衡量生命长度，还要衡量生命质量。只有正确区分二者

的概念，同时整体分析生命的数量、质量，综合测量人体功能的完好状态和生命质量的状况，才能客观地反映健康状况和健康水平。

④幸福与健康。按照 Eysenck 的定义，幸福是一种人格特质，它表现为稳定的外向性、个性随和、乐于与他人打交道。Adnerws 和 Withey 开发了幸福的三维测量模型：积极情绪、生活满意度和消极情绪。它更多地表现为一种主观认知和情感体验。而健康则是侧重人的一种客观状态，包括生理、心理、社会适应性及道德健康。因此幸福和健康是两个不同的概念，一般来说，幸福的人不一定是健康的，而健康的人容易获得幸福。

2. 健康城市的界定及标准

（1）健康城市提出的历史背景

伴随世界城市化进程的是城市健康问题大量出现——疾病大规模蔓延、人口密度过高、交通拥挤、住房紧张、水资源污染、暴力与犯罪等"城市病"症状逐渐凸显，贫困、卫生、噪声、废气等诸多社会、经济、环境、生态问题不断涌现。这些问题开始严重困扰并危害城市居民的身心健康。因此，当今世界对城市的存在和发展提出了新要求，即城市不仅仅是一个经济实体，更应该是一个人类生活、呼吸、成长和愉悦生命的现实空间。同时城市发展"不能牺牲生态环境，不能牺牲人类健康，不能牺牲社会文明"。城市应该不仅仅是追求经济增长效率的经济实体，更应该是能够改善人类健康状况的理想环境。随着现代化步伐的不断迈进，未来的城市将被"健康"所主宰，居民生活也将被"健康"覆盖。

城市化是人类社会发展的必由之路，然而，高速发展的城市面临着经济、社会、生态等诸多问题。建设和发展健康城市，正是对城市化过程中健康问题的一种应对思路。发达国家已经基本完成城市化，对于城市健康的专门研究较少，国内部分学者已对健康城市化的发展理念、政策含义等进行了探讨，健康城市化将成为城市和区域发展研究的新方向。城市发展的目标是城市健康，面对全球城市化、工业化给人类健康带来的挑战，世界卫生组织提出健康城市的理念，认为"健康城市应该是一个不断开发、发展自然和社会环境，并不断扩大社会资源，使人们在享受生命和充分发挥潜能方面能够互相支持的城市"。健康城市从一个新的角度来解读城市，已超越了"田园城市"和"生态城市"，城市不仅作为一个经济实体存在，而且也是人类生活、成长和愉悦生命的现实空间。只有健康可持续的城市化，才能使城市在更高水平上发展。根据城市发展理论和实践，城市健康是指城市经济、社会发展和生态环境相协调，最终实现人的全面发展的过程和状态。健康的城市化不仅要完成农业人口的空间迁移，还要提高城市经济资源的配置水平和利用效率，实现城市的经济、社会和生态环境全面发展。

（2）健康城市的内涵与标准

世界卫生组织提出，城市应被看成是一个有生命、能呼吸、能成长和不断变化的有机体，一个健康的城市应该能改善其环境，扩大其资源，使城市居民能互相支持，发挥出最大的潜能。健康城市运动强调重在参与，各地皆宜。世界卫生组织官员指出，世界卫生组织欢迎全球五大洲的各个国家积极参与健康城市的创建工作，欢迎各国加入世界卫生组织健康城市网络。世界卫生组织不设全球划一的指标体系，各国可根据自己的国情，结合健康城市的原则、标准和期望达到的成效，制定各自的理想、目标和标准。

世界卫生组织将 1996 年 4 月 7 日世界卫生日的主题确定为"城市与健康"，并进一步整理、公布了健康城市的 10 项具体标准及其内容，包括：①为市民提供清洁和安全的环境；②为市民提供可靠和持久的食品、饮水、能源供应，具有有效的垃圾清除系统；③通过富有活力和创造性的各种经济手段，保证市民在营养、饮水、住房、收入、安全和工作方面的基本要求；④拥有一个强有力的相互帮助的市民群体，其中各种不同的组织能够为了改善城市健康而协调工作；⑤能使其居民一道参与制定涉及他们日常生活特别是健康和福利的各种政策；⑥提供各种娱乐和休闲活动场所，以方便市民之间的沟通和联系；⑦保护文化遗产并尊重所有居民（不分种族或宗教信仰）的各种文化和生活特征；⑧把保护健康视为公众决策的组成部分，赋予市民选择有益于健康的行为权利；⑨做出不懈努力争取改善健康服务质量，并能够使更多市民享受到健康服务；⑩能够使人们更健康长久地生活和少患疾病。这 10 条标准的提出，为全世界健康城市的深入发展指出了方向。

1998 年，世界卫生组织健康城市及城市政策研究合作中心提出 12 个方面 338 条指标：①人群健康 48 条，②城市基础设施 19 条，③环境质量 24 条，④家居与生活环境 30 条，⑤社区作用及行动 49 条，⑥生活方式及预防行为 20 条，⑦保健、福利及环境卫生服务 34 条，⑧教育 26 条，⑨就业及产业 32 条，⑩收入及家庭的生活支出 17 条，⑪地方经济 17 条，⑫人口学统计 22 条。

3. "城市健康生活"概念的界定

本书"健康生活"是从居民个体角度加以界定的，围绕与居民生活密切相关的经济基础、公共服务、环境、文化、医疗服务等方面，以城市为单位，对居民健康生活进行评价，对存在的问题进行分析。

本书的"城市健康生活"更侧重于微观层面的评价，体现"以人为本"这一发展准则。中国城市的建设首先要围绕人的生命全过程来展开，在城市规划、建设、管理等各个方面应以人的健康为中心，形成健康人群、健康环境和健康社会有机结合。

4. 城市健康生活评价与健康城市评价的区别

（1）评价的内涵不同

健康城市评价的范围更广，已经超越了狭义的健康概念，不是居民个人的事情，也不是卫生行政主管部门的事情，而是城市规划、建设、管理等各个部门的共同职责。它虽然以健康为终极目标，但是在具体手段上，要从被动与末端处理转向以预防为主的源头治理，从单纯依靠医疗技术转向综合运用经济、社会、环境等手段，从依靠单一卫生部门转向依靠城市规划、建设、环境等综合手段，从政府独自治理转向全社会参与。

城市健康生活的评价范围相对较窄，围绕居民健康生活的方方面面，更注重末端居民的生活感受，更加关注结果。诸如城市建设规划、经济社会协调发展等虽然与健康相关，但并不是城市健康生活评价的范畴。

（2）评价对象不同

健康城市评价的对象是城市，以城市作为单位。而城市健康生活评价的对象是居民，以居民健康生活为评价对象，既可以以城市为单位，将来时机

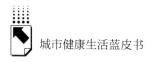

成熟或条件许可还可以以农村为评价单位，进行农村健康生活评价。

（3）评价主体不同

健康城市评价主体更多是政府部门，发挥较好城市的带动作用，重在建设，因此，评价主体主要是政府部门，当然第三方机构也可以进行评价。而城市健康生活评价主要由第三方机构进行，重在健康城市建设的效果，发挥公众监督的作用，共同参与治理。

（4）评价指标不同

健康城市评价由于内容丰富，指标数量众多，无论是绝对指标数量还是相对指标数量均有一定的规模。而城市健康生活评价重在从微观角度对居民健康生活质量进行评价，指标总量相对少一些，而且所有的评价指标均是相对指标。这样导致的结果是，健康城市评价时城市规模大会具备一定的优势，而城市健康生活评价时大城市不一定有优势。

（5）评价数量不同

健康城市评价，从健康城市建设的角度，政府必然是分期分批进行的，因此，以局部评价为主；从第三方机构角度，当然可以进行普及性的全面评价。而城市健康生活评价，一定是在界定研究对象后进行全面评价，因此，城市健康生活评价对象数量相对而言更大一些。

（6）评价资源不同

对于政府为评价主体的健康城市评价，投入大、时间长、代价高，需要各个部门的密切配合，只有政府才能提供足够的资源支撑评价工作的进行；而城市健康生活评价往往由第三方机构进行，如科研院所、高等院校，虽然可以申请一部分科研经费支持，但总体上投入资源有限，只能围绕某些方面重点进行。

（三）理论基础

1. 世界卫生组织关于健康社会因素决定理论

（1）背景

研究表明，在影响健康的各种因素中，医疗卫生服务因素仅占7%，遗传等生物因素仅占 15%，其余近 80% 主要是生活方式和环境因素。因此，要实现促进人群健康这一重要的社会发展目标，必须重视医疗卫生以外的其他经济、社会因素。

长期以来，健康及其决定因素的复杂性已引起国际社会的高度关注。2005 年，世界卫生组织成立由世界一流流行病学、卫生政策学专家和卫生部离任部长组成的"健康社会决定因素委员会"，专门研究世界各国的健康和健康公平性的现状、影响因素及其应对政策和措施。该委员会于 2008 年完成报告《用一代人时间弥合差距：针对健康社会决定因素采取行动以实现健康公平》。报告的核心观点是：在各国之内以及国家之间，健康不公平现象普遍存在；造成健康不公平的因素除了医疗卫生服务体系不合理外，主要是个人出生、生长、生活、工作和养老的环境不公平，而决定人们日常生活环境不公平的原因是权力、金钱和资源分配的不合理，其根源是在全球、国家、地区层面上广泛存在政治、经济、社会和文化等制度性缺陷；因此，必须对健康和健康不公平的情况进行科学的测量，理解其严重程度并分析原因，从全球、国家和地区层面做出高度的执政承诺，采取"将健康融入各项公共政策"的策略，建立跨部门的合作机制，动员社会组织和居民广泛参与，改善人们的日常生活环境，从法律、政策和规划等各个方面采取行动，用一代人的时间弥合健康差距。

（2）理论提出与发展

2011 年召开的"健康问题社会决定因素世界大会"围绕影响健康问题的社会决定因素进行了讨论，通过了《健康问题社会决定因素：里约政治宣言》（以下简称《里约宣言》）。《里约宣言》重申了《世界卫生组织组织法》、1978 年《阿拉木图宣言》和 1986 年《渥太华宪章》的原则和规定，认为"享有可达到的最高健康标准是每个人的基本权利之一，而无论其种族、宗教、政治信仰、经济或社会条件的差异"。《里约宣言》指出，政府对人民健康负有责任，而实现这种责任，只有采取足够的卫生和社会措施，并享有一个有利的国际环境的支持。《里约宣言》呼吁，各国在国家层面应建立统一的健康政策，将多部门参与卫生政策制定过程制度化，确保公平的全民覆盖，并加强针对社会决定因素的监测、研究、证据分享，强调世界卫生组织在该领域的主导作用，以推动将健康纳入所有政策，减少卫生不公平。《里约宣言》提出，如果不能高度重视、紧急行动并有效解决健康不公平问题，将对维护社会的公平和正义、保持经济的可持续发展造成严重的负面影响；提供卫生服务和公平政策是政府责任，健康不应成为追求经济发展的牺牲品；政府面对商业机构压力时应坚持原则、加强领导，形成多部门合作解决健康社会决定因素的合力，促进各国人民的健康和福祉。

弥合健康差距的行动计划。世界卫生组织专门为本次会议草拟了一份文件《弥合差距：将健康社会决定因素政策转化为实践》。文件提出了弥合健康差距的行动计划。一是建立从根本上消除健康不公平的治理体系，针对健康的社会决定因素采取行动，实施跨部门的政策措施。二是加强对社区的领导，提高群众参与改善健康社会决定因素的行动。创造参与的条件、协调组织参与、确保群众代表性、支持社会组织发挥作用。三是发挥卫生部门在实施公共卫生项目和减少健康不公平中的作用。四是采取全球行动，将全球的优先重点与各个利益相关者的诉求统一起来。五是监督监测改善健康社会决定因素方面取得的进展，加强对健康和健康不公平的测量和分析，为决策提供信息，并建立问责制。要确定数据来源、收集数据、分解数据、筛选指标和目标，即使没有系统数据也要推动工作；要传播健康和健康不公平方面的信息，帮助决策；要将数据转化为决策，并评估不同政策选择对健康和健康不公平的影响。

（3）健康社会因素决定论内容

健康社会因素决定论认为，社会是人类相互有机联系、互利合作形成的群体，反过来对个体的生活质量和预期寿命产生重要影响。吸烟、饮酒、久坐等不健康生活方式是现代社会诸多疾病的诱因，而这些诱因归结底又是社会因素影响的结果。如社会经济资源越匮乏的人，其吸烟越多，饮食越差，身体锻炼越少。因此，世界医学协会倡导各国政府、民间组织和医学专家从社会根源入手控制疾病，促进健康，减少健康不均，提高生活质量。

（4）实践应用

根据该理论，世界卫生组织建议各国采取关键策略"将健康融入所有公共政策"（Health in All Policies，HIAP）。"将健康融入所有公共政策"，是指从中央到地方各级政府的领导和决策者都必须有健康和幸福的意识；它强调的是，当政府所有部门将健康作为制定政策的重要内容时，才能更好地实现政府确定的各项发展目标。因为健康和幸福的原因主要存在于卫生部门以外，是整个社会与经济政策的结果。健康与经济社会环境发展互为影响、互相促进。人群健康是取得社会目标的关键条件，减少不公平以及社会排斥可以改进每个人的健康和幸福。良好的健康状况可以提高生命质量、劳动力的生产效率和学习能力，增强家庭和社会的活力，支持可持续的习惯和环境，改进社会安全，减少贫困和增加社会的包容性。但是，医疗服务成本的快速攀升给国家和地区带来不可持续的经济负担，并因此影响更加广泛的发展。目前，许多国家已经把健康、幸福和经济发展的交互作用提到政治议程中，越来越多的社区、雇主和产业期待且要求政府采取有力的协调行动，处理健康与幸福的社会决定因素，避免各项社会政策的重复及过于分散乃至形成"碎片化政策"。因此，需要政府通过制定战略规划、确定共同的目标整合政策以及提高政府各部门的问责机制，实现行动的协调统一。

2. 卫生能力范式理论

HCP 理论（Health Capability Paradigm）起源于社会正义理论，由 Ruger JP. 在 1998 年首次提出，将社会正义理论引申到卫生领域，旨在引起社会对卫生服务公平性的重视，从而督促医疗卫生制度的改革。Ruger 等人认为，HC（Health Capability）是一个人追求健康体魄的能力，并且这种能力远远比生理学上的能力更重要。后来 Ruger 又把它定义为"一个人实现某种健康功能的能力，并且同时拥有实现这些健康功能的充分自由性"。这里的健康功能意味着避免疾病、残疾、营养不良等状态，而达到正常生命周期。自由意味着人们在实现这些状态和功能中拥有自由选择的权利。她把核心的卫生能力定义为避免可预防疾病和过早死亡的能力，而且这种能力受到社会、经济、政治等条件的制约。这种核心卫生能力不是可以直接观测到和可测量的，只能通过两个组成部分来测量：健康功能和健康代理。前者指健康成果和健康绩效，后者指人们追求有价值的健康目标的能力。健康功能的测量可以从一些健康指标（比如生理学上的指标）和基于这些指标的成果来体现。良好的健康功能需要政府、机构和公众共同参与来确保提供条件使得所有人保持健康状态。健康代理包括健康知识、涉及健康问题的有效决策、自我管理和自我约束技巧等。人们借助于健康代理，就有责任使用医疗保健和其他社会资源与条件，以达到最大的健康运作水平。因为即使政府为人们提供了获得平等利用卫生服务的政策机会，公众个体（包括机构）也需要行使健康代理职能将这些资源转化为良好的健康状态。

3. 家庭健康生产需求理论

健康是一种商品，这是从经济学理论的角度评价健康的前提。为了获得健康，人们愿意对自身的健康进行投资。个体的健康状况，受个人的收入水平、个人天生所具有的健康存量、周围的环境质量、上一期的健康状况、上一期消费的与健康有关的商品、卫生医疗服务支出等影响。总之，影响健康的因素很多，有些可以直接观测到，比如个人的收入水平、个人的医疗服务支出等；而有些却不能直接观测到，像个人天生的健康存量等。但是无论是可观测的变量，还是不可观测的变量，它们之间进行优化组合就可以生产出健康，因此可以像研究一般商品的生产函数那样来研究个人的健康生产函数，与一般商品的生产函数不同之处在于在健康生产函数当中包括了对健康产出有负影响的污染因素。健康生产函数的意义在于，消费者购买医疗服务的目的并不是需要医疗服务本身，而是需要"健康"。医疗服务是用于生产健康的投入要素。

在人力资本理论的基础上，Grossman 根据健康的特点，第一次构建了用来分析对健康需求的 Grossman 理论模型，提出了健康资本的概念，明确健康资本是人力资本的一种。Grossman 将健康视为能提高消费和满足程度的资本存量。换言之，健康可视为一种耐久性产品（durable goods），就如同汽车或房子一般。健康资本（存量）所产生的服务流量是健康时间，有别于汽车所提供的运输服务或房子所提供的遮风避雨或温暖舒适的服务。在经济学的文献中，将个人消费各种物品或服务后所获得的满足程度称为效用（utility）。根据这一观念，Grossman 的理论告诉我们，是健康带给消费者效用，不是医疗服务本身。

因此，可将消费者的效用函数写成：Utility =（H，X）。式中，H 代表健康，X 代表其他各种商品所组成的复合消费品（composite commodity），其中，UX > 0，UH > 0，表示更多的健康或更多的消费品会带给消费者更大的效用。用经济学术语来说，我们可以通过使用我们所称的"医疗服务"来生产健康，或者至少在生病后恢复部分健康。把医疗服务转变为健康的过程可以视为一个标准生产函数。健康状况和投入要素之间的关系可以通过健康生产函数来表示。生产函数描述投入组合和产出之间的关系。健康可以通过使用不同的投入组合来获得。Grossman 利用 Becker 于 1965 年所提出的家庭生产函数的理念，说明了消费者可以通过生产健康来补充健康资本的消耗，而消费者生产健康的主要生产要素是医疗保健服务。在经济学中，我们把这种过程定义为一个生产函数，也就是把投入（医疗保健服务）转变成产出（健康）的关系式。

一个普通的个人健康生产函数采取下列形式：健康 = H（遗传、医疗保健服务、生活方式、社会经济状况和环境……）。在这里，健康是指某一时点的健康水平；遗传是指某一时点个人健康的遗传因素；医疗保健服务是指消耗的医疗保健服务数量；生活方式是代表一系列生活方式变量，如饮食和运动；社会经济状况是反映社会和经济的因素，如教育与贫困的相互关系；环境是指环境变量，包括空气和水的质量。家庭健康生产函数是根据个人、社会、文化和政策等方面对健康所产生的影响，以及个人对健康追求所产生的医疗服务需求来建立的经济学模型。其主要特点是：①健康价值的排序或健康与其他物品不同组合的效用。②把医疗服务需求转变为健康的生产函数。③决定医疗服务需求的社会经济因素，包括收入、货币成本、时间成本和获取信息的成本。④效用最大化原则——人们行为的选择以得到最高价值

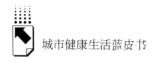

的效用为目标，而最大效用是在预算线、可利用的时间、收入和价格等条件限制下实现的。

4. 健康行为改变理论

（1）健康信念模式理论

健康信念模式建立在需要和动机理论、认知理论和价值期望理论基础上，关注人对健康的态度和信念，重视影响信念的内外因素。HBM 是第一个解释和预测健康行为的理论，由三位社会心理学家 Hochbaum、Rosenstock 和 Kegels 在 1952 年提出。HBM 认为个体感知、积极采取的行动是行为转变的重要因素。它被用于探索各种长期和短期健康行为问题，包括危险性行为与 HIV/AIDS 的传播。其过程包括 6 个步骤：知觉疾病易感性、知觉疾病威胁、知觉益处、知觉阻碍、行动线索、自我效能。

（2）知信行模式理论

健康教育"知信行"是知识、信念、行为的简称，其中"知"是基础，"信"是动力，"行"是目标。只有当人们了解了相关的健康知识，建立起积极、正确的信念与态度，才有可能主动地形成有益于健康的行为。知识、信念、行为之间只存在因果关系，并不存在必然的联系。行为改变是目标，为达到行为转变，必须以知识作为基础，以信念作为动力。只有对知识积极地思考，对自己有强烈的责任感，才可以逐步形成信念，当知识上升为信念，就有可能采取积极的态度去转变行为。使知识转化为行为改变，是一个漫长而复杂的过程，受许许多多因素的影响，只有全面掌握知、信、行转变的复杂过程，才能及时、有效地消除或减弱不利影响，促进形成有利环境，进而达到转变行为的目的。

（3）行为转变阶段理论模式

行为转变阶段理论模式是美国普罗察斯卡（Prochaska）教授在 1983 年提出的。它着眼于行为变化过程及对象需求，理论基础是社会心理学。它认为人的行为转变是一个复杂、渐进、连续的过程，可分为 5 个不同的阶段，即没有准备阶段（precontemplation）、犹豫不决阶段（contemplation）、准备阶段（preparation）、行动阶段（action）和维持阶段（maintenance）。

二 城市健康生活指数的评价方法

（一）评价方法体系的结构

多属性评价（MAE，Multiple Attribute Evaluation）又叫作多指标综合评价，涉及的评价指标数量较多，能够更加全面地反映评价对象的特征，在各个领域都得到了广泛应用。

依据评价原理的不同，多属性评价可以分为两大类：第一类是线性评价方法，主要是基于一定的主客观方法对指标进行赋权，之后进行标准化及线性加权汇总如层次分析法、熵权法等；第二类是非线性评价法，评价结果指标与评价值之间的关系比较复杂，具有非线性的特点，此类评价方法有的需要加权，如加权 TOPSIS 等；有的无须加权，如 DEA 效率分析等。为了解决多属性评价方法评价结果不一致的问题，又提出组合评价的思想。组合评价就是基于多属性评价方法基本原理，运用一定方法综合多种评价方法的评价结果。组合评价又可以分为权重组合和结果组合两大类（见图 1）。

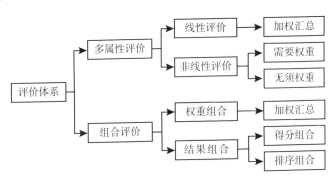

图 1 多属性评价体系

在各种评价中，多属性评价方法的应用要大于组合评价。

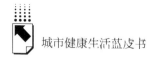

（二）线性评价方法

1. 熵权法

熵概念源于热力学，后由 Shannon 引入信息论。信息熵可用于反映指标的变异程度，从而可用于综合评价。基于信息论基本原理，信息和熵分别是系统有序程度和无序程度的度量，信息熵越小，该指标提供的信息量越大，在综合评价中的作用越大，权重就越大；反之，该指标的权重就越小；如果该项指标值全部相等，则该指标在综合评价中不起作用。

2. 层次分析法

层次分析法（Analytic Hierarchy Process，AHP）是由 T. L. Saaty 教授于 20 世纪 70 年代初期提出的一种多属性评价方法，为解决受多种相关因素制约的系统评价提供了思路，具体应用可以分为 6 个步骤进行：第一步，建立递阶层次结构；第二步，构造判断矩阵；第三步，层次单排序及一致性检验；第四步，层次总排序及一致性检验；第五步，计算权重；第六步，对指标标准化后进行加权汇总，得到评价结果。

3. 复相关系数法

用某一指标与其他所有指标进行回归，得到调整后的拟合优度 R，该指标的相对权重就是 1/R。最后将所有指标权重归一化以后得到各指标的权重。某指标拟合优度 R 越低，说明该指标包含的信息越多，权重越高。

4. 离散系数法

用各指标的标准差除以均值，得到各指标的离散系数，最后将离散系数归一化后得到各指标的权重。离散系数越大，说明该指标数据越活跃，权重越大。

5. 概率权法

概率权综合评价法利用概率上的期望值原理，把若干统计指标的影响效应平均综合集中起来进行评价。首先将数据标准化，然后应用正态分布以概率测定各个指标的客观量化权数，归一化后得到权重，最后进行加权汇总。

6. CRITIC 法

CRITIC（Criteria Importance Through Intercriteria Correlation）法是由 Diakoulaki 于 1995 年提出的一种客观赋权法。它的基本思路是基于指标的对比强度和指标之间的冲突性综合确定客观权重，力求达到科学评价的目的。

（三）非线性评价方法

1. 主成分分析与因子分析

主成分分析是考察多个变量间相关性的一种多元统计方法，其目的就是通过线性变换，将原来的多个指标组合成相互独立的少数几个能充分反映总体信息的指标，从而更加简洁深刻地揭示事物的内在规律。因子分析是主成分分析的一种拓展，其目的是用少数几个变量去描述多个变量间的协方差关系。

2. TOPSIS 法

TOPSIS 的全称是逼近理想解的排序法（Technique for Order Preference by Similarity to Ideal Solution），主要用于解决多目标决策问题。基本原理是根据各被评估对象正理想解和负理想解之间的距离来排列对象的优劣次序。TOPSIS 法也可以进行加权，即在计算各评价对象与最优方案及最劣方案距离时，都可以赋予一定的权重。

3. 秩和比法

秩和比法（Rank Sum Ratio，RSR）是一种全新的广谱的实用数量方法，由田凤调最早提出，该方法具有古典参数统计和近代非参数统计的特点，通过指标编秩来计算秩和的一个特殊平均数，进而进行综合评价。

4. 灰色关联法

灰色关联分析隶属于灰色系统分析，主要用来分析系统中各种因素的密切程度，从而找出影响系统发展的关键要素和非关键要素。灰色关联分析就是比较若干数列所构成的曲线与理想数列所构成的曲线几何形状的接近程度，从而进行排序，列出评价对象的优劣次序。

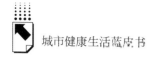

5. 证据理论

证据理论由 Dempster 首先提出，后来由他的学生 Shafer 在 1976 年发展起来的，是经典概率论的一种推广。证据理论提出，把对"假设"能构成影响的所有可能的证据收集起来，分解成一些相互独立的"元证据"，构成证据空间，然后对这些元证据所有可能的组合赋以一个满足一定约束条件（比概率约束要弱）的值，从而得到一个定义在证据空间幂集上的函数，称为基本概率分配函数。

6. 粗糙集理论

粗糙集理论作为一种数据分析处理理论，由波兰科学家 Pawlak 于 1982 年创立。粗糙集理论主要用于解决不精确（imprecise）、不一致（inconsistent）、不完整（incomplete）等各种不完备信息的问题，具有数学理论成熟、简单实用的特点，可以对众多评价指标进行科学简化。

7. ELECTRE

ELECTRE 主要基于一系列弱支配关系来淘汰劣方案，逐步缩小方案集，直到选出最佳方案为止，由于是基于"和谐性"和"非和谐性"的检验构造弱支配关系，又被称为和谐性分析法。和谐性分析法更加适用于评价中的选优。

8. 集对分析

集对分析（Set Pair Analysis）是由赵克勤最早提出的系统分析方法。其基本思路是，在一定的问题背景下对所论的两个集合的特性展开分析，对得到的那些特性作同（同一度）、异（差异度）、反（对立度）分析并加以度量刻画，得出这两个集合在所论问题背景下的同异反联系度表达式，再对两个集合的联系度开展分析和计算，得出其优劣次序。

9. 模糊评价法

模糊评价方法主要用于解决多层面、多目标及多方案的问题，涉及定性、定量或者二者兼有的数据。从 Zadeh 1965 年提出模糊理论起，到 Bellman & Zadeh 1970 年提出将多准则决策运用于模糊理论，都用来处理具有无法量化、不完全信息、模糊概念及部分不清楚的问题，从而推动了模糊评价理论的发展。

10. 突变理论

突变理论是法国数学家 Thom 于 1972 年建立起来的以奇点理论、稳定性理论等数学理论为基础的用于研究不连续变化现象的理论。常见的突变有尖点突变、燕尾突变、蝴蝶突变等。在具体应用时，针对不同的问题，可采用 3 种不同的准则，分别是非互补准则、互补准则、过阈互补准则。

11. DEA 效率分析

DEA 是一种测算具有相同类型投入和产出的若干系统或部门（简称决策单元，DMU）相对效率的有效方法。其实质是根据一组关于输入输出的观察值，采用数学规划模型来估计有效生产的前沿面，再将各 DMU 与此前沿做比较，进而衡量效率。DEA 方法有不变规模报酬 CCR 模型、可变规模报酬 BCC 模型等。

12. 投影寻踪法

投影寻踪法将多维指标的评价数据按照某种投影方向投影到一维空间，根据投影值散布特征的要求构造投影指标函数，寻找出投影指标函数达到最优时的投影值和最佳投影方向。主要用于解决高维观测数据，对于非线性、非正态高维数据效果较好。

13. BP 神经网络

BP 神经网络算法思想是基于信号的正向传播与误差的反向传播而形成的。BP 神经网络擅长利用非线性可微函数进行权值训练，发现数据的内在规律，并具有泛化功能，主要用于一些复杂的非线性评价问题，并且要基于一定的样本进行学习。

14. 支持向量机

支持向量机（Support Vector Machine，SVM）是 Vapnik 等于 1995 年基于 VC 维理论和结构风险最小化原理而提出的一种新的机器学习方法，是从线性可分情况下的最优分类面发展而来的，在某种程度上与传统的神经网络学习方法有相似之处。

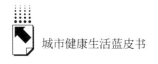

（四）多属性评价应用与选择问题分析

1. 不同评价方法评价结果不一致

在实际应用中，可供选择的多属性评价方法多达几十种，各种评价方法的目的和原理并不相同，其具体的应用条件和应用范围也不同，导致多种评价方法对同一评价对象的评价结果也不完全相同，因此，根据实际情况选择最为合适的评价方法至关重要。但总的来说，本书的城市健康生活评价对评价方法的适用条件要求不高。

2. 组合评价方法的种类也是无限的

对于评价而言，若将不同评价方法的结果都作为一个新的评价指标，那么若干种评价方法就会产生若干个评价指标进行组合，本质上仍属于多属性评价的范畴。像这样具有无穷无尽的排列组合，当然也会产生各种各样的综合评价结果，因此在指标体系综合评价中，做好多属性评价方法的选取更重要。

3. 多属性评价方法不一定能服务管理

主观评价具有人为操控稳定性差的缺点，因此涌现很多客观评价方法，如熵权法、变异系数法等。但是本质上并没有完全客观的评价方法，因为在某些指标的选取过程中掺杂着不可避免的人为因素，且一些指标本身就是主观的，因此要慎重进行选用。

4. 非线性评价方法可能存在负单调性问题

评价指标可以分为正向指标和反向指标两类，正向指标越大越好，反向指标越小越好。在非线性评价中，会存在例外的情况，也就是说，可能存在正向指标越大、评价值越小的问题，或者反向指标越大、评价值越大的问题，即负单调性问题。判断方法是以评价结果为被解释变量，以相关指标为解释变量进行回归，通过评价指标回归系数的正负进行判断，回归时通常采用岭回归或偏最小二乘法解决可能存在的多重共线性问题。即便如此，也没有哪种客观评价方法能够保证不会出现负单调性问题。

5. 多属性评价方法不重视隐性评价目的

隐性评价目的是在评价工作中比较重要但没有说明的一些标准。比如区分度，在评价中，好的评价一般具有较好的区分度，便于区分评价对象的等级。又如打分倾向，对水平较低的评价对象打分偏高能够起到鼓励后进的作用，对水平较低的评价对象打分偏低能够起到罚懒的作用。再如评价结果的数据分布，好的评价必须更加接近正态分布，体现中间多、两头少的特点。区分度、打分倾向、评价结果的数据分布等都是隐性评价目的，不同的客观评价方法这些特点各不相同，需要在试评价后进行深入分析并进行选择。

6. 多属性评价结果对原始指标可能产生信息损失

某些客观评价的目的是降低计算的复杂程度，比如粗糙集，这在技术相对落后的时代具有重要意义，随着科学技术的发展，单纯为了降低计算难度的客观评价法是没有意义的。粗糙集方法必然涉及指标的约简，在这个过程中可能会损失一些重要指标的关键信息。从另外一个角度，如果提高约简的精度，其实是没有指标可以约简的。

在实际应用中，几乎不存在完全不会产生信息损失的非线性评价方法，都有不同程度的信息损失，应该选取信息损失相对较小的评价方法。

7. 一些多属性评价方法的理论基础值得商榷

一些客观评价方法根据指标数据的波动水平确定权重，数据波动越大，权重越高，如变异系数法、熵权法等，这种类似的评价方法适合于重视新生事物的评价；主成分分析、因子分析评价是根据方差贡献率确定权重，而方差贡献率的大小本质上是由评价指标数量确定的，这种方法并不适用科研评价中投入指标较多而产出指标较少的评价，因为只有一两个科研产出指标，那么权重最大的肯定是科研投入，在科研产出导向的评价中，采用这两种评价方法就不适合；还有一些其他的评价方法，同样存在类似的问题，这里不再一一列举。

8. 基于排序的评价不能用于组合评价

多属性评价方法可以分为基于分值的评价和基于排序的评价，大部分是基于分值的评价，如 BORDA 法、ELECTRE、秩和比法等。基于排序的评价

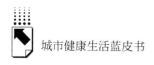

的最大特点是能够反映评价对象之间的优劣顺序，但难以反映相对差距，因为这是一种非参数转换，即使有评价值，反映的也是某种排序结果，因此，基于排序的评价不能与基于得分的评价进行组合。

9. 多属性评价方法不一定具有纵向可比性

对于连续多年的评价，如果采用非线性评价方法，或者尽管采用线性评价方法但是权重进行了修改，那么不同年度之间的数据是不可比的，因此无法衡量评价对象是否进步或者倒退。一般而言，相对非线性评价方法而言，线性评价的纵向可比性较好。

（五）城市健康生活指数及评价方法选取原则

1. 基于客观统计数据原则

在进行评价时，评价指标的数据来源包括两个方面：一是客观指标，其数据来源于各种统计年鉴、调查报告等；二是主观指标，其数据来源于专家打分或者调查。在很多时候，采用客观指标数据与主观指标数据相结合进行评价是难免的，但在城市健康生活指数评价中，由于侧重城市发展宏观领域的比较，因此评价数据总体上基于客观统计数据，对于城市文化、居民主观感受类指标不予选择，这样必然会带来一些缺失，这是难免的。

2. 主观与客观并重原则

本质上，绝对主观和绝对客观都是难以做到的，因为很多评价基础数据是客观的，而评价指标的选取又是主观的，某些指标值本身可能也是主观的。即使完全采用客观评价方法，评价方法的选取也是主观的，同样掺杂着人为因素的干扰，因此，完全主观与完全客观都是有失偏颇的。

在评价中，应该综合考虑各种方法的特点，基于主观与客观并重的原则进行评价，发挥各种评价方法的特长，从而为科学合理地进行城市健康生活指数评价服务。

3. 指标齐全原则

在评价中，并不能随意地人为删除某些重要的指标，这样会损失一些重要信息，对评价结果造成重要影响。在科学技术发达的今天，需要解决的问题是如何消除指标间的相关问题，而不是如何简化指标的问题。当然，在评价时也不能滥选指标，要综合考虑指标的内涵及获取成本，就城市健康生活评价而言，获取数据的成本相对较小，因为基本数据来自各种年鉴，而对于医学检验，指标多了就意味着患者化验的项目多了，既增加了病人的负担，也延误了诊断时间。

4. 总量与质量兼顾原则

由于评价目的不同，在评价指标的选取上也呈现不同的特点，有的评价侧重总量指标，有的评价侧重相对指标；在指标权重设定上，有的评价总量指标的权重较高，有的评价相对指标的权重较高。

城市健康生活指数评价，既要考察总量，又要兼顾质量，在资源环境压力巨大，注重集约式增长和提高绩效的今天，必须兼顾城市健康生活发展的总量与质量。

5. 纵向评价结果可比原则

多属性评价方法又可以分为线性评价方法与非线性评价方法，对于线性评价方法，又可以分为权重依赖数据的评价方法与权重独立确定的评价方法，前者比如离散系数法、复相关系数法，后者主要是专家赋权法、层次分析法等。非线性评价方法完全依赖数据，对于所有权重依赖数据的评价方法，在纵向时间轴上均没有可比性（见图2）。

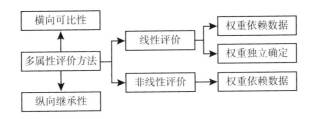

图2　评价方法的可比性

对于城市健康生活指数评价而言，不同城市每年都会有一个评价结果，每个城市也希望通过经济社会各方面的综合努力，提升本市的居民健康生活水平，在这种情况下，评价结果的纵向结果适当可比就具有一定的现实意义。

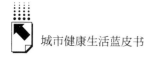
6. 指标单调性原则

单调递增原则就是无论基于什么方法，评价值总会随着正向指标值的增加而增加，或者随着反向指标值的降低而降低，这似乎符合常理。基于权重加权汇总类的评价方法中，这并没有任何问题，如熵权法等，但是在一些采用系统模型的评价中，则存在递减的可能性。比如主成分分析、因子分析等，在给定评价指标和数据后，用这些方法进行评价，然后再用评价值作为因变量，评价指标作为自变量进行回归，有时会发现某些评价指标的系数为负数的异常情况，即出现某个指标值增加，其总得分会减少、排序会下降的异常现象。

7. 定值评价原则

从评价结果看，可以分为定值评价与定序评价两类。定值评价指评价结果具有确定的分值，而定序评价指评价结果只有评价指标的排序，而没有确定的分值，目前的大多数评价方法属于定值评价。定值评价能够转换为定序评价，而定序评价却不能转化为定值评价。定序评价提供的信息不够完备，不能反映评价对象的相对差距，对城市健康生活评价而言，需要更完备的信息来深入分析城市的健康状况，因此，应该采用定值评价比较合适。

8. 区分度适当原则

根据评价对象的综合表现对评价对象进行区分是评价的目的之一，各评价对象评价结果得分之间越分散越好，这里就涉及区分度的概念。很显然，同一对象在不同的评价方法下的区分度是不同的。俞立平等于2013年提出了一种区分度的计算方法。

作为通用的评价区分度测度方法，必须做到在不同评价中评价区分度可以横向比较，也就是说，区分度必须具有通用性，是一个相对指标。基于这个思路，可以采用相对距离来对评价区分度进行测度，其原理如图3所示。

假设要比较两个各有4个评价对象指标的区分度，首先分别对两个评价指标按大小进行升序排序，建立每个评价指标的二维表，横坐标表示序号，纵坐标表示评价值，然后对评价值和序号进行标准化处理，标准化后，评价值及序号的极大值均为1。再将标准化后各指标值的二维表画在二维象限图

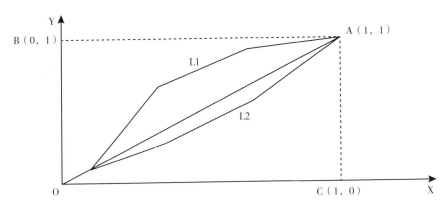

图 3   评价区分度计算原理

中，并将各点连成直线，L1 表示第一个指标，L2 表示第二个指标。很明显，L1 的总长度要超过 L2 的总长度，也就是说，指标 1 的区分度要大于指标 2 的区分度。

容易证明，线段 L1 或 L2 的极大值为 2，极小值为 1，其长度越长，区分度越好。

评价区分度的计算公式如下：

$$D = \sum_{i=1}^{n-1} \sqrt{(S_{i+1} - S_i)^2 + (M_{i+1} - M_i)^2} \tag{1}$$

公式（1）中，D 为评价区分度，S 为标准化后的评价指标或评价值，其极大值为 1，M 为标准化后的序号，其极大值也为 1，S 和 M 在标准化前均进行了升序排序，n 为评价对象的个数。

进一步地，在评价过程中，除了总体评价区分度外，有时人们往往更加关心某个区间的评价区分度，比如在选优性质的评价中，人们关心较好评价对象的区分度，可以将其命名为高端区分度；在劣汰性质的评价中，人们往往关心较差评价对象的区分度，可以将其命名为低端区分度。因此，可以计算高端区分度或低端区分度并且进行不同指标或不同评价方法结果的比较。那么，究竟选取多大比例的评价对象来计算合适呢？可以根据评价目的和评

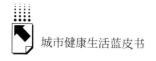
价对象的数量来灵活选取，一般选取排序最前面的 10% ~ 20% 来计算高端区分度，选取排序最面后的 10% ~ 20% 来计算低端区分度。当然，区分度在不同评价中是可以横向比较的，但高端区分度和低端区分度由于选取评价对象的比例不同，不同评价中是不能横向比较的。

9. 评价公众接受原则

决策更多地体现了决策者的意志，而评价则要更多地兼顾公平。在大多数情况下，决策者根本无须向公众公布决策方法甚至决策结果，而评价方法和评价结果往往是要公开的。因此，在评价方法的选取过程中，除了兼顾方法的科学性外，更要兼顾公众的接受度，否则，方法再科学，只要评价对象较普遍地不认可你的方法与结论，那这样的评价就是失败的。我国某些大学排行榜就遭到这样的命运。

对于评价结果，同样存在这样的问题，尤其是对于一些公众普遍认为的在某些方面排名靠前的城市，如果评价结果与之背离，肯定是得不到公众认可的。

10. 标准化尊重原始数据原则

数据标准化是科学评价的基础，而一些常用的标准化方法往往存在一些错误，比如常见的正向指标标准化方法：

$$y_j = \frac{x_j - \min(x_j)}{\max(x_j) - \min(x_j)} \tag{2}$$

公式（2）中，x_j 表示原始数据，y_j 是标准化后的数据，其原理是用原始数据减去极小值的结果再除以极差，但是该方法存在的问题是，如果某个评价对象所有值均为倒数第一，则最终评价结果为 0，明显不符合原始数据和社会生活常识，因此，该方法可以用于排序，而用于定值评价是不合适的。俞立平（2020）提出了一种基于 sigmoid 函数的数据标准化方法：成长曲线最早源于生物成长，呈现 S 形曲线的特征。Pearl 等（1920）首次提出成长曲线，首先应用在生物繁殖研究中。Kleiber（1932）通过对大量的哺乳动物和鸟类的观测，得出动物的新陈代谢率与其质量的四分之三次方成正比，这就是生物学界著名的 Kleiber 定律，曲线的局部特征与成长曲线类似。

随着学科交融，成长曲线被广泛应用到经济、社会、企业的发展过程中。

成长曲线也称为 Logistic 曲线，将事物发展水平 Y 视为时间 t 的函数，其表达式为：

$$Y = \frac{L}{1 + ae^{-bt}} \tag{3}$$

式（3）中，L 为事物发展的理想值，e 为自然数，a、b 为调节系数，受环境和事物成长特征等因素影响。

当 K = a = b = 1 时，Logistic 函数就变成 sigmoid 函数，其极大值为极限 1，极小值为极限 0。

$$Y = \frac{1}{1 + e^{-t}} \tag{4}$$

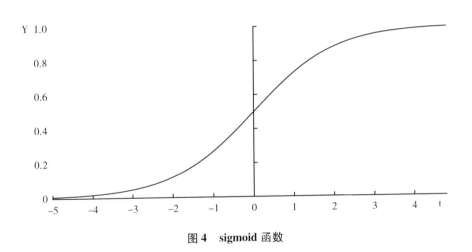

图 4　sigmoid 函数

Sigmoid 函数曲线如图 4 所示。如果采用 z 值标准化，将其作为 t 值代入 sigmoid 函数，或者说采用 sigmoid 函数进行标准化，那么标准化结果就具有评价功能，这是因为：第一，sigmoid 函数反映了事物的成长规律，用其作为判断标准符合客观情况；第二，根据正态分布的规律，绝大多数评价值的 z 值位于 ［-3，3］区间内，其标准化值在（0，1）区间，非常符合评价实际。即使原始指标值不服从正态分布，一般也不会影响标准化结果。

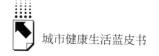
同样，对于反向指标的标准化，传统的标准化公式之一是：

$$y_j = \frac{1}{x_j} \tag{5}$$

原理是对反向指标取倒数处理从而将其转化为正向指标，然后再进行标准化后评价，这种对原始数据的非线性变换，严重改变了原始数据的数据特征，因此，是一种并不科学的标准化方法，为此俞立平于 2009 年提出了一种通用的反向指标标准化方法，彻底解决了这个问题：

$$y_j = 1 - \frac{x_j}{\max(x_j)} + \left\{ 1 - \max\left[1 - \frac{x_j}{\max(x_j)} \right] \right\} \tag{6}$$

公式（6）的极大值为 1，属于线性变换，标准化前后的极差不固定，反映了指标间的差距，是充分尊重原始数据的体现。

（六）城市健康生活指数评价方法的选取

1. 加法合成与平方平均合成的计算公式

以多属性评价中比较具有代表性加法合成法和平方平均合成法为主进行分析。

设有 m 个指标，分别为 Z1，Z2，…，Zm，其权重分别为 ω1，ω2，…，ωm，评价时首先对评价指标进行标准化处理，保证极大值均为 1 或者 100。正向指标标准化方法可以采用指标值除以极大值的方法，即：

$$X_{ij} = \frac{Z_{ij}}{\max(Z_{ij})} \tag{7}$$

反向指标标准化方法参见俞立平、潘云涛于 2009 年提出的标准化公式：

$$X_{ij} = 1 - \frac{Z_{ij}}{\max(Z_{ij})} + \left\{ 1 - \max\left[1 - \frac{Z_{ij}}{\max(Z_{ij})} \right] \right\} \tag{8}$$

公式（8）是一种线性变换，不会破坏反向指标原始的数据分布。

则传统加法合成评价值为：

$$C_i^+ = \omega_1 X_1 + \omega_2 X_2 + \cdots + \omega_m X_m \tag{9}$$

线性加权评价方法并不属于评价方法，而是一类评价方法，主要不同取决于权重的赋值方法不同，比如有专家会议法、熵权法等。

如果采用平方平均合成，则：

$$C_i^\times = \sqrt{\omega_1 X_1^2 + \omega_2 X_2^2 + \cdots + \omega_m X_m^2} \tag{10}$$

2. 加法合成与平方平均合成的本质

为了使研究问题得到简化（见图5），假设只有权重相等的 X_1、X_2 两个评价指标，对于二维空间的任一点 B，如采用加法合成，则评价值为 B 点的横坐标值加上 B 点的纵坐标值：

$$C_B^+ = OE + OF \tag{11}$$

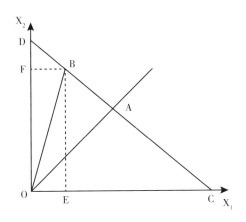

图5 线性加权评价方法缺点分析

根据两点之间直线最短的公理，B 点的评价值应该是 B 点到原点的直线距离，即：

$$C_B^\times = \sqrt{OE^2 + OF^2} \tag{12}$$

显然，加法合成高估了 B 点到原点的距离 OB，因为 OE + OF > OB，如果不考虑 X_1、X_2 协调均衡发展，则应该采用平方平均合成即欧氏距离作为评价值；如果考虑指标的均衡发展，则首先要确定一条理想直线 OA，其为

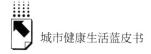

经过原点的45°直线，因为在 OA 的任意一点上，有 $X_1 = X_2$，表示指标发展比较均衡。

既然有理想直线，对于 B 点而言，其评价值应为 B 点在理想直线上的投影距离 OA，以 A、B 两点为例，如果不考虑指标的均衡发展，鼓励个性化发展，则 B 点优于 A 点，因为 OB > OA，但如果考虑指标均衡发展，则 A、B 两点的评价值均为 OA，二者相等。实际上，考虑指标均衡发展以后，并没有对不均衡发展的评价对象 B 加以惩罚，而是对其做的"无用功"忽略不计。

也就是说，对于 B 点的评价，在不考虑指标协调发展时，其评价值为 B 点到原点的欧氏距离 OB；如果考虑指标协调发展，则评价值为 B 点到理想直线的投影距离 OA。

现在讨论 X_1、X_2 权重不相等的情况（见图6），假设两个指标权重并不相等，此时理想目标直线同样是 OA，只不过不是45°线，同样不影响 OB 在 OA 线上的投影，此时 B 点的评价值仍然是 OA。关于 OA 的计算，只要用 B 点到原点的距离 OB 乘以 OB 与 OA 夹角的余弦就可以了。

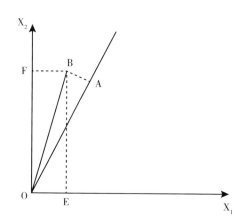

图6 线性加权评价方法缺点分析

推广到 m 维空间，对于任意一点为 B（X_1，X_2，…，X_m），假设理想目标直线方程为：

$$a_1 X_1 = a_2 X_2 = ,\cdots, = a_m X_m \tag{13}$$

则 OB 与理想目标直线 OA 的夹角余弦为：

$$\cos\alpha = \frac{\left(\frac{1}{a_1},\frac{1}{a_2},\cdots,\frac{1}{a_m}\right)(X_1,X_2,\cdots,X_m)}{\sqrt{\left(\frac{1}{a_1}\right)^2+\left(\frac{1}{a_2}\right)^2+,\cdots,\left(\frac{1}{a_m}\right)^2}\ \sqrt{X_1^2+X_2^2+,\cdots,+X_m^2}}$$

$$= \frac{\frac{1}{a_1}X_1+\frac{1}{a_2}X_2+,\cdots,+\frac{1}{a_1}X_1}{\sqrt{\left(\frac{1}{a_1}\right)^2+\left(\frac{1}{a_2}\right)^2+,\cdots,\left(\frac{1}{a_m}\right)^2}\ \sqrt{X_1^2+X_2^2+,\cdots,+X_m^2}} \tag{14}$$

最终评价值为投影距离 OA：

$$C' = OB \cdot \cos\alpha$$

$$= \sqrt{X_1^2+X_2^2+,\cdots,+X_m^2}\ \frac{\frac{1}{a_1}X_1+\frac{1}{a_2}X_2+,\cdots,+\frac{1}{a_1}X_m}{\sqrt{\left(\frac{1}{a_1}\right)^2+\left(\frac{1}{a_2}\right)^2+,\cdots,\left(\frac{1}{a_m}\right)^2}\ \sqrt{X_1^2+X_2^2+,\cdots,+X_m^2}}$$

$$= \frac{\frac{1}{a_1}X_1+\frac{1}{a_2}X_2+,\cdots,+\frac{1}{a_m}X_1}{\sqrt{\left(\frac{1}{a_1}\right)^2+\left(\frac{1}{a_2}\right)^2+,\cdots,\left(\frac{1}{a_m}\right)^2}} \tag{15}$$

即：

$$C' = \frac{\sum_{i=1}^{m}\frac{1}{a_i}X_i}{\sqrt{\sum_{i=1}^{m}\frac{1}{a_i^2}}} \tag{16}$$

如果按照极大值为 1 进行标准化，则评价的理想值为：

$$C_{max} = \frac{\frac{1}{a_1}+\frac{1}{a_2}+,\cdots,+\frac{1}{a_m}}{\sqrt{\left(\frac{1}{a_1}\right)^2+\left(\frac{1}{a_2}\right)^2+,\cdots,\left(\frac{1}{a_m}\right)^2}} = \frac{\sum_{i=1}^{m}\frac{1}{a_i}}{\sqrt{\sum_{i=1}^{m}\frac{1}{a_i^2}}} \tag{17}$$

标准化的评价结果应该用最终评价值再除以极大值 C_{max}，即：

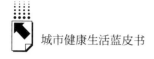

$$C_i^+ = \frac{C'}{C^{\max}} = \frac{\sum_{i=1}^{m} \frac{1}{a_i} X_i}{\sqrt{\sum_{i=1}^{m} \frac{1}{a_i^2}}} \div \frac{\sum_{i=1}^{m} \frac{1}{a_i}}{\sqrt{\sum_{i=1}^{m} \frac{1}{a_i^2}}} = \frac{\sum_{i=1}^{m} \frac{1}{a_i} X_i}{\sum_{i=1}^{m} \frac{1}{a_i}} \qquad (18)$$

那么，如何将权重转化为理想目标方程的系数呢，只要取最小公倍数再进行适当变换即可：

$$a_i = \omega_1 \cdot \omega_2, \cdots, \omega_{i-1} \cdot \omega_{i+1}, \cdots, \omega_m \qquad (19)$$

即计算 a_i 时将除 ω_i 以外的权重连乘即可，容易证明：

$$C_i^+ = \frac{\sum_{i=1}^{m} \frac{1}{a_i} X_i}{\sum_{i=1}^{m} \frac{1}{a_i}} = \frac{\sum_{i=1}^{m} \frac{1}{a_i} X_i}{\sum_{i=1}^{m} \frac{1}{a_i}} \cdot \frac{\omega_1 \omega_2, \cdots, \omega_m}{\omega_1 \omega_2, \cdots, \omega_m} = \omega_1 X_1 + \omega_2 X_2 +, \cdots, + \omega_m X_m \quad (20)$$

这就是传统的加法合成方程，也就是说，加法合成具备鼓励评价指标均衡发展的性质，而平方平均则鼓励个性发展。

在进行评价时，根据评价目的，可以适当在加法合成与平方平均合成两种方法之间进行适当组合，采用组合评价方法进行评价，其计算公式为：

$$C_i = \omega_+ C_i^+ + \omega_\times C_i^\times \qquad (21)$$

公式（21）中，ω_+ 表示加法合成的权重，即兼顾协调发展的水平，$\omega_\times$ 为个性化发展的权重，鼓励指标超常规发展，当然在合成前必须对加法合成以及平方平均合成结果进行标准化。

3. 城市健康生活指数的评价方法

综上所述，城市健康生活指数的评价方法，采用线性加权法，权重采用专家会议法，其理由如下。

第一，线性加权法兼顾了主观原则与客观原则，评价指标基于统计年鉴客观数据，而权重采用专家会议法，体现了指标的相关重要性以及为管理服务。

第二，在保持权重不变的情况下，既可以进行纵向比较，也可以进行横向比较，有利于在不同方面寻找差距，从而有针对性地进行改进。

第三，线性加权汇总能够确保评价结果的单调性，即对于正向指标而言，评价指标增加，评价结果一定增加。

第四，评价结果是连续数据，并且是定值评价结果，这有利于不同城市之间进行比较。

第五，指标互补原则，符合不同城市居民健康生活的资源禀赋不同的特点，线性加权汇总具有良好的互补性质。

第六，公众易接受，线性加权汇总广泛适用于各个领域，原理简单、通俗易懂，公众容易理解，接受度高。

三 中国城市健康生活评价指标体系

（一）评价指标

本书的指标体系包括两个部分：一是全国地级及以上城市健康生活评价指标体系，如表1所示；二是省际健康生活综合评价指标体系，如表2所示。

表1 全国地级及以上城市健康生活评价指标体系

一级指标	二级指标	三级指标
A 经济保障	A1 经济基础	A1-1 人均国内生产总值
		A1-2 人均可支配收入
		A1-3 人均储蓄年末余额
		A1-4 人均公共财政支出
	A2 生活消费	A2-1 人均住房面积
		A2-2 人均生活用水量
		A2-3 人均生活用电量
		A2-4 人均煤气用量
		A2-5 人均液化石油气家庭用量
		A2-6 人均社会消费品零售总额

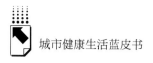

续表

一级指标	二级指标	三级指标
B 公共服务	B1 社会保障	B1－1 城市养老保险覆盖率
		B1－2 城市医疗保险覆盖率
		B1－3 城市失业保险覆盖率
	B2 社会稳定	B2－1 城市登记失业率
		B2－2 在岗人均平均工资
	B3 基础设施	B3－1 人均拥有铺装道路面积
		B3－2 城市环境基础设施投资占 GDP 的比重
		B3－3 每万人拥有公共交通车辆数
		B3－4 每万人地铁里程
		B3－5 每万人建成区面积
C 环境健康	C1 城市生态环境质量	C1－1 建成区绿化覆盖率
		C1－2 人均园林绿地面积
	C2 城市污染治理状况	C2－1 工业固体废物综合利用率
		C2－2 城市污水处理率
		C2－3 生活垃圾处理率
		C2－4 二氧化硫排放量
		C2－5 工业粉尘排放量
	C3 城市环境基础设施	C3－1 每万人拥有排水管道长度
D 文化健康	D1 文化投入	D1－1 人均科技经费支出
		D1－2 人均教育经费支出
	D2 教育水平	D2－1 万人拥有大学生人数
	D3 文化设施	D3－1 人均公共图书馆藏书数
		D3－2 万人拥有的剧场与影剧院数
		D3－3 万人拥有国际互联网用户数
		D3－4 人均移动电话年末用户数
E 医疗卫生	E1 医疗资源	E1－1 万人医院数
		E1－2 每千人拥有医院床位数
		E1－3 每千人拥有执证医师数
		E1－4 每千人拥有卫生技术人员数
		E1－5 每千人拥有注册护士数
	E2 医疗投入	E2－1 卫生事业经费占财政支出的比重

表2　省际健康生活综合评价指标体系

一级指标	二级指标	三级指标
A 经济保障	A1 经济基础	A1－1 人均国内生产总值
		A1－2 人均可支配收入
		A1－3 人均储蓄年末余额
	A2 生活消费	A2－1 人均住房面积
		A2－2 人均生活用水量
		A2－3 人均生活用电量
		A2－4 人均煤气用量
		A2－5 人均液化石油气家庭用量
		A2－6 人均社会消费品零售总额
		A2－7 恩格尔系数
B 公共服务	B1 社会保障	B1－1 城市养老保险覆盖率
		B1－2 城市医疗保险覆盖率
		B1－3 城市失业保险覆盖率
	B2 社会稳定	B2－1 城市登记失业率
		B2－2 社会救济补助比重
		B2－3 在岗人均平均工资
	B3 基础设施	B3－1 人均拥有铺装道路面积
		B3－2 城市环境基础设施投资占 GDP 比重
		B3－3 常住人口城镇化率
		B3－4 每万人拥有公共交通车辆数
		B3－5 每万人地铁里程
		B3－6 每万人建成区面积
C 环境健康	C1 城市生态环境质量	C1－1 建成区绿化覆盖率
		C1－2 人均园林绿地面积
	C2 城市污染治理状况	C2－1 工业固体废物综合利用率
		C2－2 城市污水处理率
		C2－3 生活垃圾处理率
		C2－4 二氧化硫浓度
		C2－5 工业粉尘浓度
D 文化健康	D1 文化投入	D1－1 人均科技经费支出
		D1－2 人均教育经费
	D2 教育水平	D2－1 平均教育年限
		D2－2 万人拥有大学生人数
	D3 文化设施	D3－1 人均公共图书馆藏书数
		D3－2 万人剧场影院数
		D3－3 万人拥有国际互联网用户数

续表

一级指标	二级指标	三级指标
E 人口发展	E1 人口信息	E1 - 1 人均预期寿命
		E1 - 2 总抚养比
	E2 人口健康	E2 - 1 孕妇死亡率
		E2 - 2 传染病发病率
F 医疗卫生	F1 医疗资源	F1 - 1 万人医院数
		F1 - 2 每千人拥有医院床位数
		F1 - 3 每千人拥有执证医师数
		F1 - 4 每千人拥有卫生技术人员数
		F1 - 5 每千人拥有注册护士数
	F2 医疗投入	F2 - 1 人均医疗保健支出
		F2 - 2 卫生事业经费占财政支出的比重

（二）评价指标数据来源

以全国 289 个地级及以上城市为评价对象，根据表 1、表 2 所列的指标体系，选取全国 289 个城市相关的健康生活经济保障、公共服务、文化生活、环境健康、医疗卫生、人口发展数据。数据来源于《中国城市统计年鉴 2018》、各省统计年鉴、各个城市统计公报等。

四　城市健康生活指数综合评价

（一）城市健康生活指数综合排名及分析

基于构建好的指标体系，从经济保障、公共服务、环境健康、文化健康和医疗卫生这 5 个方面对全国 289 个地级及以上城市进行综合评价和分类评价。各指标权重采用专家会议法确定，具体结果如表 3 所示。

根据综合评价结果，将 289 个城市分为 50 强城市及其他城市，具体情况如表 4 及表 6 所示。

表3　城市健康生活评价指标体系

一级指标	权重	二级指标	权重	三级指标	权重
A 经济保障	0.220	A1 经济基础	0.543	A1－1 人均国内生产总值	0.196
				A1－2 人均可支配收入	0.394
				A1－3 人均储蓄年末余额	0.326
				A1－4 人均公共财政支出	0.084
		A2 生活消费	0.457	A2－1 人均住房面积	0.280
				A2－2 人均生活用水量	0.170
				A2－3 人均生活用电量	0.130
				A2－4 人均煤气用量	0.090
				A2－5 人均液化石油气家庭用量	0.100
				A2－6 人均社会消费品零售总额	0.230
B 公共服务	0.150	B1 社会保障	0.471	B1－1 城市养老保险覆盖率	0.335
				B1－2 城市医疗保险覆盖率	0.393
				B1－3 城市失业保险覆盖率	0.272
		B2 社会稳定	0.286	B2－1 城市登记失业率	0.448
				B2－2 在岗人均平均工资	0.552
		B3 基础设施	0.243	B3－1 人均拥有铺装道路面积	0.224
				B3－2 城市环境基础设施投资占 GDP 比重	0.259
				B3－3 每万人拥有公共交通车辆数	0.235
				B3－4 每万人地铁里程	0.141
				B3－5 每万人建成区面积	0.141
C 环境健康	0.183	C1 城市生态 环境质量	0.427	C1－1 建成区绿化覆盖率	0.475
				C1－2 万人均园林绿地面积	0.525
		C2 城市污染 治理状况	0.324	C2－1 工业固体废物综合利用率	0.208
				C2－2 城市污水处理率	0.112
				C2－3 生活垃圾处理率	0.293
				C2－4 二氧化硫排放量	0.152
				C2－5 工业粉尘排放量	0.235
		C3 城市环境 基础设施	0.249	C3－1 万人均排水管道长度	1.000
D 文化健康	0.100	D1 文化投入	0.371	D1－1 人均科技经费支出	0.540
				D1－2 人均教育经费	0.460
		D2 教育水平	0.350	D2－1 万人拥有大学生人数	1.000
		D3 文化设施	0.279	D3－1 人均公共图书馆藏书数	0.130
				D3－2 万人剧场影院数	0.170
				D3－3 万人拥有国际互联网用户数	0.320
				D3－4 人均年末电话用户数	0.380

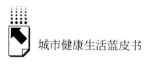

续表

一级指标	权重	二级指标	权重	三级指标	权重
E 医疗卫生	0.347	E1 医疗资源	0.629	E1-1 万人医院数	0.225
				E1-2 每千人拥有医院床位数	0.275
				E1-3 每千人拥有执证医师数	0.175
				E1-4 每千人拥有卫生技术人员数	0.125
				E1-5 每千人拥有注册护士数	0.200
		E2 医疗投入	0.371	E2-1 卫生事业经费占财政支出的比重	1.000

表4 城市健康生活评价50强城市的得分及综合排名

单位：分

总排名	城市	所属省(区、市)	经济保障	公共服务	环境健康	文化健康	医疗卫生	综合得分
1	深圳	广东	88.94	91.92	83.40	88.44	85.27	87.05
2	珠海	广东	78.04	83.26	81.59	80.86	81.32	80.89
3	鄂尔多斯	内蒙古	83.15	70.79	81.15	78.27	80.08	79.37
4	北京	北京	79.64	86.21	73.06	80.10	75.67	78.09
5	东莞	广东	87.05	85.56	61.14	79.30	67.87	74.65
6	广州	广东	76.73	80.59	67.81	75.59	70.69	73.47
7	厦门	福建	72.35	81.83	69.06	74.75	71.17	73.00
8	苏州	江苏	75.84	83.32	65.97	75.70	69.58	72.97
9	合肥	安徽	67.03	72.66	74.68	71.13	73.36	71.88
10	无锡	江苏	71.19	77.16	68.17	72.44	69.75	71.16
11	克拉玛依	新疆	66.52	84.16	67.42	72.95	69.47	71.00
12	青岛	山东	70.04	77.22	67.82	71.93	69.35	70.66
13	上海	上海	79.19	81.14	58.89	74.21	64.58	70.20
14	宁波	浙江	73.96	80.19	61.93	72.79	65.96	69.80
15	温州	浙江	74.45	70.68	64.53	70.36	66.69	68.96
16	杭州	浙江	70.30	81.72	61.55	71.86	65.37	68.86
17	烟台	山东	63.03	70.44	71.07	67.87	69.88	68.47
18	威海	山东	59.56	63.02	76.79	65.58	72.63	68.37
19	惠州	广东	67.09	57.84	72.53	65.37	69.87	67.49
20	景德镇	江西	63.21	61.45	72.31	65.13	69.65	67.04
21	泉州	福建	70.81	62.99	65.98	66.73	66.26	66.77
22	南京	江苏	69.21	71.80	62.52	68.25	64.64	66.69
23	台州	浙江	65.24	58.73	70.00	64.29	67.88	65.96
24	湖州	浙江	62.54	61.80	70.02	64.37	67.92	65.85

续表

总排名	城市	所属省(区、市)	经济保障	公共服务	环境健康	文化健康	医疗卫生	综合得分
25	郑州	河南	66.20	68.27	64.07	66.33	64.91	65.68
26	东营	山东	62.37	63.96	68.15	64.54	66.81	65.42
27	镇江	江苏	65.79	67.20	64.11	65.82	64.74	65.33
28	呼和浩特	内蒙古	68.77	56.23	67.51	64.03	66.22	65.30
29	南通	江苏	60.50	62.48	69.19	63.62	67.12	65.00
30	长沙	湖南	76.37	71.35	54.03	68.38	59.35	64.82
31	成都	四川	64.50	70.76	62.00	65.99	63.48	64.78
32	包头	内蒙古	65.45	58.56	67.32	63.56	65.92	64.73
33	昆明	云南	65.98	64.65	63.60	64.85	64.06	64.56
34	株洲	湖南	64.49	63.18	65.08	64.20	64.75	64.47
35	金华	浙江	65.77	66.21	62.70	65.07	63.58	64.44
36	三亚	海南	55.79	63.11	70.70	62.51	67.66	64.41
37	福州	福建	68.12	65.09	60.33	64.88	62.02	63.80
38	丽江	云南	51.67	53.04	76.51	59.08	70.04	63.54
39	乌鲁木齐	新疆	68.60	69.36	57.10	65.66	60.28	63.43
40	佛山	广东	71.60	74.95	52.37	67.41	57.95	63.43
41	嘉兴	浙江	69.64	72.64	54.52	66.47	58.95	63.30
42	绍兴	浙江	64.94	62.67	62.42	63.44	62.80	63.25
43	常州	江苏	62.94	65.91	61.63	63.61	62.37	63.01
44	嘉峪关	甘肃	54.60	60.38	68.96	60.63	65.87	62.60
45	晋城	山西	57.95	67.64	63.13	62.79	63.00	62.59
46	丽水	浙江	59.83	59.33	65.91	61.35	64.22	62.54
47	大连	辽宁	62.25	69.73	59.04	63.97	60.87	62.48
48	舟山	浙江	64.18	60.84	62.15	62.45	62.26	62.47
49	银川	宁夏	59.00	65.50	62.87	62.35	62.68	62.29
50	黄山	安徽	56.96	53.80	68.89	59.18	65.29	61.78
平均得分	—	—	67.79	69.47	66.47	68.01	67.04	67.56

从评价结果来看，位于前 50 名城市的健康生活指数综合得分均值为 67.56 分，共有 18 个城市的综合得分高于平均分，前 50 名城市的综合得分均大于 60 分，全部处于及格线以上，其中共有 2 个城市的综合得分在 80 分以上，共有 11 个城市的综合得分在 70 ~ 80 分，共有 37 个城市的综合得分在 60 ~ 70 分。

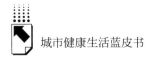

从具体排名来看，前五位的城市分别为深圳、珠海、鄂尔多斯、北京、东莞，深圳和珠海的得分在 80 分以上，分别为 87.05 分和 80.89 分；鄂尔多斯、北京和东莞的得分在 70 分以上，分别为 79.37 分、78.09 分和 74.65 分。综合得分较高的城市之间也存在较大差距，如综合得分第 1 的深圳与排名第 2 的珠海相差了 6.16 分，与排名第 5 的东莞相差了 12.4 分，排名第 2 的珠海与排名第 5 的东莞相差了 6.24 分，排名第 4 的北京与排名第 5 的东莞相差了 3.44 分，第 5 名之后的城市综合得分也存在一定差距，存在断层现象，其中第 1 名的深圳与第 50 名的黄山相差了 25.27 分，健康生活指数综合得分前 50 强城市之间同样存在不均衡。

从不同指标的得分来看，五个指标得分的均值均在 60～70 分，全部位于及格线以上，且差距较小，不同指标相对均衡，其中公共服务得分的均值最高，达到 69.47 分；其次为文化健康，得分均值为 68.01 分；而经济保障、医疗卫生和环境健康的得分均值分别为 67.79 分、67.04 分和 66.47 分。

总的来说，前 50 强城市的综合得分相对较好，全部位于及格线以上，同时也存在断层和不均衡的现象，而不同指标得分的均值全部及格且比较接近，不同指标之间相对均衡，健康生活指数综合得分的均值相对较高，说明 50 强城市的健康生活水平总体较高。

如图 7 所示，浙江省有宁波、温州、杭州等 10 个城市位于 50 强，领先于其他省份，排名靠前的宁波位于第 14 名。江苏省有苏州、无锡、南京等 6 个城市位于 50 强，排名靠前的苏州位于第 8 名。广东省同样有深圳、珠海、东莞等 6 个城市位于 50 强，排名靠前的深圳、珠海分别位于第 1 名和第 2 名。山东省有 4 个城市位于 50 强，分别为青岛、烟台、威海和东营，排名靠前的青岛位于第 12 名。内蒙古自治区和福建省分别有 3 个城市位于 50 强，内蒙古自治区中排名最靠前的是位居第 3 名的鄂尔多斯，福建省中排名最靠前的是位居第 7 名的厦门。湖南省、安徽省、云南省、新疆维吾尔自治区各占 2 个名额，北京、辽宁、上海、江西、河南、海南、四川、甘肃、宁夏、山西各占 1 个名额。天津、河北、吉林、黑龙江、湖北、广西、重庆、贵州、西藏、陕西、青海 11 个地区在 50 强城市中没有占据名额。其中，广东省在 50 强城市中的表现最好，前 10 名城市中有 4 个位于广东省。

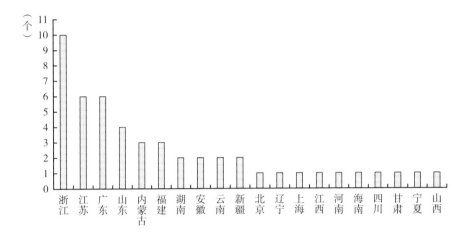

图 7　城市健康生活评价 50 强城市的省际分布

　　如表 5 所示，从区域角度进一步分析健康生活指数综合得分前 50 强城市，可以看出无论是城市数量还是综合得分的均值，均表现为东部地区优于西部地区、西部地区优于中部地区。位于东部地区的城市有 33 个，占总数的 66%，其综合得分的均值为 67.79 分，高于 50 强城市的平均得分；位于西部地区的城市有 10 个，占总数的 20%，其综合得分的均值为 66.99 分，低于 50 强城市的平均得分；位于中部地区的城市有 7 个，占总数的 14%，其综合得分的均值为 65.68 分，同样低于前 50 强城市的平均得分。其中，深圳的健康生活综合得分居东部地区首位，在 50 强城市中位居第 1 名，鄂尔多斯的健康生活指数位居西部地区首位，在 50 强城市中位居第 3 名，合肥的健康生活综合得分居中部地区首位，在 50 强城市中位居第 9 名。此外，东部地区的健康生活 50 强市的分布比较集中，主要集中在"长江三角洲经济圈"、"珠江三角洲经济圈"和"环渤海湾经济圈"，表现出健康生活水平与经济发展水平紧密相关的特征。位于中、西部地区的 50 强城市却比较分散，且并未呈现出与经济发达水平同步的关系，如经济发展水平不太高的鄂尔多斯，其健康生活水平却在 50 强城市中排名第 3，而经济条件较好的重庆、哈尔滨等城市的排名在 50 强之外。总的来说，东部地区的城市健康生活水平高于中、西部地区，呈现出明显的区域差异。

表5　城市健康生活评价 50 强城市的地区分布

单位：分

地区分类	主要省(区、市)	代表城市	平均得分
东部	广东省、浙江省、山东省、福建省、河北省、江苏省、北京市、上海市、海南省、辽宁省、天津市	深圳、珠海、东莞、广州、宁波、温州、杭州、北京、上海、无锡等 33 个城市	67.79
中部	湖南省、河南省、黑龙江省、湖北省、安徽省、山西省、江西省、吉林省	长沙、株洲、郑州、景德镇、合肥、黄山、晋城共 7 个城市	65.68
西部	广西壮族自治区、内蒙古自治区、四川省、宁夏回族自治区、重庆市、贵州省、云南省、西藏自治区、陕西省、甘肃省、青海省、新疆维吾尔自治区	鄂尔多斯、呼和浩特、包头、昆明、丽江、克拉玛依、乌鲁木齐、成都、嘉峪关、银川共 10 个城市	66.99

　　如表6所示，从其他城市的健康生活指数综合得分及排名来看，239 个城市中仅有铜陵、天津、拉萨、漳州等 12 个城市的综合得分在 60 分以上，其余 227 个城市的综合得分均位于 60 分以下，说明其他城市的健康生活水平总体不高。从第 51 名的铜陵市至第 289 名的陇南市，综合得分表现出缓慢下降的趋势，排名相邻城市之间的差距较小，且 239 个城市中共有 113 个城市的综合得分高于均值，占总数的 47.28%。从不同指标的得分均值来看，5 个指标的得分均值均在 60 分及格线以下，而 50 强城市的各个指标得分均值均在 60 分及格线以上，在其他城市中环境健康的得分均值最高，降幅为 21%；其次为医疗卫生，得分均值的降幅为 23%；之后为公共服务、文化健康及经济保障，得分均值的降幅分别为 27.70%、28.33% 和 34.36%，其中经济保障的得分均值降幅最大。在 50 强城市中公共服务的得分均值最高，而在其他城市中环境健康的得分均值最高，可见 50 强城市和其他城市各有自己的领先优势。其他城市各个指标的得分均值差距较大，存在不均衡现象，如指标均值最低的经济保障与均值最高的环境健康之间相差

了8.01分，经济保障是其他城市健康生活的短板，而在50强城市中指标均值最低的公共服务与均值最低的环境健康之间仅相差3分，各个指标之间相对均衡，不存在明显的短板。

表6 城市健康生活评价其他城市得分及排名

单位：分

总排名	城市	所属省（区、市）	经济保障	公共服务	环境健康	文化健康	医疗卫生	综合得分
51	铜陵	安徽	55.16	55.34	69.02	59.09	65.34	61.65
52	天津	天津	58.74	70.25	58.78	62.78	60.27	61.41
53	拉萨	西藏	69.41	59.91	56.86	62.59	58.99	61.39
54	漳州	福建	57.23	59.77	64.56	60.17	62.93	61.23
55	滁州	安徽	49.82	57.36	70.54	58.24	65.98	61.19
56	河源	广东	54.76	66.36	62.25	60.91	61.76	60.91
57	济南	山东	60.65	68.11	57.27	62.32	59.14	60.79
58	海口	海南	64.77	58.93	58.24	60.90	59.23	60.39
59	蚌埠	安徽	58.22	55.83	63.68	58.91	61.91	60.21
60	中山	广东	65.48	73.35	50.16	63.96	55.28	60.16
61	江门	广东	55.78	63.68	61.30	60.08	60.85	60.16
62	三明	福建	57.30	66.31	58.87	60.89	59.62	60.11
63	乌兰察布	内蒙古	53.58	53.47	67.38	57.39	63.68	59.97
64	芜湖	安徽	51.69	60.13	64.81	58.30	62.39	59.73
65	郴州	湖南	52.19	52.90	68.01	56.85	63.87	59.71
66	贵阳	贵州	59.70	54.25	62.36	58.53	60.94	59.68
67	承德	河北	49.53	59.50	66.40	57.72	63.18	59.67
68	吉安	江西	44.72	55.32	70.29	55.56	64.82	59.05
69	湘潭	湖南	55.14	59.39	61.23	58.33	60.15	58.95
70	大庆	黑龙江	51.68	55.11	65.55	56.75	62.29	58.92
71	衡阳	湖南	56.91	63.77	57.59	59.50	58.30	58.80
72	攀枝花	四川	65.31	54.28	56.68	59.04	57.55	58.76
73	南昌	江西	57.25	57.83	60.15	58.26	59.45	58.73
74	廊坊	河北	57.78	62.38	57.28	59.25	58.01	58.61
75	沈阳	辽宁	59.70	63.67	55.24	59.85	56.95	58.54
76	沧州	河北	61.34	58.19	56.71	58.94	57.54	58.46
77	安庆	安徽	47.95	52.36	68.27	55.16	63.41	58.42
78	滨州	山东	47.35	54.48	67.29	55.41	62.88	58.26
79	咸阳	陕西	63.57	62.03	52.91	60.06	55.56	58.26

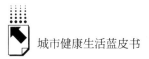

续表

总排名	城市	所属省（区、市）	经济保障	公共服务	环境健康	文化健康	医疗卫生	综合得分
80	九江	江西	52.07	53.54	64.35	56.01	61.26	58.12
81	鹰潭	江西	53.76	54.19	62.19	56.26	59.99	57.78
82	武汉	湖北	63.73	63.64	50.90	60.12	54.32	57.74
83	淄博	山东	56.38	56.22	59.33	57.15	58.52	57.72
84	荆门	湖北	51.42	53.57	63.76	55.62	60.74	57.66
85	潍坊	山东	53.23	56.28	60.57	56.35	59.00	57.34
86	呼伦贝尔	内蒙古	58.64	57.22	56.44	57.53	56.84	57.29
87	济宁	山东	50.28	56.16	62.42	55.73	59.94	57.28
88	马鞍山	安徽	52.74	51.23	62.87	55.04	59.96	57.10
89	太原	山西	58.31	51.19	59.21	56.07	58.04	57.09
90	邢台	河北	47.57	59.28	62.00	55.70	59.66	56.98
91	怀化	湖南	59.07	49.80	58.96	55.79	57.78	56.88
92	秦皇岛	河北	51.29	58.39	59.58	56.09	58.28	56.78
93	乌海	内蒙古	58.90	62.60	51.89	58.24	54.25	56.49
94	洛阳	河南	53.38	56.40	58.47	55.86	57.50	56.44
95	柳州	广西	54.16	55.82	57.94	55.80	57.15	56.30
96	长春	吉林	51.32	58.84	58.00	55.82	57.19	56.16
97	衢州	浙江	48.13	61.52	58.75	55.78	57.65	56.15
98	扬州	江苏	52.16	55.25	58.92	55.13	57.52	56.01
99	宜昌	湖北	54.32	52.86	58.62	55.01	57.28	55.98
100	泰安	山东	45.81	53.93	62.97	53.44	59.44	55.66
101	西宁	青海	56.94	57.68	53.64	56.28	54.62	55.57
102	盘锦	辽宁	52.62	53.12	58.15	54.34	56.74	55.31
103	泰州	江苏	53.59	54.42	56.30	54.64	55.68	55.04
104	韶关	广东	50.25	59.50	55.79	55.04	55.51	54.96
105	兰州	甘肃	58.99	56.55	51.52	56.05	53.20	54.95
106	绵阳	四川	46.28	54.81	60.55	53.25	57.84	54.88
107	石家庄	河北	50.05	57.82	56.56	54.59	55.83	54.87
108	普洱	云南	42.10	52.94	64.05	52.02	59.58	54.80
109	西安	陕西	54.70	56.27	54.09	55.08	54.45	54.78
110	岳阳	湖南	49.74	53.50	58.31	53.45	56.51	54.59
111	辽阳	辽宁	47.98	52.96	59.17	52.85	56.82	54.33
112	日照	山东	43.96	50.61	62.58	51.48	58.46	54.15
113	北海	广西	53.22	47.47	58.02	52.55	55.99	54.13

续表

总排名	城市	所属省(区、市)	经济保障	公共服务	环境健康	文化健康	医疗卫生	综合得分
114	南宁	广西	54.29	54.67	53.53	54.21	53.78	54.02
115	本溪	辽宁	45.48	58.10	57.05	53.13	55.60	53.77
116	临沂	山东	45.81	48.85	61.17	51.16	57.45	53.65
117	金昌	甘肃	49.55	55.84	55.06	53.29	54.40	53.56
118	长治	山西	51.21	56.21	53.24	53.53	53.35	53.30
119	黄冈	湖北	54.25	48.40	55.04	52.42	54.07	53.27
120	肇庆	广东	44.14	52.65	59.53	51.41	56.52	53.26
121	德州	山东	42.88	45.26	63.68	49.51	58.42	53.10
122	松原	吉林	43.30	53.63	59.07	51.32	56.19	53.01
123	桂林	广西	51.64	55.41	52.41	53.18	52.69	52.87
124	榆林	陕西	45.66	54.49	56.75	51.84	54.93	52.85
125	巴彦淖尔	内蒙古	41.85	47.64	62.60	49.66	57.80	52.83
126	新乡	河南	49.10	54.76	53.74	52.38	53.24	52.56
127	新余	江西	45.46	47.61	59.63	50.17	56.12	52.55
128	营口	辽宁	53.83	57.46	49.01	53.75	50.77	52.42
129	百色	广西	52.43	56.23	49.98	53.08	51.13	52.16
130	邵阳	湖南	46.98	52.18	55.51	51.18	53.90	52.14
131	濮阳	河南	49.77	49.15	55.17	51.06	53.64	52.14
132	赣州	江西	40.75	48.02	61.58	49.10	56.95	52.11
133	焦作	河南	45.68	50.60	56.94	50.55	54.57	52.05
134	抚顺	辽宁	47.47	55.15	53.49	51.84	52.87	52.04
135	常德	湖南	42.74	48.96	59.33	49.55	55.70	51.89
136	徐州	江苏	45.48	54.65	54.57	51.23	53.33	51.82
137	泸州	四川	44.41	54.11	55.32	50.85	53.66	51.72
138	梅州	广东	41.97	57.59	55.00	51.07	53.54	51.62
139	聊城	山东	40.53	50.11	59.42	49.16	55.61	51.52
140	锦州	辽宁	52.59	56.96	47.96	52.83	49.77	51.44
141	阜新	辽宁	41.17	54.24	56.68	50.07	54.23	51.39
142	德阳	四川	47.22	56.06	51.81	51.59	51.73	51.39
143	平顶山	河南	46.80	55.04	52.44	51.26	52.00	51.32
144	南充	四川	45.41	45.95	57.14	48.87	54.07	50.99
145	唐山	河北	51.37	55.05	48.53	51.86	49.77	50.90
146	连云港	江苏	44.86	55.60	52.50	50.75	51.85	50.88
147	双鸭山	黑龙江	36.75	52.66	59.25	48.59	55.30	50.87

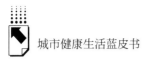

续表

总排名	城市	所属省(区、市)	经济保障	公共服务	环境健康	文化健康	医疗卫生	综合得分
148	吕梁	山西	48.21	44.48	55.78	49.02	53.27	50.87
149	淮北	安徽	40.55	49.83	57.64	48.57	54.28	50.63
150	安阳	河南	45.38	51.81	53.37	49.86	52.07	50.58
151	鞍山	辽宁	51.74	56.24	46.92	51.97	48.79	50.53
152	湛江	广东	47.73	53.89	50.63	50.69	50.65	50.50
153	晋中	山西	45.76	48.66	54.37	49.18	52.44	50.43
154	石嘴山	宁夏	47.37	48.62	53.28	49.46	51.86	50.41
155	盐城	江苏	44.27	50.55	54.21	49.24	52.37	50.34
156	驻马店	河南	42.01	46.52	57.27	47.85	53.77	50.14
157	宁德	福建	46.19	55.16	50.12	50.43	50.24	50.08
158	重庆	重庆	42.17	53.39	53.60	49.29	52.00	50.07
159	上饶	江西	40.19	46.81	57.98	47.47	54.08	49.99
160	六盘水	贵州	53.27	49.79	47.68	50.49	48.73	49.87
161	通辽	内蒙古	39.19	45.66	58.70	46.90	54.32	49.75
162	龙岩	福建	44.96	50.56	52.41	49.00	51.14	49.71
163	玉林	广西	45.03	46.86	54.00	48.17	51.84	49.62
164	随州	湖北	49.76	42.13	52.79	47.94	50.99	49.42
165	衡水	河北	42.79	49.65	53.00	48.04	51.16	49.12
166	池州	安徽	37.14	43.67	59.51	45.67	54.38	49.05
167	襄阳	湖北	43.49	49.38	52.24	47.99	50.66	48.91
168	阳泉	山西	45.63	56.00	47.51	49.78	48.36	48.89
169	莱芜	山东	43.68	50.38	51.47	48.20	50.26	48.85
170	三门峡	河南	41.77	53.34	51.22	48.46	50.19	48.83
171	七台河	黑龙江	39.11	49.32	54.92	47.10	52.02	48.81
172	荆州	湖北	47.21	51.75	48.30	49.10	48.60	48.76
173	丹东	辽宁	44.28	56.01	48.09	49.45	48.59	48.75
174	赤峰	内蒙古	41.91	47.15	53.99	47.11	51.44	48.73
175	通化	吉林	46.46	49.99	49.53	48.55	49.17	48.70
176	辽源	吉林	45.36	49.15	50.47	48.11	49.60	48.61
177	抚州	江西	37.27	46.64	56.98	46.05	52.93	48.59
178	娄底	湖南	44.96	49.22	50.65	48.04	49.68	48.59
179	白银	甘肃	44.91	53.44	48.59	48.92	48.71	48.58
180	张掖	甘肃	38.37	40.65	59.16	44.97	53.90	48.57
181	宝鸡	陕西	43.47	48.70	51.75	47.61	50.22	48.53

续表

总排名	城市	所属省(区、市)	经济保障	公共服务	环境健康	文化健康	医疗卫生	综合得分
182	佳木斯	黑龙江	39.66	47.80	54.44	46.63	51.54	48.41
183	咸宁	湖北	45.43	44.94	51.97	47.08	50.16	48.36
184	大同	山西	46.74	49.04	48.95	48.16	48.66	48.30
185	黄石	湖北	41.92	48.95	52.12	47.23	50.30	48.28
186	梧州	广西	43.45	48.55	51.20	47.40	49.79	48.23
187	保定	河北	40.11	49.32	52.65	46.83	50.49	48.06
188	伊春	黑龙江	47.79	46.05	49.21	47.58	48.61	48.05
189	宜宾	四川	40.91	52.80	50.38	47.71	49.39	48.05
190	十堰	湖北	47.49	44.37	50.10	47.12	48.99	47.98
191	莆田	福建	41.21	43.28	54.64	45.68	51.31	47.93
192	宣城	安徽	35.53	49.63	55.17	45.94	51.75	47.91
193	淮安	江苏	40.52	43.29	54.94	45.52	51.44	47.87
194	鹤壁	河南	39.06	46.16	54.47	45.85	51.27	47.86
195	周口	河南	40.97	48.04	52.23	46.59	50.13	47.83
196	渭南	陕西	41.80	49.63	50.43	46.95	49.14	47.61
197	黑河	黑龙江	38.83	46.92	53.68	45.81	50.76	47.60
198	邯郸	河北	38.14	45.58	54.55	45.33	51.13	47.49
199	酒泉	甘肃	43.56	41.64	52.76	45.46	50.05	47.40
200	吴忠	宁夏	41.52	47.93	50.98	46.40	49.28	47.39
201	阳江	广东	42.17	44.26	51.98	45.64	49.63	47.21
202	宿迁	江苏	34.48	45.71	56.29	44.50	51.91	47.21
203	遵义	贵州	40.41	51.70	49.09	46.79	48.24	47.05
204	朔州	山西	39.72	43.92	53.27	44.97	50.19	46.99
205	玉溪	云南	43.20	47.53	49.06	46.35	48.05	46.92
206	张家口	河北	39.99	53.49	48.04	46.96	47.64	46.84
207	淮南	安徽	36.45	48.06	53.05	45.14	50.11	46.84
208	汕头	广东	38.47	44.84	53.11	44.78	50.02	46.74
209	萍乡	江西	43.78	51.12	46.51	47.11	46.73	46.74
210	广元	四川	38.26	50.04	50.59	45.82	48.82	46.70
211	孝感	湖北	40.45	44.29	51.97	45.01	49.38	46.69
212	吉林	吉林	47.79	52.43	43.00	48.08	44.88	46.63
213	临汾	山西	43.13	53.22	45.24	47.25	45.99	46.43
214	枣庄	山东	37.52	46.44	51.76	44.61	49.11	46.19

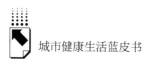

续表

总排名	城市	所属省（区、市）	经济保障	公共服务	环境健康	文化健康	医疗卫生	综合得分
215	南阳	河南	41.50	45.43	49.52	45.11	47.89	46.13
216	临沧	云南	35.97	46.68	52.50	44.33	49.47	46.12
217	防城港	广西	41.14	46.52	49.16	45.26	47.71	46.11
218	乐山	四川	43.74	48.55	46.13	46.09	46.12	45.96
219	哈尔滨	黑龙江	41.08	57.13	43.43	47.35	44.89	45.87
220	宜春	江西	37.67	43.54	52.19	43.77	49.07	45.77
221	商丘	河南	38.79	43.53	51.43	43.98	48.66	45.76
222	南平	福建	41.09	47.86	47.73	45.31	46.83	45.73
223	忻州	山西	39.58	41.39	51.72	43.60	48.71	45.64
224	云浮	广东	33.95	46.21	52.87	43.52	49.40	45.57
225	鸡西	黑龙江	39.53	48.99	47.65	45.11	46.71	45.48
226	自贡	四川	41.54	48.55	46.52	45.38	46.10	45.47
227	崇左	广西	38.33	46.18	49.57	44.21	47.58	45.36
228	眉山	四川	39.43	45.02	49.21	44.12	47.32	45.27
229	齐齐哈尔	黑龙江	44.53	46.60	45.02	45.39	45.16	45.23
230	许昌	河南	41.40	45.80	47.37	44.61	46.34	45.19
231	朝阳	辽宁	42.08	45.48	46.77	44.58	45.95	45.04
232	清远	广东	43.01	53.57	41.87	46.39	43.55	44.91
233	益阳	湖南	37.53	45.00	49.12	43.38	46.99	44.64
234	雅安	四川	37.47	44.73	49.03	43.24	46.88	44.52
235	漯河	河南	36.83	45.70	48.96	43.32	46.87	44.51
236	贺州	广西	32.99	43.71	52.37	42.15	48.58	44.47
237	广安	四川	37.51	46.02	48.26	43.49	46.49	44.47
238	中卫	宁夏	36.46	46.25	48.70	43.30	46.70	44.40
239	开封	河南	38.93	46.89	46.74	43.89	45.69	44.39
240	延安	陕西	43.13	40.07	47.29	43.22	45.78	44.36
241	张家界	湖南	36.97	44.19	49.13	42.89	46.82	44.29
242	运城	山西	43.13	39.36	46.94	42.87	45.43	44.03
243	来宾	广西	34.26	42.50	51.02	41.82	47.61	43.95
244	鹤岗	黑龙江	34.32	44.79	49.54	42.23	46.83	43.81
245	钦州	广西	36.78	44.26	48.12	42.56	46.06	43.77
246	固原	宁夏	32.76	49.48	48.09	42.89	46.16	43.74
247	汉中	陕西	37.28	44.97	47.35	42.78	45.65	43.73

续表

总排名	城市	所属省(区、市)	经济保障	公共服务	环境健康	文化健康	医疗卫生	综合得分
248	宿州	安徽	32.21	45.45	50.43	41.93	47.28	43.73
249	平凉	甘肃	37.18	39.68	49.44	41.47	46.48	43.46
250	铜川	陕西	35.88	43.28	48.46	41.98	46.05	43.43
251	六安	安徽	34.84	41.83	49.61	41.41	46.57	43.32
252	葫芦岛	辽宁	40.63	33.77	49.75	40.77	46.42	43.29
253	菏泽	山东	34.21	43.22	48.56	41.37	45.89	42.96
254	安顺	贵州	35.75	47.81	45.04	42.56	44.12	42.84
255	牡丹江	黑龙江	37.60	50.86	41.92	43.45	42.49	42.66
256	永州	湖南	36.67	43.38	45.72	41.54	44.17	42.42
257	四平	吉林	41.02	51.76	38.58	44.10	40.63	42.36
258	阜阳	安徽	35.39	44.97	45.21	41.48	43.83	42.16
259	揭阳	广东	33.68	40.34	48.07	40.02	45.09	41.90
260	铜仁	贵州	39.25	46.81	41.09	42.41	41.58	41.85
261	汕尾	广东	37.58	49.83	40.61	42.71	41.39	41.81
262	安康	陕西	34.36	41.46	46.70	40.29	44.32	41.73
263	天水	甘肃	32.46	41.16	48.08	39.86	45.03	41.73
264	白城	吉林	39.17	45.51	40.87	41.86	41.24	41.42
265	内江	四川	37.85	44.98	41.55	41.38	41.49	41.21
266	信阳	河南	35.38	41.10	45.04	40.08	43.20	41.19
267	鄂州	湖北	38.45	41.21	42.57	40.57	41.83	41.00
268	亳州	安徽	32.93	43.03	45.14	39.87	43.19	40.93
269	保山	云南	34.86	43.28	43.64	40.26	42.39	40.88
270	资阳	四川	35.12	43.72	43.23	40.39	42.18	40.87
271	潮州	广东	35.22	44.93	42.27	40.58	41.64	40.73
272	河池	广西	34.34	42.40	43.91	39.83	42.39	40.64
273	遂宁	四川	36.65	44.66	41.23	40.73	41.04	40.62
274	茂名	广东	35.39	42.06	42.29	39.65	41.31	40.13
275	巴中	四川	33.36	38.19	45.36	38.40	42.78	40.05
276	曲靖	云南	40.69	41.08	38.35	40.18	39.03	39.69
277	海东	青海	36.07	56.17	33.43	42.37	36.75	39.47
278	庆阳	甘肃	37.62	46.09	36.76	40.35	38.09	39.17
279	白山	吉林	40.60	43.06	35.91	40.15	37.49	38.99
280	贵港	广西	33.69	41.31	39.19	37.89	38.71	38.00

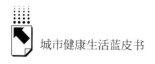

续表

总排名	城市	所属省(区、市)	经济保障	公共服务	环境健康	文化健康	医疗卫生	综合得分
281	昭通	云南	31.47	46.77	37.81	38.59	38.10	37.94
282	铁岭	辽宁	29.67	41.83	40.85	37.04	39.44	37.66
283	定西	甘肃	29.85	41.95	39.93	36.89	38.80	37.32
284	武威	甘肃	33.30	40.62	37.61	37.06	37.41	36.99
285	达州	四川	36.91	37.28	36.72	36.98	36.82	36.90
286	毕节	贵州	32.39	48.16	34.25	38.43	35.80	36.88
287	商洛	陕西	32.93	36.32	38.61	35.70	37.53	36.35
288	绥化	黑龙江	29.80	37.29	38.97	34.98	37.49	35.79
289	陇南	甘肃	28.77	35.37	29.04	31.15	29.82	30.41
平均得分	—	—	44.50	50.23	52.51	48.74	51.11	49.54

从总体的评价结果来看，289个城市健康生活指数综合得分的均值为52.66分，共有125个城市的综合得分高于均值，占总数的43.25%；仅有62个城市的综合得分在60分以上，占总数的21.45%，表明我国城市健康生活的整体表现还存在较大的提升和改进空间。另外，健康生活水平较高城市之间的差距较大，而健康生活处于一般水平的城市，相互之间的差距则相对较小。由此可见，我国城市健康生活水平存在两极分化，健康生活水平较高的城市与健康生活水平较低的城市差距悬殊，处于平均分以下的城市的健康生活水平还存在很大的发展空间。

（二）城市健康生活综合指数的省际分析

从健康生活评价50强城市中，可以看到区域分布的不平衡，显示出东强西弱的格局。为了进一步比较不同区域间城市健康生活的整体情况，以289个地级及以上城市所在省份为地区划分依据，对来自31个省、自治区、直辖市的289个城市的健康生活指数进行省际比较。为了解不同省份的城市健康生活的平均水平，将同一省份各城市的健康生活指数综合得分相加求平均值来反映各个省份的城市健康生活水平，各地区健康生活指数综合得分及排名如表7所示。

表7 我国31个地区健康生活评价的均值得分及综合排名

单位：分

排名	地区	经济保障	公共服务	环境健康	文化健康	医疗卫生	综合得分
1	北京	79.64	86.21	73.06	80.10	75.67	78.09
2	上海	79.19	81.14	58.89	74.21	64.58	70.20
3	新疆	67.56	76.76	62.26	69.30	64.87	67.21
4	浙江	65.36	66.94	63.13	65.29	63.93	64.69
5	海南	60.28	61.02	64.47	61.71	63.44	62.40
6	天津	58.74	70.25	58.78	62.78	60.27	61.41
7	西藏	69.41	59.91	56.86	62.59	58.99	61.39
8	内蒙古	56.83	55.48	63.00	58.08	61.17	59.39
9	江苏	55.45	60.56	59.95	58.49	59.41	58.72
10	福建	55.47	59.21	58.19	57.54	57.95	57.60
11	山东	50.43	56.16	61.90	55.64	59.58	57.08
12	广东	53.76	60.34	56.50	56.83	56.62	56.55
13	江西	46.92	51.46	60.38	52.26	57.37	54.22
14	湖南	50.75	53.60	56.36	53.31	55.23	54.01
15	安徽	45.29	51.57	59.91	51.57	56.81	53.53
16	河北	48.18	55.33	55.94	52.85	54.79	53.43
17	辽宁	47.96	53.91	52.01	51.17	51.70	51.21
18	山西	47.22	50.10	52.67	49.75	51.58	50.42
19	湖北	48.16	48.79	52.53	49.60	51.44	50.34
20	重庆	42.17	53.39	53.60	49.29	52.00	50.07
21	宁夏	43.42	51.56	52.78	48.88	51.33	49.65
22	河南	44.29	49.91	52.85	48.65	51.29	49.57
23	云南	43.24	49.50	53.19	48.21	51.34	49.31
24	广西	43.27	47.99	50.74	47.01	49.36	47.83
25	青海	46.50	56.93	43.53	49.32	45.68	47.52
26	四川	42.88	48.92	49.54	46.85	48.54	47.37
27	陕西	43.28	47.72	49.43	46.55	48.36	47.16
28	吉林	44.38	50.55	46.93	47.25	47.05	46.98
29	黑龙江	40.06	48.63	50.30	45.91	48.67	46.79
30	贵州	43.46	49.75	46.59	46.54	46.57	46.36
31	甘肃	40.76	46.11	48.07	44.68	46.81	45.39
平均得分	—	51.75	56.76	55.62	54.59	55.24	54.71

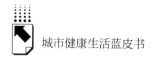

为了更加清楚地分析各个城市的健康生活水平，将各地区的综合得分制成条形图，如图8所示。

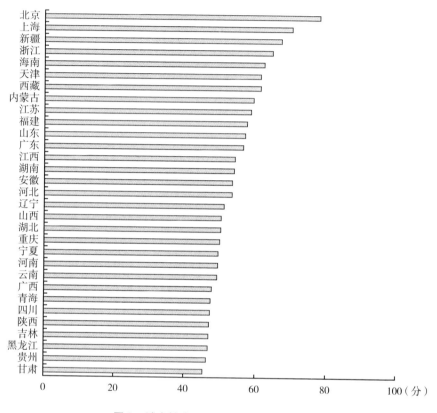

图8　城市健康生活指数的省际平均得分

结合表7和图8，前10个省（区、市）排名由高到低依次是北京市、上海市、新疆维吾尔自治区、浙江省、海南省、天津市、西藏自治区、内蒙古自治区、江苏省、福建省。31个省份健康生活水平综合得分的平均值为54.71分，共有12个省份的综合得分超过平均值。其中北京市的综合得分为78.09分，遥遥领先于其他省份，高居健康生活排名的第1位，比排在第2位的上海市高了7.89分，优势明显。东部地区整体表现较好，河北、辽宁表现相对较弱，中部地区中江西省相对领先，西部地区中新疆表现最为突出，排在最末的三个省分别为黑龙江、贵州和甘肃。此外，除了北京、上海的综合得分遥遥领先之外，其他省份的得分呈现平缓的递减趋势，领先优势不大，各个指标的均值也比较接近，相互之间的差距不大。

（三）城市健康生活综合指数的区域分析

本部分将我国31个省份划分为东部、中部和西部三大区域。根据这31个省份的所属区域，计算各个区域健康生活指数的平均得分，三大区域健康生活指数平均得分及排名如表8所示。

表8　我国东、中、西部地区健康生活指数平均得分及排名

单位：分

排名	区域	地区	组合得分	平均得分
1	东部	北京市	78.09	61.03
		天津市	61.41	
		河北省	53.43	
		上海市	70.20	
		江苏省	58.72	
		浙江省	64.69	
		福建省	57.60	
		山东省	57.08	
		广东省	56.55	
		辽宁省	51.21	
		海南省	62.40	
2	西部	内蒙古自治区	59.39	51.55
		广西壮族自治区	47.83	
		重庆市	50.07	
		四川省	47.37	
		贵州省	46.36	
		云南省	49.31	
		西藏自治区	61.39	
		陕西省	47.16	
		甘肃省	45.39	
		青海省	47.52	
		宁夏回族自治区	49.65	
		新疆维吾尔自治区	67.21	

续表

排名	区域	地区	组合得分	平均得分
3	中部	山西省	50.42	50.73
		安徽省	53.53	
		江西省	54.22	
		河南省	49.57	
		湖北省	50.34	
		吉林省	46.98	
		黑龙江省	46.79	
		湖南省	54.01	
平均值	—	—	—	54.44

同样，为了更加清楚地分析三个区域健康生活的情况，将表8的评价排名结果画成柱状图，如图9所示。

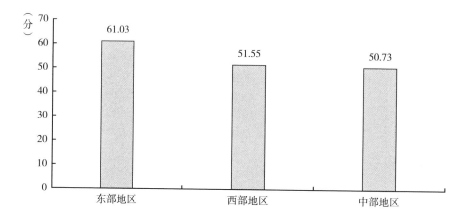

图9 我国东、中、西部地区健康生活平均得分情况

根据评价结果，三大区域排名由高到低依次是东部、西部、中部，其得分均值依次为61.03分、51.55分、50.73分，三大区域健康生活得分的平均值为54.44分。东部地区的健康生活水平明显优于中部及西部地区，而中部及西部地区的发展差距不大，长远来看，在健康生活的建设上具有较大的提升空间与后发潜力。

（四）城市健康生活综合指数的深度分析

1. 指标深度分析

综合考虑经济保障、公共服务、环境健康、文化健康及医疗卫生的评价结果，我国城市的整体健康生活质量并不理想，存在较大的提升空间，总体上健康生活的不同层面差别不大，但是仍然存在地域层面的不平衡以及健康生活不同方面的不协调。如健康生活综合指数排名第 3 的鄂尔多斯市，其公共服务指数排名第 20；健康生活综合指数排名第 5 的东莞市，其环境健康指数排名第 72；健康生活综合指数排名第 11 的克拉玛依市，其经济保障指数排名第 26；健康生活综合指数排名第 30 的长沙市，其环境健康指数排名第 147，对长沙市的健康生活质量非常不利；健康生活综合指数排名第 13 的上海市，其环境健康指数排名第 92，医疗卫生指数排名第 38，在很大程度上影响了上海的综合得分及排名。由此可见，即便是健康生活综合质量排名靠前的城市，也会存在不同指标之间的不平衡，存在明显的短板，这是影响城市健康生活质量的重要因素。

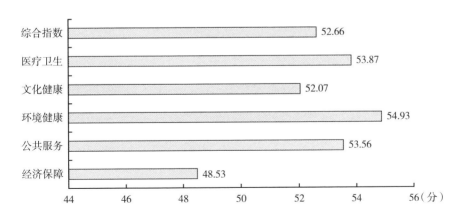

图 10　全国城市健康生活指数及各分项指数均值

就全国而言，289 个城市健康生活指数综合得分的均值为 52.66 分，各个指标之间相对均衡，环境健康指数均值最高，经济保障指数均值最低。环境健康指数的均值为 54.93 分，相对来说表现最为突出，尽管我国面临严峻的环境问题，但是环保意识逐渐加强，城市发展更加关注人居环境建设。医疗卫生指数的均值为 53.87 分，医疗卫生指数在评价指标中的权重比较大，医疗卫生作为保障城市居民健康最重要的部分，理应得到高度重视，而城市往往被视为医疗卫生服务最为完善的地区，然而依然达不到较高的水平，是影响城市健康生活质量的关键因素。公共服务指数的均值为 53.56 分，随着我国城市的迅速扩张，公共服务基础设施建设滞后于城市化进程，公共服务平均得分处于一般水平。文化健康指数的均值为 52.07 分，位于第 4 名，文化健康是居民对城市认同感与归属感的情感基础，随着人们经济生活水平的提高，人民群众越来越重视精神层次的需求。经济保障指数的均值为 48.53 分，与第 1 名的环境健康指数的均值相差了 6.4 分，经济保障指数从人均视角关注城市居民的经济生活，而非经济总量，这体现出我国城市居民的经济基础及消费能力还有很大的提升空间。

2. 地区差异分析

基于二八定律，将 289 个城市的综合得分由低到高排序，之后计算前 20% 城市的得分总值占所有城市汇总值的百分比，即为该指标的地区差距系数。该系数越大，则说明地区差距越小；反之，则说明地区差距越大。

表9   城市健康生活各一级指标及综合指数的地区差距系数

单位：%

评价目标	差距系数	一级指标	差距系数
健康生活综合指数	15.78	经济保障	14.50
		公共服务	15.84
		环境健康	15.73
		文化健康	15.72
		医疗卫生	15.85

从表9中可以看出，五个一级指标及健康生活综合指数的地区差异系数比较接近，并没有存在较大的差距，总的来说，各个指标相对均衡，没有过于明显的短板。其中，医疗卫生的地区差距系数最大，达到 15.85%，其次

为公共服务的地区差异系数,达到了15.84%,说明我国医疗卫生和公共服务的地区差异均较小。环境健康、文化健康、经济保障的地区差异系数分别为15.73%、15.72%和14.50%,其中经济保障的地区差异系数最小,说明我国经济保障的地区差异相对较大,我国不同地区的经济发展水平不同,存在不平衡、不充分的矛盾,发达地区的经济保障条件较好,欠发达地区的经济保障条件相对较差。

3. 健康生活评价后50名城市分析

健康生活指数综合得分较低的后50个城市是从第240名的延安市至第289名的陇南市,平均得分为40.89分,其中,共有29个城市的综合得分高于平均水平,占总数的58%;21个城市的得分低于平均水平,占总数的42%。相邻城市之间的得分比较接近,城市之间的得分差别不大,呈现出比较缓慢的下降趋势。由此可见,健康生活水平较为落后的城市,基本处在相似的低水平上。

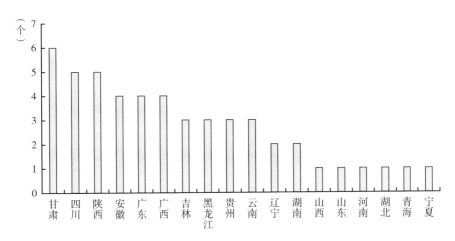

图11 城市健康生活评价后50名城市的省际分布

如图11所示,在后50名的城市中,共有平凉、天水、庆阳、定西、武威、陇南6个城市隶属于甘肃省,并且陇南位居第289名。四川和陕西分别有5个城市位居后50名,其中四川省排名最靠后的是位居第285名的达州市,陕西省排名最靠后的是位居第287名的商洛市。安徽、广东、广西分别占据 4 个名额, 其中排名靠后的城市分别为第 268 名的亳州市、第 274 名的茂名市、第 280 名的贵港市。吉林、黑龙江、贵州、云南各占 3 个名额, 辽宁、湖南各占 2 个名额, 山西、山东、河南、湖北、青海、宁夏各占 1 个名额。除了北京、上海、天津、重庆等直辖市之外, 河北、内蒙古、江苏、浙江、福建、江西、海南、西藏、新疆 9 个省、自治区未有辖属城市在健康生活评价中落在后 50 名。此外, 还存在广东、甘肃、四川、安徽、云南、辽宁、湖南、山西、山东、河南、宁夏等所属的城市同时出现了位居前 50 强和后 50 名的情况, 说明同一省域内不同城市之间的健康生活也存在极不平衡的现象。

表 10　城市健康生活评价后 50 名城市的地区分布

单位: 分

地区分类	主要省(区、市)	城市	平均得分
东部	广东省、浙江省、山东省、福建省、河北省、江苏省、北京市、上海市、海南省、辽宁省、天津市	揭阳、汕尾、潮州、茂名、葫芦岛、铁岭、菏泽共 7 个城市	40.91
中部	湖南省、河南省、黑龙江省、湖北省、安徽省、山西省、江西省、吉林省	宿州、六安、阜阳、亳州、四平、白城、白山、鹤岗、牡丹江、绥化、张家界、永州等 15 个城市	41.04
西部	广西壮族自治区、内蒙古自治区、四川省、宁夏回族自治区、重庆市、贵州省、云南省、西藏自治区、陕西省、甘肃省、青海省、新疆维吾尔自治区	平凉、天水、庆阳、内江、资阳、延安、汉中、铜川、来宾、钦州、河池、安顺、铜仁等 28 个城市	40.89

　　如表 10 所示, 后 50 名城市的地区分布与前 50 强城市的地区分布恰好相反, 呈现出东部地区较少, 中、西部地区较多的特征。在健康生活水平比较落后的后 50 个城市中, 西部地区占了 28 个, 占总数的 56%; 中部地区占了 15 个, 占总数的 30%; 而仅有 7 个城市位于东部, 占总数的 14%。在后 50 名城市中, 位于中部地区的城市得分均值为 41.04 分, 位于东部地区的城市得分均值为 40.91 分, 位于西部地区的城市得分均值为 40.89 分, 可以看出均值比较接近, 且中部地区城市的得分均值略高于东部和西部,

中部地区表现略好。而在 50 强城市中，东部地区的城市得分均值领先于中部和西部。后 50 名城市公共服务、环境健康、医疗卫生、文化健康和经济保障的得分均值分别为 43.27 分、43.19 分、42.15 分、40.40 分和 35.60 分，可以看出公共服务、环境健康、医疗卫生、文化健康的均值比较接近，而经济保障的均值明显比较落后，比排名第 1 的公共服务相差了 7.67 分，差距比较明显，说明后 50 名城市中经济保障是影响健康生活质量的明显短板，经济发展不足是其普遍问题。总的来说，无论是经济发展水平，还是健康生活质量，东部地区都要优于中、西部地区，中、西部地区在经济发展和健康生活建设上具有较大的提升空间和后发潜力，要结合自身特色充分发挥自身优势，不断缩小与东部地区的差距，提升城市健康生活质量。

参考文献

[1] 毛定祥：《一种最小二乘意义下主客观评价一致的组合评价方法》，《中国管理科学》2002 年第 5 期。

[2] 徐泽水、达庆利：《多属性决策的组合赋权方法研究》，《中国管理科学》2002 年第 2 期。

[3] 彭猛业、楼超华、高尔生：《加权平均组合评价法及其应用》，《中国卫生统计》2004 年第 3 期。

[4] 刘丽、张礼兵：《基于遗传算法的组合评价模型》，《合肥工业大学学报》（自然科学版）2004 年第 9 期。

[5] 马溪骏、李敏、程飞：《基于兼容一致性方法集成组合评价研究》，《中国管理科学》2006 年第 10 期。

[6] 陈衍泰、陈国宏、李美娟：《应用合作博弈确定组合评价权重系数的方法研究》，《中国管理科学》2005 年第 6 期。

[7] 李美娟、陈国宏、陈勃、徐林明：《基于方法集化的动态组合评价方法研究》，《中国管理科学》2013 年第 2 期。

[8] 张发明：《一种基于偏差熵的组合评价方法及其应用》，《技术经济》2011 年第 3 期。

[9] 李珠瑞、马溪骏、彭张林：《基于离差最大化的组合评价方法研究》，《中国管

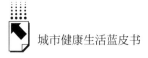
理科学》2004 年第 9 期。

［10］张立军、陈跃、袁能文：《基于信度分析的加权组合评价模型研究》，《管理评论》2012 年第 5 期。

［11］Diakoulaki D, Mavrotas G, Papayannakis L. *Determining Objective Weights in Multiple Criteria Problems*：*the CRITIC Method*. Computers Ops Res，1995，22（7）.

［12］Pawlak Z. Rough sets. *International Journal of Information and Computer Science*，1982，11（5）.

［13］赵克勤：《集对分析及其初步应用》，浙江科学技术出版社，2000。

［14］Zadeh, L. A. Fuzzy Sets. *Information and Control*，1965（8）.

［15］段俊杰、蒋美红、资文华：《基于遗传算法优化的投影寻踪烤烟质量综合评价》，《湖北农业科学》2012 年第 10 期。

［16］俞立平、姜春林：《科技评价指标与评价方法辨识度的测度研究》，《图书情报工作》2013 年第 3 期。

［17］Vapnik VN. *The Nature of Statistical Theory*. NewYork Springe-Verlag，1995（3）.

［18］俞立平、武夷山、潘云涛：《学术期刊综合评价数据标准化方法研究》，《图书情报工作》2009 年第 12 期。

［19］T. L. Saaty. *The Analytic Hierarchy Process*. Mc. Graw：Hill International Book Company. 1980（05）.

［20］Le Grand J. Rabin M. *Trends in British Health Inequality*：*1931 – 1983*. Public and Private Health Service，Basil Oxford，1986（03）.

［21］Luoma K, Jarvio ML' et al. *Finacial Incentives and Productive Efficiency in Finnish Health Centers*. Health Economics，1996（5）.

［22］Pierre-Yves Cremieux, Pierre Ouellette, Caroline Pilon：Health Care Spending as Determination of Health Outcomes Health Economics，1999（3）.

［23］Cutle D. , Lleras Muney. *Understanding Differences in Health Behaviors by Education*，Journal of Heath Economics，2010（1）.

［24］WHO Regional Office for Western Pacific Region：*Regional Guide-lines for Developing a Healthy Cities Project*. Manila WPRO，2001（02）.

［25］肯尼思、布莱克、哈罗德·斯基博：《人寿与健康保险》，经济科学出版社，2003。

［26］曾承志：《健康概念的历史演进及其解读》，《北京体育大学学报》2007 年第 5 期。

［27］《国务院关于实施健康中国行动的意见》，2019 年 7 月。

［28］《国务院办公厅关于印发健康中国行动组织实施和考核方案的通知》，2019 年 7 月。

［29］健康中国行动推进委员会：《健康中国行动（2019～2030 年)》，2019 年 7 月。

［30］Pearl R，Reed L J . *On the Rate of Growth of the Population of the United States since 1790 and Its Mathematical Representation.* Proceedings of the National Academy of Sciences，1920，6（6）.

［31］Kleiber M. *Body Size and Metabolism.* Hilgardia，1932.

分　报　告

Topical Reports

B.2

城市健康生活经济保障评价

俞立平　张永庆　濮桂萍　王　冰 *

摘　要：　经济保障是居民健康生活的基础，在居民的健康生活中发挥
着重要作用。本报告阐述了经济保障的概念以及经济保障评
价的意义，在借鉴国内外现有评价指标的基础上，从经济基
础与生活消费两个方面选取了10个评价指标，构建了我国城
市居民健康生活经济保障评价指标体系，对全国289个城市
的经济保障状况进行评价，同时对评价结果进行了深度分析。

关键词：　经济保障　健康生活　生活消费

* 俞立平，上海健康医学院客座教授，浙江工商大学"西湖学者"特聘教授，博士生导师，主
要从事统计学、健康产业经济研究；张永庆，博士，上海理工大学管理学院副院长，教授，
博士生导师，主要从事产业经济研究；濮桂萍，上海健康医学院护理与健康管理学院讲师，
主要从事健康管理研究；王冰，浙江工商大学管理工程与电子商务学院硕士研究生，主要从
事技术经济、科技评价等领域的研究。

一　经济保障的概念

"经济"一词起源于色诺芬的《经济理论》，该书被用来概括"家庭管理"，它旨在研究良好的家庭主如何管理他们的财富并增加现有的财富。在古代，"经济"主要反映厚生、惠民的经济学人文色彩。随着时代的变迁，"经济"一词的含义逐渐改变。现在的"经济"指的是人类社会的所有物质生产和再生产活动，它既包含用尽可能少的劳动来生产社会所需的尽可能多的物质材料，又包含个人或家庭精打细算的生活消费，以尽可能少的消费品来满足最大需求。衣食住行或其他方面的物质是人类生存的基础和赖以发展的基石。经济学中有公共物品和经济物品的概念，公共物品一般指那些不需要付出代价就可以获取的东西，比如空气、雨水等；经济物品一般指需要付出一定代价才能获取的商品，比如衣服、住房、食物等。由于存在人类欲望的无限性而经济物品有限性的特点，相比公共物品，经济物品相对稀缺。从马斯洛的需求理论看，人们只有满足了基本的生存需求，才会产生其他需求。人们的生存需求并非单一，分为很多个层次，比如温饱、小康或者富裕等。因此，人类在分配经济资源的时候也只能按照需求的优先级或者欲望来分配。

美国学者肯尼思·布莱克和哈罗德·斯基博（2003）提出过个人经济保障的概念，指出个人经济保障主要由政府、雇主、个人组成。日本学者武川正吾、佐藤博树（2003）也曾论述过生活保障体系的概念，认为其由企业保障、社会保障和个人保障三部分组成。北京大学 CCISSR 课题组（2004）指出个人经济保障体系是一组系统的制度性安排，用于为个人生活提供经济保障。换句话说，当一个国家的公民由于风险而遭受经济困难时，他们可以依靠自己积累的财富或能够从他人那里获得物质帮助来应对这些困难。这些自身的财富或外部物质帮助取决于正式或非正式的制度安排，其中一系列构成一个国家的个人经济保障体系。雷羡梅（2003）提出了城市经济保障体系的概念，认为经济保障是城市政府为了确保城市内部各项经济活动的顺利进行而实施的一系列保护措施、制度、法规等。总体而言，学者们

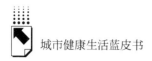

似乎对经济保障的概念没有共识。但有一点可以明确，经济保障是经济主体获取物质资源和环境资源的可能性，反映了公民获得必要的东西并为物质资源与无形资源的相互作用作出了贡献，它不仅来源于个人创造财富的能力，而且还包括基于国家的经济发展水平之上的基础设施建设完善程度和公共服务水平，如社会服务、环境、医疗、公共卫生等。经济发展水平反映一个社会经济总体发展水平。对于一个国家来说，发展的基本目标是使人民富裕和国家强大。持续稳定增长的经济为其公民提供了更多的福祉，这决定了他们的个人收入水平和生活质量。经济保障是满足居民基本生活需求的基石。经济越发达，居民的需求就越能得到满足，居民的健康需求就越能得到保障。正如美国经济学家曼昆（Mankiw）所说，"GDP 较高的国家可以为其子女提供更好的医疗保健，可以负担得起更好的教育，并可以教育其公民阅读和欣赏诗歌"。总之，经济保障确保了人们过上健康生活的能力。

二 经济保障与居民健康生活的关系

（一）健康是经济社会发展的基础条件

健康是促进人的全面发展的必然要求，是经济社会发展的基础条件。实现国民健康长寿，是国家富强、民族振兴的重要标志，也是全国各族人民的共同愿望。

党和国家历来高度重视人民健康。新中国成立以来特别是改革开放以来，我国健康领域改革发展取得显著成就，城乡环境面貌明显改善，全民健身运动蓬勃发展，医疗卫生服务体系日益健全，人民健康水平和身体素质持续提高。但同时，工业化、城镇化、人口老龄化、疾病谱变化、生态环境及生活方式变化等，也给维护和促进健康带来了一系列新的挑战，健康服务供给总体不足与需求不断增长之间的矛盾依然突出，健康领域发展与经济社会发展的协调性有待增强，需要从国家战略层面统筹解决有关健康的重大和长远问题。

推进健康中国建设，是全面建成小康社会、基本实现社会主义现代化的重要基础，是全面提升中华民族健康素质、实现人民健康与经济社会协调发展的国家战略，是积极参与全球健康治理、履行 2030 年可持续发展议程国际承诺的重大举措。经济保持中高速增长将为维护人民健康奠定坚实基础，消费结构升级将为发展健康服务创造广阔空间，科技创新将为提高健康水平提供有力支撑，各方面制度更加成熟更加定型将为健康领域可持续发展构建强大保障。

（二）经济决定人类健康发展的水平

人类社会依次经历了原始型、传统型、过渡型和现代型 4 个人口再生产类型阶段。图 1 中第（1）到第（4）部分依次是原始型、传统型、过渡型和现代型阶段（张颢，2012）。

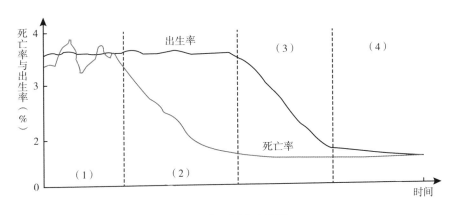

图 1　人口再生产类型

第（1）部分的原始型阶段呈现出人口出生率和死亡率高，人口自然增长率低伴有负增长的特点，原始社会生产力水平极低，人类文明程度很低，饮食习惯也没有那么讲究卫生，缺乏健康意识，故死亡率很高。第（2）部分传统型阶段呈现出高出生率、较高的死亡率和较低的自然增长率的特征。这个时期，人类进入农业文明，这一时期的生产力水平提高不少，人类生存不再过度依赖大自然，也伴随着人们生命健康意识的提高。第（3）部分过渡型阶段则呈现出高出生率、低死亡率和高自然增长率的特征。这一时期，随着工业文明的发展，劳动产品越来越丰富，人类生活水平大大提高。经济的飞速发展促进了现代医学的兴起和快速发展，极大地改善了医疗条件，从而降低了死亡率。尽管现代医学在此期间发明的节育措施，使得出生率有所下降，但由于人们缺乏计划生育的概念，自然出生率仍然很高，因此总出生率也高。最后的第（4）部分现代型阶段呈现出低出生率、低死亡率、低自然增长率的特点。这是高度发达的现代社会的结果，其高水平的经济发展促进了高水平的医疗保健，有效的公共服务以及改善的基础设施，确保了人民的健康和长寿。通过对人口再生产的四个阶段的分析，我们可以感受到，自古以来，人类社会经济发展水平与人类社会生活健康水平息息相关。

当前，人类社会处于生产力高度发达、文明程度高的现代经济增长阶段，尽管人类社会的健康水平得到了极大的提高，但是人为的社会内部分层扩大了各阶层之间的经济发展差距，导致各阶层居民的健康水平不同。实际上，在几乎所有人类社会中，社会成员的平均健康状况随着其所处社会阶层的下降而不断恶化，这种健康差异会贯穿所有社会阶层，构成了一种内在"秩序"，这种内在秩序的健康状况会随着社会经济地位的变化而改变。Preston（1975）早期对美国的各州之间的集合数据进行实证分析研究指出，有很清晰的阶段性特征存在于宏观社会经济发展水平与居民总体健康水平之间。Robert（1999）认为，经济发展水平较低的国家的人均 GDP 与国民预期寿命等人口健康指标存在显著正相关；但是当经济发展到一定水平比如发达国家，人均 GDP 与预期寿命等指标不存在显著相关性。综上可知，一个地区的经济发展会影响地区环境内居民生活环境、社会基础设施、公共服务水平的发展，从而对居民的健康具有"普惠性"的正向作用。但是当经济发展到一定程度，这种作用会逐渐减弱，即经济发展水平与居民健康之间的关系不再显著。

在人类社会从原始到现代的整个发展过程中，人们的健康一直受到关注。经济基础决定上层建筑，人们的生活质量和健康水平必须适应一定的社会经济发展水平。马克思在考察人的全面发展理论时提到，"只有在社会经济发展到一定水平，保证人民的物质生活，才能实现人的全面发展"。改革开放以来，中国经济飞速发展，社会变革迅速。一方面，随着社会经济的飞速发展，中国居民的物质生活水平得到了迅速提高，绝对贫困问题得到了有效缓解；另一方面，从计划经济向市场经济的转变客观上促进了区域经济发展差距的扩大和收入不平等的加剧。与之相关的人口的健康状况也可能因经济发展水平、社会结构、公共卫生资源和其他因素不同而有很大差异。

（三）经济保障是居民健康生活的前提

经济保障是居民健康生活的前提，经济发展更是提高居民生活质量的坚实物质基础。居民客观生活质量的提高与一个国家或地区整体经济发展水平的提高密不可分。马斯洛的五级需求理论提出，生存需求是最基本的需求。只有满足基本的生存需求，如衣食住行，才会追求更高层次的需求。简而言之，没有一定的物质支撑，要提高生活质量是不现实的。而只有提高生活质量，才能保证居民的健康，最基本、最有效的方法就是大力发展社会经济，加强经济保障。社会创造的物质财富越多，基数越大，生活质量就越会得到改善，居民的健康就越得到保障。简而言之，居民的健康生活源于居民生活质量的不断提高，这最终取决于社会经济发展水平。实质上，我们只有确保经济保障，才能满足物质和精神消费，解决社会问题。

1. 经济发展提高人民收入水平，为健康提供经济保障

经济保障的程度会在居民的生活方式中体现出来。本质上，生活方式是指在一定的经济条件、历史背景和社会环境下，包括人们的物质生活、精神生活和有关方面在内的各种社会阶层、民族和社会群体的生活方式。经济限制的影响多种多样。一方面，它反映在居民的收入和储蓄中。低收入使人们没有能力花钱，而低储蓄使人不敢花钱。如果人们的收入很低，他们就没有足够的机会获得足够的安全食物、良好的住房、医疗保健、教育等。低储蓄居民往往会为了预防未来的不稳定控制当前的消费，影响生活质量的提高。居民的收入水平和储蓄状况是影响居民生活质量的基本因素。一定的收入水平是确保居民生活质量不断提高的必要条件，充足的储蓄可以减轻居民对未

来生活不安全感的心理焦虑。居民的收入水平决定了人们能否生活在更美好的环境中，能否吃到更安全的水和食物，能否获得基本医疗服务，特别是疾病预防、紧急情况、保健服务以及精神需求方面的能力。储蓄成为居民敢于提高当前消费水平和生活质量，从而实现健康生活的坚强后盾。另一方面，贫富悬殊导致强烈的社会相对匮乏感，加剧了社会冲突和反社会行为，对居民的健康产生了非常不利的影响。因此，居民收入和储蓄水平能够保障居民的健康生活，这二者同时在经济发展中受益。

2. 经济保障优化医疗卫生资源

医疗卫生资源是人力资源、物质资源、财务资源和其他生产要素等社会资源的统称。在一定的社会和经济条件下，人们在从事医学和卫生活动中占用和消耗这些资源，其特点是稀缺性和多样性。医疗卫生资源可以分为两类：硬资源和软资源。硬资源是指有形资源，例如医疗机构、医疗设备、医疗基金和医务人员，而软资源包括无形资源，例如医学科技、医学教育、国家卫生政策法规和信息管理等。《"健康中国2030"规划纲要》概述了改善医疗保健的战略目标，包括改善国民健康保险体系，完善医疗保险管理服务体系以及积极发展商业健康保险。只有经济基础有保障，我们才能更好地分配中国的医疗和卫生资源。随着中国经济的快速发展，中国医疗卫生服务水平不断提高，比如医疗卫生机构的数量不断增加，社区医院的快速发展和逐步规范化等。经济保障促进了医疗事业的蓬勃发展，保证了医疗卫生资源的充足供应，促进了医院的大规模扩张，提高了医疗效率，提高了诊断的客观性和准确性。经济保障在优化中国的医疗和卫生资源，提高居民的医疗服务水平方面起着基础性作用。

3. 经济保障有利于加大公共卫生的投入力度

公共卫生是涉及个人、国家甚至国际健康的公共事业。如结核病、艾滋病、非典等传染性疾病的预防和治疗，食物、药品和公共卫生的检测以及相关的健康卫生教育宣传都取决于公共卫生的投入。经济发展水平在很大程度上影响了公共卫生的投入水平。Le Grand 和 Rabin（1986）对 1985 年以来 86 个发展中国家的横截面数据进行了跨国分析，指出收入增长与预期寿命

之间的关系在很大程度上是由公共卫生支出的作用驱动的。Jarvio 等
（1996）使用面板数据分析了 1960~1990 年五岁以下儿童的死亡率，通过
非均衡过程分析方法，发现公共卫生支出对拉丁美洲国家的死亡率有拉低作
用。Pierre 和 Ouellette（1999）评估了 1984~1995 年 37 个非洲国家政府在
教育和卫生方面支出的有效性，指出在莱索托等地区，政府卫生支出的增加
有利于健康水平的提高。Cremieux（2002）通过分析来自 50 多个发展中国
家和转型国家的横截面数据，发现公共卫生支出对降低婴儿和儿童死亡率具
有积极影响。

4. 经济保障促进医疗保险投入增多且覆盖范围扩大

改革开放以来，中国经济发展迅速，取得了举世瞩目的成就。政府不断
增加医疗保障资金支出，完善医疗保障体系，努力解决群众的医疗保障问
题。1998~2016 年，政府医疗卫生支出从 2154 亿元增加到 13154 亿元。
2007 年 7 月，国务院发布《关于试行城镇居民基本医疗保险的指导意见》，
试点实施城镇居民医疗保险，探索和完善城镇居民基本医疗保险政策体系，
形成合理的筹资机制、健全的管理制度和规范的运行机制，逐步建立以贫困
人口为主的城镇居民基本医疗保险制度。城镇居民非工作基本医疗保险主要
由家庭负担，政府给予了适当的补贴，政府每年的人均医疗保险补贴已从
2007 年的 40 元增加到 2017 年的 450 元，2017 年在 2016 年的基础上又增加
了 30 元。超过 13 亿人参加了医疗保险，城镇非工作人员医疗保险新型农村
合作医疗制度覆盖率稳定在 95% 以上。在相对较短的时间内，中国已经建
立了全球最大的全民基本医疗保险网络。简而言之，城市居民医疗保险制度
的建立和实施，已经满足了城市居民医疗卫生服务的需求，在一定程度上减
轻了人们看病的负担。经济保障鼓励政府加大对医疗保险的投入，扩大医疗
保险的覆盖面，解决医疗困难和医疗费用高的问题，改善居民的健康生活。

5. 经济保障促进基础设施更加完善，为居民健康生活创造有利环境

基础设施是保障社会生产和生活、克服自然障碍、改善生态环境、实现
资源共享等为目的的物质工程设施，包括交通、供水、供电、能源、生态和
经济等。环境保护、卫生、文化、教育、社会福利等经济基础设施和社会基

础设施是人类生存与发展的重要物质条件。基础设施提供的公共服务对于居民的生产和生活至关重要。人类社会的经济活动如果缺乏基础设施的支持就会受到限制，更会进一步降低生存的安全度。

经济保障是基础设施建设最有力的后盾。尤其是需要大规模投资的行业，比如公路、铁路、机场、港口、电站、大坝等的建设。强大的国民经济支持保证了它的实施。没有完善的基础设施，人们的生活环境不会日益舒适。比如便捷的高铁和飞机使人们的出行更加方便，高效的港口设施使国际运输和贸易更加便捷，城市绿化的普及使人们能够享受更加健康的生存环境，舒适的公园使人们有了休息、放松、锻炼和娱乐的场所等。

6. 经济保障通过教育间接影响居民健康生活

经济基础越好的国家和地区，人们接受教育尤其是高等教育的可能性就越高。Cutler 和 Llcras（2010）认为受过高等教育的人具有更高的认知能力、适应能力以及更丰富的健康知识，并且倾向于选择更健康的生活方式和行为。人们可以通过教育获得各种知识，包括健康知识。如果深入学习健康知识，将更有可能具有健康的生活意识并养成健康的生活习惯。在此过程中，人们将更加注意自己的健康，增强对某些疾病的预防意识，从而减少某些疾病的发生。总体上，受教育程度越高，相应的工作环境和条件也会更好，这样可以防止由于恶劣的工作环境而导致身体和精神疾病。有数据显示，挪威受教育程度较低的人患冠心病的可能性是受教育程度较高的人的2.5倍。而且，受过多年教育的人的血清胆固醇水平要低于受过教育时间少的人。

7. 经济保障有助于转变居民传统的消费观念

一直以来中国人都以"静以修身，俭以养德"的勤俭节约的品德而自豪。这没什么不对，但是过度节俭和减少消费将导致经济衰退，从而导致失业和生活水平下降。改革开放以来，我国经济迅猛发展，人民生活水平不断提高，人们的日常生活与消费密不可分。根据亚当·斯密的说法，财富不是拥有的金钱数量，而是消费的物品数量。除了一些刚性消费外，中国人通常更热衷于储蓄而不是花钱改善生活质量，原因是居民担心自己的未来生活或意外支出而不敢放开消费，但归根结底是由于经济不发达造成的收入差距大和社会保障不完善。因此，中国经济的稳定增长和经济保障水平的提高可以提高居民对未来生活的期望，减轻他们对养老、疾病、失业、住房和子女教育的担忧，并改善目前的消费和生活质量。消费水平的提高表明生活质量的提高。居民的消费结构和消费观念随着经济的发展和时代的进步而逐渐改变。居民消费已不再满足吃穿用为主的基础性消费，已经逐渐转向住房、文化和教育等的消费；家庭消费已从对数量的追求逐渐转向对质量的追求。家庭对消费的选择越来越多，并不再局限于日常生活支出的消费。经济保障有助于转变居民传统的消费观念，这使居民更加懂得享受生活，注重身心健康，追求生活质量。

三 健康生活经济保障评价的意义

基于对居民生活经济保障的研究，本书通过定性分析与定量分析相结合的研究方法，构建了健康生活经济保障评价指标体系。以中国的 289 个地级以上城市为研究对象，全面分析全国居民的健康生活经济保障程度。采用多种评价方法用于评价健康生活的经济保障，从而使评估结果更加客观、准确。健康生活的经济保障评价对促进欠发达地区加快经济发展以及完善社会保障体系具有重要意义。通过对健康生活的经济保障进行评价，可以比较不同城市不同居民的经济保障程度，学习优秀城市的经验。健康生活的经济保障评价对政府制定调整收入分配结构、缩小贫富差距的措施具有重要意义。

（一）敦促经济欠发达地区加紧发展经济并且完善社会保障制度

经济的发展程度决定了居民经济生活保障的程度。我国东部、中部和西部地区的经济发展差距巨大。中西部地区随着"中部崛起"和"西部大开发"的号角，大力发展经济，虽然已经取得了一定的成绩，但是与全国的平均水平还存在较大的差距。这也使得这些地区在基础设施和公共设施建设以及居民生活保障方面的投入相对不足。社会保障是现代文明的重要体现之一。因此，本文通过评价分析不同城市的健康生活经济保障现状，突出健康

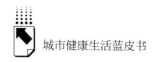

生活的重要性，有助于地方政府抓紧落实促进经济发展的政策，敦促经济欠发达地区加快经济发展，完善社会保障体系，保证居民生活有所改善。

（二）对比各个城市间不同的居民经济保障，借鉴优势经验

评价健康生活的经济保障，我们可以发现不同经济条件下不同城市居民的经济保障程度存在差异，而且我们发现即使是经济条件相同的一些城市居民的经济保障程度仍有不同。通过对评价结果的对比分析，发现每个地区在经济保障建设上的优缺点，试图找到问题所在，利用优势经验，对提高居民的经济保障水平和生活质量具有重要意义。

（三）为政府部门调节收入分配结构、缩小贫富差距方面提供依据

大力发展经济的最终目标是为社会发展提供充足和可持续的物质财富，以改善人民的生活，实现人与社会的全面协调发展。收入不平等越严重将会导致不同社会阶层之间的健康差距越大，社会阶层之间的冲突也就越严重。与上层社会群体相比，底层社会群体显然更依赖于公共基础设施和社会保障，但是这个群体恰好决定了整个城市居民的经济保障程度。因此，通过对健康生活经济保障进行评价可以看出，提高经济保障水平在城镇居民健康生活中起着重要作用，而为了总体上提高经济保障程度，必须缩小贫富差距，以确保社会底层的收入水平。本文的经济保障评价有助于政府调整有关收入分配结构和缩小贫富差距的相关政策。

四 健康生活经济保障评价指标体系构建

（一）国内外经济保障评价指标体系

基于经济基础和人民生活水平、结合国内外的相关指标体系，构建了符合我国国情的城市居民健康生活经济保障评价指标体系。

自20世纪90年代后期以来，与城市居民健康相关的评价指标体系和方

法的研究层出不穷，得到越来越多的关注，但至今没有一个统一的、权威的评价标准。以下介绍了与居民健康生活相关的指标体系。

1996 年，为帮助各国建立健康城市指数的量化评估评价体系，世卫组织起草了 9 个类型的 79 项指标，同年和 47 个欧洲城市制定了 32 个健康城市指标并进行量化，其中 8 个包括社会经济指标，主要有居住标准不达标的居民比例、低于平均收入水平的平均比例、失业率、学龄前儿童托儿机构的比例、学龄前儿童保育机构的比例、不同年龄段（小于 20 周、20 至 34 周、35 周及以上）的活产婴儿比例、残疾人就业比例、堕胎率。

自 20 世纪 90 年代中期以来，随着全面建设小康社会的兴起，国家统计局与国家发展计划委员会、农业部共同制定了全面建设小康社会的基本标准，分别为《全国人民小康生活水平的基本标准》、《全国农村小康生活水平的基本标准》、《全国城镇小康生活水平的基本标准》三套标准体系，并得到了政府和社会的认可。这套标准一般从 5 个方面用 16 项指标定义小康生活水平。5 个方面分别指经济水平、物质生活、人口素质、精神生活和生活环境。其中，经济水平包括人均国内生产总值一项指标，物质生活指标主要是城镇人均可支配收入、农民人均纯收入、城镇人均住房使用面积、农村通公路的行政村、农村人均钢砖木结构住房面积、恩格尔系数等 8 项。

2005 年，北京国际城市发展研究院在中国城市论坛北京峰会上发布了《中国城市生活质量报告》。该报告根据影响城市生活质量的关键因素：衣、食、住、行、生、老、病、死、安、居、乐、业，构建了一个综合指数即"中国城市生活质量指数"，这个指数由 12 项子系统构成，用于评价中国城市生活质量。其中居民收入子系统、消费结构子系统、居住质量子系统是与经济保障相关的指标（参见表 1）。

黄光宇、陈勇（1997）等提出了生态城市综合指标体系中的三种指标，即社会生态文明指标、经济生态效率指标和自然生态和谐指标，以反映、评估和评价生态城市的各个方面，包括生态城市的社会、经济和生态环境及其综合影响。经济高效度指标反映经济发展的高效率以及持续能力，包括单位国内生产总值能耗、知识产业比重、恩格尔系数、人均国内生产总值、人均

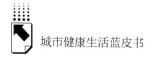

表1　国内外机构城市健康生活经济保障评价指标体系

机构	名称	指标
世界卫生组织	城市评价	住在不合居住标准的住宅中的居民比例、无家可归的估计人数、失业率、低于平均收入水平的个体比例、学龄前儿童托儿机构的比例、残疾人就业比例等
国家统计局会同国家计委和农业部等部门	《全国人民小康生活水平的基本标准》《全国农村小康生活水平的基本标准》《全国城镇小康生活水平的基本标准》	人均国内生产总值、城镇人均可支配收入、农民人均纯收入、城镇人均住房使用面积、农村人均钢砖木结构住房面积、农村通公路的行政村、恩格尔系数等
北京国际城市发展研究院（2005）	中国城市生活质量报告	城镇居民人均可支配收入、城镇居民人均消费性支出、恩格尔系数、人均住房使用面积等

居住面积、交通运输设施、新技术产业产值占 GDP 的比重、第三产业产值占 GDP 的比重、能源供应水平等。

范柏乃（2006）在生活质量评价体系的基础上，依据经济学、社会学和心理学三个方面的评价指标，结合城市生活的特点，在收入、消费、教育、住房、健康、生活设施、文化休闲、社会治安、社会保障和生态环境10 个方面选取 64 个评价指标构建了中国城市居民生活质量评价体系。其中收入、消费和生活三项指标所包含的指标中，适龄人口就业率、人均 GDP、人均可支配收入、人均储蓄存款余额、经济增长率、人均消费总支出、恩格尔系数、人均电费支出、人均电话和移动电话费支出、消费满意度、人均住房面积、人均住房开支、住房困难人口比重、住房拥挤程度、住房满意度等都与经济保障相关。

余宏（2007）在研究上海城市居民的生活质量时，提出了社会保障和公平指数、生活和消费指数、城市设施指数、城市环境质量指数、城市公共卫生指数和教育科技指数六类指标，以此来描述生活质量。其中人均国内生产总值、人均地方财政收入、在岗职工平均工资、就业率、人均承保额、第三产业占 GDP 的比重、当年实际使用外资金额、人均储蓄年末余额、城市社会公平属于社会保障与公平指标，人均住房面积、人均生活用水量、人均生活用电量、人均煤气用量、人均液化石油气家庭用量、人均社会消费品零售总额、恩格尔系数属于生活消费水平指标。

史舸、吴志强（2009）等采用 5 个一级指标和 30 个二级指标来评价城镇环境，其中市区 GDP、农林牧渔业产值、固定资产投资总额、人均 GDP、工业企业百元资金实现利税、第三产业占 GDP 的比重、住宅占固定资产投资总额百分比是经济发展指标，以此来研究可持续发展中国人居环境评价体系。

阮师漫（2015）在国家卫生城市创建的评价指标中认为，社会经济指标的核心为社会治理机制。城镇居民最低生活保障标准等 5 个基本社会保障指标，主要反映城市社会保障的基本情况，在为国家卫生城市评价工作提供背景信息的同时，也可反映国家卫生城市创建产生的社会影响。该类指标还包含地区生产总值（GDP）、城镇居民可支配收入、单位 GDP 能耗等 8 个经济指标，旨在反映国家卫生城市创建对经济产生的间接影响。

武占云、单菁菁、耿亚男（2015）基于上述城市健康发展的内涵与特征，结合各地健康城市建设的具体实践，从健康经济、健康文化、健康社会、健康环境和健康管理 5 个方面，构建一套城市健康发展评价指标体系，其中健康经济项下指标为发展水平、消费水平、投资效率、生产效率。发展水平包括人均可支配收入和人均地方财政一般预算内收入，消费水平包括恩格尔系数，投资效率包括固定资产投资效率，生产效率包括工业劳动生产率和人均 GDP。

许燕、郭俊香（2016）等人为了定量评估城市在卫生创建前后的变化，采用德尔菲法构建一套科学的国家卫生城市综合评价指标体系。其中人均 GDP、城市建设、恩格尔系数、环境保护治理资金投入、城镇居民年人均可支配收入、维护资金投入、农村居民年人均纯收入与经济保障指标有关。

胡星、何宇鹏（2018）设计了一套由 6 个子系统、15 个准则层指标和 48 个具体指标构成的新型城镇化质量评价指标体系，选取全国 42 个重点城市作为样本，采用熵值法等从横截面反映和测度城镇化质量状况。其中与经济相关的指标有城镇居民人均 GDP、人均地方预算财政收入、单位城区面积 GDP 含量、城镇居民人均消费支出水平、城镇居民人均住房建筑面积、每百户城镇居民家庭汽车拥有量、城镇居民家庭人均可支配收入、恩格尔系数。

缪雯纬、林樱子等（2018）从健康经济、健康社会、健康文化、健康环境、健康人群和健康服务六个方面，构建健康城市发展综合评价指标体系，对长江经济带城市健康发展进行综合评价，并分析其健康发展水平差异的空间分布格局规律。其中健康经济的指标有人均可支配收入、人均地方财政一般公共预算收入、恩格尔系数、工业劳动生产率、地均 GDP、固定资产投资效率（参见表2）。

表2 国内学者采用的城市健康生活经济保障评价指标体系

作者	论文	指标
黄光宇、陈勇等（1997）	生态城市概念及其规划设计方法研究	单位 GDP 能耗、知识产业比重、恩格尔系数、人均 CDP、人均居住面积、交通设施水平、高科技产业产值占 GDP 的比重、第三产业产值占 GDP 的比重、水资源供给水平、能源供给水平
范柏乃（2006）	我国城市居民生活质量评价体系的构建与实际测度	适龄人口就业率、人均 GDP、人均可支配收入、人均储蓄存款余额、经济增长率、职业满意度、收入满意度、人均消费总支出、恩格尔系数、人均电费支出、人均电话和移动电话费支出、消费满意度、人均住房面积、人均住房开支、住房困难人口比重、住房拥挤程度、住房满意度
余宏（2007）	上海城市居民生活质量研究	人均国内生产总值、人均地方财政收入、在岗职工平均工资、就业率、人均承保额、第三产业占 GDP 的比重、当年实际使用外资金额、人均储蓄年末余额、城市社会公平、人均住房面积、人均生活用水量、人均生活用电量、人均煤气用量、人均液化石油气家庭用量、人均社会消费品零售总额、恩格尔系数
史舸、吴志强等（2009）	城市规划理论类型划分的研究综述	市区 GDP、农林牧渔业产值、固定资产投资总额、人均 GDP、工业企业百元资金实现利税、第三产业占 GDP 的比重、住宅占固定资产投资总额百分比
阮师漫（2015）	国家卫生城市创建综合评价研究	居民在本城市生活的舒适程度、城镇居民最低生活保障标准、城镇居民人均住房建筑面积、最低生活保障线下人口比例、招商引资、人均 GDP 增长率
武占云、单菁菁等（2015）	中国城市健康发展评价	人均可支配收入、人均地方财政一般预算内收入、恩格尔系数、固定资产投资效率、工业劳动生产率、人均 GDP

作者	论文	指标
许燕、郭俊香等（2016）	国家卫生城市综合评价指标体系研究	人均 GDP、城镇居民年人均可支配收入、农村居民年人均纯收入、恩格尔系数
胡星、何宇鹏（2018）	新型城镇化质量指标体系的构建与实证测度——基于全国 42 个主要城市的研究	城镇居民人均 GDP、人均地方预算财政收入、单位城区面积 GDP 含量、城镇居民人均消费支出水平、城镇居民人均住房建筑面积、每百户城镇居民家庭汽车拥有量、城镇居民家庭人均可支配收入、恩格尔系数
缪雯纬、林樱子等（2018）	长江经济带城市健康发展评价及优化策略	人均可支配收入、人均地方财政一般公共预算收入、恩格尔系数、工业劳动生产率、地均 GDP、固定资产投资效率

（二）健康生活经济保障评价指标体系构建

城市居民健康生活经济保障指标体系中的经济保障影响居民生活质量，它是人们可以直观理解的生活质量指标，并且与人们的经济状况直接相关。

在选择居民健康生活经济保障评价的量化指标时，本报告参考了国内外相关评价指标，结合实际情况，从经济保障的角度出发，用两大类指标来加以描述：一是经济基础指标，二是生活消费指标。在此基础上建立一个由两层指标构成的居民健康生活经济保障评价指标体系，总共选取 10 个指标。

通过相关领域的 20 多名专家通过专家会议法确定各指标权重，在第一轮计分后将权重均值反馈后进行第二轮计分，三轮后权重趋于稳定。各项指标具体解释如下。

1. 经济基础

（1）人均国内生产总值

人均国内生产总值是按市场价格计算的一个国家（或地区）所有常住单位在一定时期内生产活动的最终成果的人均值。只有全社会生产更多产品，人们的需求才能得到满足。

（2）人均可支配收入

人均可支配收入是指在一定时期内，居民家庭在支付个人所得税、产税及其他经常性转移支出后所余下的实际收入。

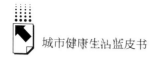

（3）人均储蓄年末余额

人均储蓄年末余额：居民储蓄余额是指一定时点上居民在各种储蓄机构储蓄的总金额。它是居民可支配收入中用于消费后的剩余购买力。

$$人均储蓄年末余额 = \frac{各城市总的住户储蓄余额}{城市总人口数}$$

（4）人均公共财政支出

人均公共财政支出：公共财政支出是以政府为主体、以政府的事权为依据进行的一种货币资金的支出活动。公共财政支出的数额和范围反映了政府介入经济生活和社会生活的规模和深度。

$$人均公共财政支出 = \frac{各城市总的财政支出}{城市总人口数}$$

2. 生活消费

（1）人均住房面积

人均住房面积：指人均居民居住用地，反映了城市居民居住水平。

$$人均住房面积 = \frac{各城市总的居民居住面积}{城市总人口数}$$

（2）人均生活用水量

人均生活用水量：指每一用水人口平均每年的生活用水量。（本定义是指使用公共供水设施或自建供水设计供水的，城市居民家庭日常生活使用的自来水。其具体含义为用水人是城市居民，用水地是家庭，用水性质是维持日常生活使用的自来水。）

$$人均生活用水量 = \frac{各城市总的居民生活用水量}{城市总人口数}$$

（3）人均生活用电量

人均生活用电量：指每一用电人口平均每年城镇居民照明及家用电器用电。

$$人均生活用电量 = \frac{各城市总的居民生活用电量}{城市总人口数}$$

（4）人均液化石油气家庭用量

人均液化石油气家庭用量：指每年使用液化石油气的家庭的人均用量。

$$人均液化石油气家庭用量 = \frac{各城市总的液化石油气家庭用量}{城市总人口数}$$

（5）人均人工、天然气用量

人均人工、天然气用量：指每年使用人工、天然气的人均用量。

$$人均人工、天然气用量 = \frac{各城市人工、天然气供气总量}{城市总人口数}$$

（6）人均社会消费品零售额

人均社会消费品零售额：城市居民用于生活消费商品的支出金额，反映一定时期内人民物质文化生活水平的提高情况，反映社会商品购买力的实现程度，以及零售市场的规模状况。

$$人均社会消费品零售额 = \frac{各城市居民社会消费品总额}{城市总人口数}$$

将以上 10 个指标按照一、二级指标进行汇总，建立健康生活经济保障评价指标体系，如表 3 所示。

表 3　城市健康生活经济保障评价指标体系

一级指标	二级指标	权重	三级指标	权重
经济保障	A 经济基础	0.543	A1 人均国内生产总值	0.196
			A2 人均可支配收入	0.394
			A3 人均储蓄年末余额	0.326
			A4 人均公共财政支出	0.084
	B 生活消费	0.457	B1 人均住房面积	0.280
			B2 人均生活用水量	0.170
			B3 人均生活用电量	0.130
			B4 人均人工、天然气用量	0.090
			B5 人均液化石油气家庭用量	0.100
			B6 人均社会消费品零售总额	0.230

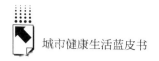

（三）评价指标数据来源

本书的研究对象主要是全国 289 个地级及以上城市，由建立的指标体系选取中国 289 个城市相关的健康生活经济保障评价数据。原始数据均取自《中国城市统计年鉴 2018》、各省份统计年鉴和城市统计公报等。

五　城市健康生活经济保障评价结果

根据构建好的城市健康生活经济保障评价指标体系，采用线性加权法计算 289 个城市的健康生活经济保障水平得分，并对得分结果进行排名，选取前 50 强城市以及其他城市，具体见表 4 和表 6。

（一）城市健康生活经济保障城市排名

表 4　城市健康生活经济保障评价 50 强城市

单位：分

排名	城市	所属省（区、市）	得分
1	深圳市	广东省	88.94
2	东莞市	广东省	87.05
3	鄂尔多斯市	内蒙古自治区	83.15
4	北京市	北京市	79.64
5	上海市	上海市	79.19
6	珠海市	广东省	78.04
7	广州市	广东省	76.73
8	长沙市	湖南省	76.37
9	苏州市	江苏省	75.84
10	温州市	浙江省	74.45
11	宁波市	浙江省	73.96
12	厦门市	福建省	72.35
13	佛山市	广东省	71.60
14	无锡市	江苏省	71.19
15	泉州市	福建省	70.81

排名	城市	所属省（区、市）	得分
16	杭州市	浙江省	70.30
17	青岛市	山东省	70.04
18	嘉兴市	浙江省	69.64
19	拉萨市	西藏自治区	69.41
20	南京市	江苏省	69.21
21	呼和浩特市	内蒙古自治区	68.77
22	乌鲁木齐市	新疆维吾尔自治区	68.60
23	福州市	福建省	68.12
24	惠州市	广东省	67.09
25	合肥市	安徽省	67.03
26	克拉玛依市	新疆维吾尔自治区	66.52
27	郑州市	河南省	66.20
28	昆明市	云南省	65.98
29	镇江市	江苏省	65.79
30	金华市	浙江省	65.77
31	中山市	广东省	65.48
32	包头市	内蒙古自治区	65.45
33	攀枝花市	四川省	65.31
34	台州市	浙江省	65.24
35	绍兴市	浙江省	64.94
36	海口市	海南省	64.77
37	成都市	四川省	64.50
38	株洲市	湖南省	64.49
39	舟山市	浙江省	64.18
40	武汉市	湖北省	63.73
41	咸阳市	陕西省	63.57
42	景德镇市	江西省	63.21
43	烟台市	山东省	63.03
44	常州市	江苏省	62.94
45	湖州市	浙江省	62.54
46	东营市	山东省	62.37
47	大连市	辽宁省	62.25
48	沧州市	河北省	61.34
49	济南市	山东省	60.65
50	南通市	江苏省	60.50
平均值	—	—	68.97

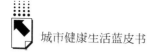

由表 4 可知，从整体得分情况看，50 强城市相邻排名城市得分差距相对不大，但是最高得分与最低得分差距不小，相差 28.44 分。50 强中只有 40% 的城市得分超过了平均分。其中，高分城市并不是很多，只有 3 个城市的得分超过了 80 分，分别是排名第 1 位的深圳市、排名第 2 位的东莞市和排名第 3 位的鄂尔多斯市。得分在 70~80 区间的城市有 14 个，依次是北京市、上海市、珠海市、广州市、长沙市、苏州市、温州市、宁波市、厦门市、佛山市、无锡市、泉州市、杭州市和青岛市。其余 23 个城市的得分介于 60 和 70 分之间。总的来看，前 50 强城市主要集中在经济发达地区或者是经济水平较高的省会城市，但是高分城市数量不多，低分城市数量偏多，且高分城市和低分城市之间得分差距相对较大。

图 2 是根据 50 强城市所属省份的个数统计的柱形图。50 强城市一共分布在 21 个省份，其中浙江、广东、江苏、山东省拥有的城市数量排名靠前，在 50 强中拥有城市数量分别有 9 个、7 个、6 个和 4 个。浙江省 50 强城市排名第 1 位，包括宁波、杭州、温州、舟山等 9 个城市，平均分为 67.89 分。50 强城市数量排名第 2 位的是广东省，包括深圳、珠海、佛山等 7 个城市，城市平均得分为 76.42 分。江苏省 50 强城市数量排名第 3 位，包含苏州、南京等 6 个城市，但是这 6 个城市的平均分略低于总平均分，仅为 67.58 分。山东省在前 50 强中有青岛、东营、济南和烟台 4 个城市，城市数量排名第 4 位，平均分为 64.02 分。福建和内蒙古各有 3 个城市位列前 50 强，包括厦门、泉州、福州、鄂尔多斯和呼和浩特等。其余省份中除湖南、四川和新疆有 2 个城市位于 50 强之外，其他 12 个省份都只有 1 个城市位于 50 强，包括安徽、北京、海南、河北、河南、湖北等省份。

表 5 是 50 强城市按照东、中、西部划分的地区分布。东部地区在 50 强城市中所占名额最多，为 34 个，占比 68%。其次是西部地区，为 10 个城市，占比 20%。最后是中部地区，只有 6 个城市位于 50 强，占比 12%。从平均得分排名看，东部地区依然最高，为 69.59 分；其次是西部地区，为 68.13 分；中部地区平均得分最低，为 66.84 分。三大区域中只有东部地区的平均分高于总平均分。总的来看，城市健康生活经济保障水平较高

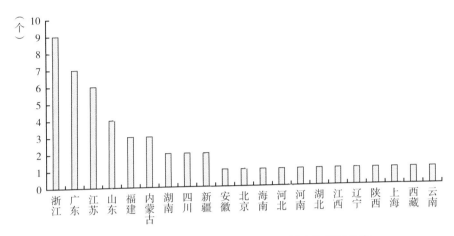

图2 城市健康生活经济保障评价50强城市的省际分布

的城市主要集中在东部地区，存在区域的异质性，东部地区远远高于中西部地区。

表5 城市健康生活经济保障评价50强城市的地区分布

单位：分

地区分类	主要省市	代表城市	平均得分
东部	上海市、北京市、广东省、福建省、浙江省、江苏省、山东省、辽宁省、海南省、河北省	上海、北京、深圳、福州、宁波、苏州、东营、大连、海口、沧州等34个城市	69.59
中部	湖南省、湖北省、江西省、河南省、安徽省	长沙、武汉、合肥、郑州、株洲、景德镇6个城市	66.84
西部	内蒙古自治区、云南省、西藏自治区、四川省、陕西省、新疆维吾尔自治区	昆明、鄂尔多斯、拉萨、成都、咸阳、乌鲁木齐等10个城市	68.13

表6是排名51～289位的城市。从整体看，这些城市的平均得分为44.26分，低于50强城市平均分20多分。这些城市中丽水市分数最高，为59.83分，最低分为陇南市，只有28.77分。虽然最高分与最低分存在31.06分的较大差距，但是相邻排名之间的城市得分差距不是很大。与50强城市对比，这些城市的平均得分相对较低，说明50强城市之外的城市健

康生活经济保障水平普遍偏低，且呈现出低分集聚的情况，说明我国城市居民健康生活经济保障方面仍有很大的提升空间。

表6 城市健康生活经济保障评价其他城市

单位：分

排名	城市	所属省（区、市）	得分
51	丽水市	浙江省	59.83
52	沈阳市	辽宁省	59.70
53	贵阳市	贵州省	59.70
54	威海市	山东省	59.56
55	怀化市	湖南省	59.07
56	银川市	宁夏回族自治区	59.00
57	兰州市	甘肃省	58.99
58	乌海市	内蒙古自治区	58.90
59	天津市	天津市	58.74
60	呼伦贝尔市	内蒙古自治区	58.64
61	太原市	山西省	58.31
62	蚌埠市	安徽省	58.22
63	晋城市	山西省	57.95
64	廊坊市	河北省	57.78
65	三明市	福建省	57.30
66	南昌市	江西省	57.25
67	漳州市	福建省	57.23
68	黄山市	安徽省	56.96
69	西宁市	青海省	56.94
70	衡阳市	湖南省	56.91
71	淄博市	山东省	56.38
72	三亚市	海南省	55.79
73	江门市	广东省	55.78
74	铜陵市	安徽省	55.16
75	湘潭市	湖南省	55.14
76	河源市	广东省	54.76
77	西安市	陕西省	54.70
78	嘉峪关市	甘肃省	54.60
79	宜昌市	湖北省	54.32

排名	城市	所属省(区、市)	得分
80	南宁市	广西壮族自治区	54.29
81	黄冈市	湖北省	54.25
82	柳州市	广西壮族自治区	54.16
83	营口市	辽宁省	53.83
84	鹰潭市	江西省	53.76
85	泰州市	江苏省	53.59
86	乌兰察布市	内蒙古自治区	53.58
87	洛阳市	河南省	53.38
88	六盘水市	贵州省	53.27
89	潍坊市	山东省	53.23
90	北海市	广西壮族自治区	53.22
91	马鞍山市	安徽省	52.74
92	盘锦市	辽宁省	52.62
93	锦州市	辽宁省	52.59
94	百色市	广西壮族自治区	52.43
95	郴州市	湖南省	52.19
96	扬州市	江苏省	52.16
97	九江市	江西省	52.07
98	鞍山市	辽宁省	51.74
99	芜湖市	安徽省	51.69
100	大庆市	黑龙江省	51.68
101	丽江市	云南省	51.67
102	桂林市	广西壮族自治区	51.64
103	荆门市	湖北省	51.42
104	唐山市	河北省	51.37
105	长春市	吉林省	51.32
106	秦皇岛市	河北省	51.29
107	长治市	山西省	51.21
108	济宁市	山东省	50.28
109	韶关市	广东省	50.25
110	石家庄市	河北省	50.05
111	滁州市	安徽省	49.82
112	濮阳市	河南省	49.77
113	随州市	湖北省	49.76

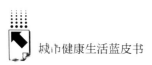
续表

排名	城市	所属省（区、市）	得分
114	岳阳市	湖南省	49.74
115	金昌市	甘肃省	49.55
116	承德市	河北省	49.53
117	新乡市	河南省	49.10
118	吕梁市	山西省	48.21
119	衢州市	浙江省	48.13
120	辽阳市	辽宁省	47.98
121	安庆市	安徽省	47.95
122	吉林市	吉林省	47.79
123	伊春市	黑龙江省	47.79
124	湛江市	广东省	47.73
125	邢台市	河北省	47.57
126	十堰市	湖北省	47.49
127	抚顺市	辽宁省	47.47
128	石嘴山市	宁夏回族自治区	47.37
129	滨州市	山东省	47.35
130	德阳市	四川省	47.22
131	荆州市	湖北省	47.21
132	邵阳市	湖南省	46.98
133	平顶山市	河南省	46.80
134	大同市	山西省	46.74
135	通化市	吉林省	46.46
136	绵阳市	四川省	46.28
137	宁德市	福建省	46.19
138	临沂市	山东省	45.81
139	泰安市	山东省	45.81
140	晋中市	山西省	45.76
141	焦作市	河南省	45.68
142	榆林市	陕西省	45.66
143	阳泉市	山西省	45.63
144	徐州市	江苏省	45.48
145	本溪市	辽宁省	45.48
146	新余市	江西省	45.46
147	咸宁市	湖北省	45.43

排名	城市	所属省(区、市)	得分
148	南充市	四川省	45.41
149	安阳市	河南省	45.38
150	辽源市	吉林省	45.36
151	玉林市	广西壮族自治区	45.03
152	龙岩市	福建省	44.96
153	娄底市	湖南省	44.96
154	白银市	甘肃省	44.91
155	连云港市	江苏省	44.86
156	吉安市	江西省	44.72
157	齐齐哈尔市	黑龙江省	44.53
158	泸州市	四川省	44.41
159	丹东市	辽宁省	44.28
160	盐城市	江苏省	44.27
161	肇庆市	广东省	44.14
162	日照市	山东省	43.96
163	萍乡市	江西省	43.78
164	乐山市	四川省	43.74
165	莱芜市	山东省	43.68
166	酒泉市	甘肃省	43.56
167	襄阳市	湖北省	43.49
168	宝鸡市	陕西省	43.47
169	梧州市	广西壮族自治区	43.45
170	松原市	吉林省	43.30
171	玉溪市	云南省	43.20
172	运城市	山西省	43.13
173	临汾市	山西省	43.13
174	延安市	陕西省	43.13
175	清远市	广东省	43.01
176	德州市	山东省	42.88
177	衡水市	河北省	42.79
178	常德市	湖南省	42.74
179	重庆市	重庆市	42.17
180	阳江市	广东省	42.17
181	普洱市	云南省	42.10

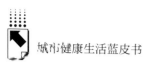

续表

排名	城市	所属省(区、市)	得分
182	朝阳市	辽宁省	42.08
183	驻马店市	河南省	42.01
184	梅州市	广东省	41.97
185	黄石市	湖北省	41.92
186	赤峰市	内蒙古自治区	41.91
187	巴彦淖尔市	内蒙古自治区	41.85
188	渭南市	陕西省	41.80
189	三门峡市	河南省	41.77
190	自贡市	四川省	41.54
191	吴忠市	宁夏回族自治区	41.52
192	南阳市	河南省	41.50
193	许昌市	河南省	41.40
194	莆田市	福建省	41.21
195	阜新市	辽宁省	41.17
196	防城港市	广西壮族自治区	41.14
197	南平市	福建省	41.09
198	哈尔滨市	黑龙江省	41.08
199	四平市	吉林省	41.02
200	周口市	河南省	40.97
201	宜宾市	四川省	40.91
202	赣州市	江西省	40.75
203	曲靖市	云南省	40.69
204	葫芦岛市	辽宁省	40.63
205	白山市	吉林省	40.60
206	淮北市	安徽省	40.55
207	聊城市	山东省	40.53
208	淮安市	江苏省	40.52
209	孝感市	湖北省	40.45
210	遵义市	贵州省	40.41
211	上饶市	江西省	40.19
212	保定市	河北省	40.11
213	张家口市	河北省	39.99
214	朔州市	山西省	39.72
215	佳木斯市	黑龙江省	39.66

续表

排名	城市	所属省(区、市)	得分
216	忻州市	山西省	39.58
217	鸡西市	黑龙江省	39.53
218	眉山市	四川省	39.43
219	铜仁市	贵州省	39.25
220	通辽市	内蒙古自治区	39.19
221	白城市	吉林省	39.17
222	七台河市	黑龙江省	39.11
223	鹤壁市	河南省	39.06
224	开封市	河南省	38.93
225	黑河市	黑龙江省	38.83
226	商丘市	河南省	38.79
227	汕头市	广东省	38.47
228	鄂州市	湖北省	38.45
229	张掖市	甘肃省	38.37
230	崇左市	广西壮族自治区	38.33
231	广元市	四川省	38.26
232	邯郸市	河北省	38.14
233	内江市	四川省	37.85
234	宜春市	江西省	37.67
235	庆阳市	甘肃省	37.62
236	牡丹江市	黑龙江省	37.60
237	汕尾市	广东省	37.58
238	益阳市	湖南省	37.53
239	枣庄市	山东省	37.52
240	广安市	四川省	37.51
241	雅安市	四川省	37.47
242	汉中市	陕西省	37.28
243	抚州市	江西省	37.27
244	平凉市	甘肃省	37.18
245	池州市	安徽省	37.14
246	张家界市	湖南省	36.97
247	达州市	四川省	36.91
248	漯河市	河南省	36.83
249	钦州市	广西壮族自治区	36.78

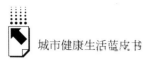

续表

排名	城市	所属省（区、市）	得分
250	双鸭山市	黑龙江省	36.75
251	永州市	湖南省	36.67
252	遂宁市	四川省	36.65
253	中卫市	宁夏回族自治区	36.46
254	淮南市	安徽省	36.45
255	海东市	青海省	36.07
256	临沧市	云南省	35.97
257	铜川市	陕西省	35.88
258	安顺市	贵州省	35.75
259	宣城市	安徽省	35.53
260	茂名市	广东省	35.39
261	阜阳市	安徽省	35.39
262	信阳市	河南省	35.38
263	潮州市	广东省	35.22
264	资阳市	四川省	35.12
265	保山市	云南省	34.86
266	六安市	安徽省	34.84
267	宿迁市	江苏省	34.48
268	安康市	陕西省	34.36
269	河池市	广西壮族自治区	34.34
270	鹤岗市	黑龙江省	34.32
271	来宾市	广西壮族自治区	34.26
272	菏泽市	山东省	34.21
273	云浮市	广东省	33.95
274	贵港市	广西壮族自治区	33.69
275	揭阳市	广东省	33.68
276	巴中市	四川省	33.36
277	武威市	甘肃省	33.30
278	贺州市	广西壮族自治区	32.99
279	亳州市	安徽省	32.93
280	商洛市	陕西省	32.93
281	固原市	宁夏回族自治区	32.76
282	天水市	甘肃省	32.46
283	毕节市	贵州省	32.39
284	宿州市	安徽省	32.21

续表

排名	城市	所属省(区、市)	得分
285	昭通市	云南省	31.47
286	定西市	甘肃省	29.85
287	绥化市	黑龙江省	29.80
288	铁岭市	辽宁省	29.67
289	陇南市	甘肃省	28.77
平均得分	—	—	44.26

(二)城市健康生活经济保障评价的省际分析

表 7 是我国 31 个地区健康生活经济保障评价平均得分及排名。为了更加清楚地分析各个城市的健康生活经济保障水平,将各地区的综合得分制成条形图,如图 3 所示。

表7　我国31个地区健康生活经济保障评价平均得分及排名

单位:分

排名	地区	得分	排名	地区	得分
1	北京市	79.64	17	山西省	47.22
2	上海市	79.19	18	江西省	46.92
3	西藏自治区	69.41	19	青海省	46.50
4	新疆维吾尔自治区	67.56	20	安徽省	45.29
5	浙江省	65.36	21	吉林省	44.38
6	海南省	60.28	22	河南省	44.29
7	天津市	58.74	23	贵州省	43.46
8	内蒙古自治区	56.83	24	宁夏回族自治区	43.42
9	福建省	55.47	25	陕西省	43.28
10	江苏省	55.45	26	广西壮族自治区	43.27
11	广东省	53.76	27	云南省	43.24
12	湖南省	50.75	28	四川省	42.88
13	山东省	50.43	29	重庆市	42.17
14	河北省	48.18	30	甘肃省	40.76
15	湖北省	48.16	31	黑龙江省	40.06
16	辽宁省	47.96	平均得分	—	51.75

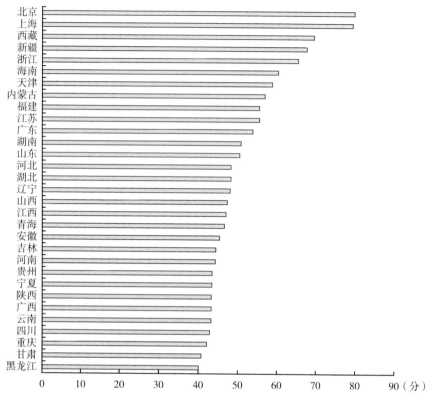

图3　城市健康生活经济保障评价的省际平均得分

　　健康生活经济保障评价各省、自治区、直辖市所有城市平均得分最高的为北京、上海、西藏、新疆、浙江。所有省份所属城市总的平均得分为51.75分，仅有11个省份的平均分高于51.75分。城市健康生活经济保障评价省际得分的整体分布与我国经济发展的分布状况大致接近，说明我国城市健康生活经济保障水平离不开各地区的经济发展水平的影响。

（三）城市健康生活经济保障评价的区域分析

　　表8是所有城市所属省份在东、中、西部的分布情况。进一步将表8的评价排名结果制成柱形图，如图4所示。

表8 我国东、中、西部地区健康生活经济保障评价平均得分及排名

单位：分

排名	区域	地区	组合得分	平均得分
1	东部	北京市	79.64	59.50
		上海市	79.19	
		浙江省	65.36	
		海南省	60.28	
		天津市	58.74	
		福建省	55.47	
		江苏省	55.45	
		广东省	53.76	
		山东省	50.43	
		河北省	48.18	
		辽宁省	47.96	
2	西部	西藏自治区	69.41	48.57
		新疆维吾尔自治区	67.56	
		内蒙古自治区	56.83	
		青海省	46.50	
		贵州省	43.46	
		宁夏回族自治区	43.42	
		陕西省	43.28	
		广西壮族自治区	43.27	
		云南省	43.24	
		四川省	42.88	
		重庆市	42.17	
		甘肃省	40.76	
3	中部	湖南省	50.75	45.88
		湖北省	48.16	
		山西省	47.22	
		江西省	46.92	
		安徽省	45.29	
		吉林省	44.38	
		河南省	44.29	
		黑龙江省	40.06	
平均值	—	—	—	51.32

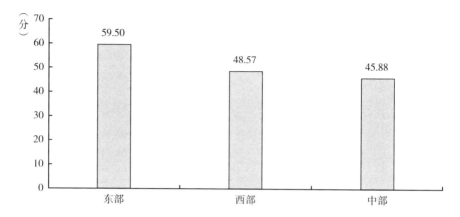

图 4　我国东、中、西部地区健康生活经济保障评价平均得分情况

从平均得分看，排名从前到后依次是东部、西部和中部，得分分别为 59.50 分、48.57 分和 45.88 分。与三个区域的总平均分 51.32 分比较而言，只有东部地区的平均分高于总平均分，其他两个区域低于总平均分，说明城市健康生活经济保障水平区域发展不平衡。此外，尽管中部地区的总体经济发展相对高于西部地区，但是中部地区的健康生活经济保障水平却低于西部地区。可见，经济发展水平并不是唯一影响健康生活经济保障的因素。中部地区的人口基数大拉低了人均经济保障水平，因此，应该更加注重落实到人均城市居民健康生活经济保障水平。

六　城市健康生活经济保障评价指标深度分析

（一）指标深度分析

1. 经济基础二级指标均值分析

经济基础二级指标得分由高到低分别是 48.90 分、48.72 分、48.43 分和 48.31 分，对应的指标依次是人均可支配收入、人均国内生产总值、人均储蓄年末余额和人均公共财政支出（见图 5）。虽然我国 GDP 较高，但是由

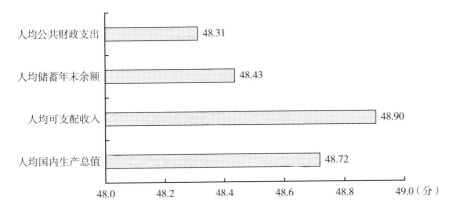

图5　城市健康生活经济保障评价经济基础二级指标均值

于人口基数过大，导致人均 GDP 偏少。对于人均储蓄年末余额，现代人逐渐有追求高质量生活的趋势，经济条件一般的居民占大多数，人们在医疗、教育、休闲、日常开支等方面的开支日益增多，同时，人们的投资观念也逐渐加强，因此储蓄相比过去会没有那么热门。我国财政支出占我国 GDP 的比重并不高，比如各项社会公益性支出。经济基础的得分会受人均储蓄年末余额、人均国内生产总值和人均公共财政支出的影响而被拉低分数。

2. 生活消费二级指标均值分析

生活消费二级指标得分由高到低依次是 48.62 分、48.62 分、48.32 分、48.15 分、47.98 分和 47.91 分，对应的指标分别是人均社会消费零售总额，人均住房面积，人均生活用水量，人均生活用电量，人均液化石油气家庭用量和人均人工、天然气用量（见图6）。人均社会消费零售总额较高是由于城市居民可支配收入较高，除了日常开支，为了追求更高的生活质量，也会增加一些其他支出。人均住房面积得分与人均社会零售总额得分排名并列第1，受人们想要拥有自己的住房的追求和炒房环境的影响，买房的热度持续走高。人均用水量不高是因为我国总体水资源匮乏，但是使用人口过多。随着互联网时代的到来，人们的生活几乎离不开电，无论是家电还是各种终端设备的使用都在增加用电量。虽然管道天然气、液化石油气作为清洁能源在各种能源消费中占的比例越来越高，但是由于很多旧城区并未接入管道，居

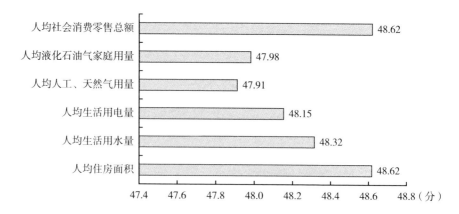

图6　城市健康生活经济保障评价生活消费二级指标均值

民对于天然气和液化石油气的使用率还不高。

3. 一级指标均值分析

由图7可知，所有城市的经济基础和生活消费的平均得分相差不大，经济基础均值为48.66分，生活消费均值为48.38分。经济基础是人们生活消费的物质基础，因此其权重会高于生活消费。除此之外，生活消费还受物价水平、资源丰富程度的影响，经济基础也会受到其他因素的限制。尽管如此，由于较高的权重，经济基础对经济保障评价的影响更大。

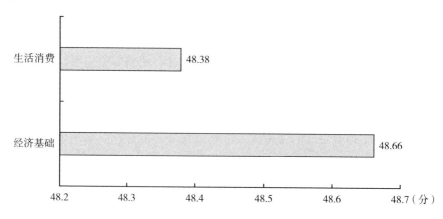

图7　城市健康生活经济保障评价一级指标均值

（二）地区差距分析

以二八定律为依据来分析各级指标的地区差距。地区差距系数是指将指标从低到高排序后前 20% 城市的总值占所有指标汇总值的百分比。地区差距系数越大，说明地区差距越小；反之，地区差距系数越小，说明地区差距越大。表 9 是健康生活经济保障评价二级指标和三级指标的地区差距系数结果。

表9　城市健康生活经济保障评价二级指标和三级指标的地区差距系数

单位：%

一级指标	二级指标	差距系数	三级指标	差距系数
经济保障	A 经济基础	14.56	A1 人均国内生产总值	18.90
			A2 人均可支配收入	10.77
			A3 人均储蓄年末余额	13.49
			A4 人均公共财政支出	12.73
	B 生活消费	13.36	B1 人均住房面积	11.05
			B2 人均生活用水量	12.19
			B3 人均生活用电量	11.90
			B4 人均人工、天然气用量	14.76
			B5 人均液化石油气家庭用量	15.40
			B6 人均社会消费品零售总额	10.91

由表9中数据可知，经济基础的三级指标中，地区差距系数最大的是 18.90%，为人均国内生产总值指标，说明近年来我国经济发展不平衡的现状有所改善，区域经济发展差距有所减小。但是人均可支配收入、人均储蓄年末余额和人均公共财政支出的差距系数分别为 10.77%、13.49%、12.73%，说明其余 3 个指标的地区差距都比较大，我国各地区经济发展仍不平衡，人民生活水平存在较大差距。

生活消费下的三级指标地区差距系数集中在 10% ~ 16% 区间，说明生活消费下的所有三级指标的地区差距都比较大。其中人均社会消费品零售总额地区差距最大，差距系数为 10.91%，这主要是由于地区经济发展的差距所导致的物价水平不同、收入差距等因素所引起的。人均住房面积的地区差距系数为11.05%，我国地大物博，人口众多，在城市化发展的过程中，经济发达地区的人口相对较多，住房会更加紧张，相比而言，小城市的房源会相对不那么抢手。人均生活用电量的地区差距系数为11.90%，地区差距也不小，随着互联网时代的到来，人们的生活几乎离不开电，经济发达地区由于生产的需要，人们对于电的使用量也会更大。人均生活用水量的地区差距系数为12.19%，由于我国水资源匮乏，且区域之间水资源差异巨大，"南水北调"等工程仅解决了用水的基本问题，因此，水资源匮乏的地区对水的利用程度与水资源丰富的地区绝对存在差异。人均人工、天然气用量和人均液化石油气家庭用量的地区差距系数分别为14.76%和15.40%，相比其他指标差距系数是最大的。由于各个地区的能源分布存在差异，经济越发达的地区，天然气管道的普及率越高，石油气的用量也越多，虽然基于环保等因素，国家正在逐步推广天然气的使用，但是由于一些经济条件等现实因素的限制，仍需要时间。

从二级指标看，经济基础和生活消费的差距系数分别为14.56%、13.36%。相比较而言，生活消费的地区差距更大。我国不同地区经济发展程度不一，这就决定了各地区人们的收入水平不同，而收入是生活消费的基础，因此，受经济基础和收入差距的双重影响，生活消费的地区差距更大。

（三）健康生活经济保障评价得分后50城市分析

对城市健康生活经济保障得分后50名也做了一个统计，得出柱状条形图，如图8所示。

在排名位于后50位的城市中，安徽省有池州市、淮南市、宣城市等7个城市，平均得分为34.93分。四川省紧随其后，排名位于后50名的有广安市、雅安市和达州市等6个城市，平均得分为36.17分。后50名城市中，甘肃省和广西壮族自治区各占5个名额，平均得分分别为32.31分和34.41分；而广东省和陕西省各有4个城市，平均得分分别为34.56分和35.11分；黑龙江省和云南省各占3个城市，平均得分分别为33.62分和34.10

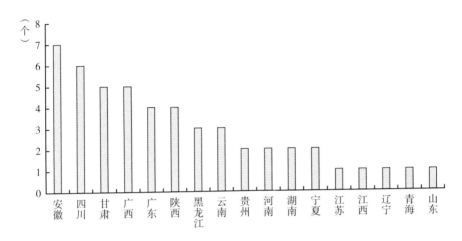

图8　城市健康生活经济保障评价后50名城市的省际分布

分。贵州省、湖南省、河南省和宁夏回族自治区各有2个城市位列后50名，平均得分分别为34.07分、36.11分、36.82分和34.61分。江苏省、江西省、辽宁省、青海省和山东省各有1个城市位于后50名之列。最后50名城市中的最高分和最低分相差8.74分，但是各城市得分差距不大，说明后50名城市的经济保障水平普遍偏低。

表10是后50名城市在经济保障中的区域分布。后50名城市得分由高到低依次是中部、西部和东部，得分分别为35.23分、34.53分、33.80分。但是西部的城市数量最多，有28个；其次是中部，有15个城市；最后是东部，有7个城市。虽然不同区域后50名城市的数量不同，但是都有占比，且平均得分普遍偏低，说明虽然从总体上看，东部地区的城市健康生活经济保障水平领先于其他地区，但是仍存在经济保障水平比较落后的城市。

表10　城市健康生活评价后50名城市的地区分布

单位：分

地区分类	省（区、市）	城市	平均得分
中部	江西省、河南省、湖南省、黑龙江省、安徽省	抚州、漯河、永州、鹤岗、阜阳等15个城市	35.23

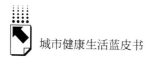

续表

地区分类	省(区、市)	城市	平均得分
西部	青海省、广西壮族自治区、四川省、陕西省、宁夏回族自治区、云南省、甘肃省、贵州省	海东、河池、广安、安康、中卫、临沧、平凉、安顺等28个城市	34.53
东部	广东省、江苏省、辽宁省	揭阳、宿迁、铁岭等7个城市	33.80

参考文献

［1］〔美〕肯尼思·布莱克、〔美〕哈罗德·斯基博：《人寿与健康保险》，经济科学出版社，2003。

［2］〔日〕武川正吾、〔日〕佐藤博树编著《企业保障与社会保障》，中国劳动社会保障出版社，2003。

［3］龚幼龙：《社会医学》（第三版），复旦大学出版社，2009。

［4］李珍：《社会保障理论》，中国劳动社会保障出版社，2007。

［5］钟晓妮、周燕荣：《健康与社会经济发展关系研究》，《研究与探索》2007年第4期。

［6］北京大学CCISSR课题组：《论个人经济保障体系的建立》，《学习论坛》2004年第9期。

［7］雷羡梅：《城市经济的保障体系》，《城市问题》2003年第4期。

［8］张颢：《经济发展与健康的关系初探》，《经济视角》（中旬）2012年第4期。

［9］刁永柞：《论生活质量》，《经济学家》2003年第6期。

［10］梁志：《"经济增长阶段论"与美国对外开发援助政策》，《美国研究》2009年第1期。

［11］陈柳钦：《健康城市：城市发展新追求》，《中国国情国力》2008年第4期。

［12］黄光宇、陈勇：《生态城市概念及其规划设计方法研究》，《城市规划》1997年第6期。

［13］范柏乃：《我国城市居民生活质量评价体系的构建与实际测度》，《浙江大学学报》（人文社会科学版）2006年第4期。

［14］余宏：《上海城市居民生活质量研究》，博士学位论文，上海大学，2008。

［15］史舸、吴志强、孙雅楠：《城市规划理论类型划分的研究综述》，《国际城市规划》2009年第1期。

［16］阮师漫：《国家卫生城市创建综合评价研究》，博士学位论文，山东大学，2015。

［17］武占云、单菁菁、耿亚男：《中国城市健康发展评价》，《区域经济评论》
2015 年第 1 期。

［18］许燕、郭俊香、夏时畅、胡伟、陈士华、叶真：《国家卫生城市综合评价指标
体系研究》，《浙江预防医学》2016 年第 3 期。

［19］胡星、何宇鹏：《新型城镇化质量指标体系的构建与实证测度——基于全国
42 个主要城市的研究》，《中国名城》2018 年第 6 期。

［20］缪雯纬、林樱子、彭翀：《长江经济带城市健康发展评价及优化策略》，《城
市与区域规划研究》2018 年第 4 期。

B.3
城市健康生活公共服务评价

俞立平 王 冰 张俭琛*

摘 要： 公共服务是保障城市居民健康生活的重要条件，其发展水平
直接影响城市居民的生存与健康，建立科学合理的评价体系
对于促进社会和谐和健康发展具有重要意义。本报告阐述了
公共服务的内涵以及公共服务评价的意义，在借鉴国内外现
有评价指标的基础上，从社会保障、社会稳定及基础设施三
个方面选取 10 个指标，构建了我国城市居民健康生活公共服
务评价指标体系，对全国 289 个城市公共服务状况进行评价，
并对评价结果进行了深度分析。

关键词： 公共服务 健康生活 社会保障 社会稳定 基础设施

一 公共服务的内涵

公共服务是国家为满足公民需求而进行的一项服务活动。它主要包括发
展教育、科技、文化、卫生和体育等公共事业，加强城镇公共设施建设，为
公众参与社会政治、经济、文化和社会发展提供基本保证。公共服务以服务
为目的，以合作为基础，以保障公民的基本权利为宗旨。

---

* 俞立平，上海健康医学院客座教授，浙江工商大学"西湖学者"特聘教授，博士生导师，主
要从事统计学、健康产业经济研究；王冰，浙江工商大学管理工程与电子商务学院硕士研究
生，主要从事技术经济、科技评价等领域的研究；张俭琛，上海市戒毒康复中心副主任，上
海浦江健康科学研究院副院长，主要从事健康管理研究。

　　公共服务有广义和狭义之分。广义的公共服务将所有公共需求纳入公共服务范围。狭义的公共服务则是为了满足直接使公民受益或享受的生活、生存与发展的某种需求。无论哪种类型的公共服务都是为了确保和改善民生，建立覆盖所有人的社会保障体系，改善城市基础设施，维护社会稳定，并为城市居民创造健康安全的空间环境。公共服务的基本出发点主要体现在保障公民的基本生存权、保障公民的基本发展权、保障公民的基本健康需求权三个方面。其中保障公民的基本生存权是政府及社会需要为每个人都提供基本生活保障、基本就业保障以及基本养老保障等；保障公民的基本发展权是政府及社会需要在公平的起点上为每个公民提供义务教育、体育和公共文化服务；保障公民的基本健康需求权是指伴随着经济的发展和人民生活水平的提高，公民对健康的需求与日俱增，对政府及社会提供的健康保障需求日益增多。

　　作为确保城市居民健康生活的重要条件，公共服务在持续发展和完善的过程中呈现以下特点：（1）大众化的服务：可以同时向整个社会的每个成员或特定阶层提供公共服务；（2）基本服务：公共服务内容广泛，涉及公民日常生活的方方面面，是公民基本生存的保证；（3）非竞争性服务：当其他公民享受公共服务时，其他公民的增加不需要增加提供公共服务的成本，也不会影响其他公民对公共服务的享受。

　　由国务院印发的《"十三五"推进基本公共服务均等化规范》指出，从解决人民最关心、最直接、最现实的问题出发，首次设立"国家基本公共服务制度"，建立基本公共服务清单制，健全动态调整机制，以此保障政府履行职责和公民享有基本权利。因此，建立基本公共服务、完善动态调整机制的基本规范是在"十三五"期间促进公共服务建设的全面、基础、指导性文件。在中国共产党第十九次全国代表大会上，明确提出要改善民生，加强和创新社会治理，实施健康中国战略。它表明政府将为改善人民的生活水平和增进人民的幸福做出更大的努力。在这里，我们基于狭义的公共服务意识，从城市居民的角度出发，着眼于居民的健康状况，研究为居民健康生活提供便利的公共服务体系。

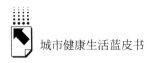

二 公共服务是保障城市居民健康生活的重要条件

人的健康生活需要良好的健康知晓度、健康的生活环境、健康的体魄、健康的保障和健康的心态。根据世界卫生组织（WHO）的数据，一个人的健康和预期寿命取决于自己的比例占60%，遗传因素占15%，社会因素占10%，医疗条件占8%，气候影响占7%。城市公共服务对保证居民健康生活起着非常重要的作用，能够指导居民健康生活。随着生活水平的提高，人们将更加关注身心健康，对健康的要求也越来越高。大家都在尝试追求更加健康的生活方式。而公共服务体系作为影响人的生活方式形成的重要因素，它与社会成员的生存与健康密不可分，甚至会进一步影响社会公平正义和稳定发展。

第一，公共服务已经成为人们健康生活的重要基石。2016年8月，习近平总书记在全国卫生与健康大会上又强调："要把人民健康放在优先发展的战略地位，以普及健康生活、优化健康服务、完善健康保障、建设健康环境、发展健康产业为重点，加快推进健康中国建设，努力全方位、全周期保障人民健康"。在中国共产党第十九次全国代表大会上，明确指出建立一个覆盖全部人口、平衡城乡发展、全面清晰并保障适度和可持续的多层社会保障体系。公共服务的基本社会保障制度，不仅减轻了工人的后顾之忧，保障了公民的基本生活，而且促进了公民的健康发展。基础设施和社会稳定是一切活动和改善人民健康生活的基石。

第二，公共服务不仅是满足公民基本医疗需求的必要条件，而且已成为人们健康生活的客观要求。2012年，《国家基本公共服务体系建设"十二五"规划》和《卫生事业发展"十二五"规划》将"居民健康素养水平"指标纳入为一项衡量居民健康生活水平和国家基本公共服务水平的重要指标。经济学人智库还推出了中国省级健康指数（CHPI），结合各省影响医疗卫生需求的人口特点，通过支持医疗卫生服务供给的资源状况加以对比分析。十九大报告中明确提出"大健康"概念，意味着围绕每个人的衣食住行和生老病死全面呵护的含义；"大健康"的概念将民生健康提高到了国家战略高度。

第三，公民的健康水平是评价城市健康状况的首要指标，公民健康水平的提高离不开社会公共服务的支持。人的全面发展的一个重要方面是他的生活和精神健康。除了物质之外，人们往往更注重对精神世界的追求。教育和卫生方面的公共服务也会直接影响人们的"两级"健康，甚至影响整个家庭和子孙后代的健康生活。同时，公民的道德素质、精神面貌和生活健康水平反映了城市的健康水平。良好的公共服务保障体系可以为人们提供必要的基础设施，减轻"城市病"，增强安全感，并使居民享有安逸的生活。

第四，公共服务既可以促进社会公平与正义，也可以支撑城市居民的健康生活。社会公平与正义不仅是人类社会发展的重要目标，而且是城市居民健康生活的内在要求。从某种意义上说，实现公共服务均等化是社会公平与正义的代名词。公共服务由政府提供，它们的均等化不仅可以减少不同群体之间生活质量和健康水平的不平等，而且可以在一定程度上保持社会稳定并促进经济的健康发展。近年来，中国公共服务范围不断扩大，待遇水平不断提高，但待遇不平等问题仍然存在。由于人们对社会公正和居民生活健康的要求不断提高，现有的社会保障体系仍会受到公众的质疑。因此，作为一项重要的公共政策，促进公平是中国社会保障事业发展中亟待解决的问题。

可以看出，公共服务与居民的健康生活密不可分。公共服务在特定的时间和地点"内化"了个人或居民群体，进而全面影响居民的健康生活水平。

三　城市健康生活公共服务评价的意义

当前，健康中国战略正积极实施，大健康概念正在形成。如何保障和改善民生，维护社会和谐稳定，充分发挥公共服务体系的有效性，满足居民对健康生活的要求，是亟须解决的问题。国内外关于城市公共服务评价的研究很多，但从居民健康生活的角度来看，这些研究很少。评价体系的要求会随着国情和面临的问题而改变。因此，建立符合中国基本国情的科学合理的公

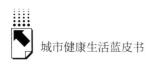

共服务评价体系对于提高我国居民健康生活水平，维护社会和谐稳定以及促进经济健康发展等方面具有重要的现实意义。

第一，有助于监测和分析公共服务建设中存在的问题，提高资源的配置效率。

地区之间和城乡之间公共服务水平发展不平衡、资源环境限制、资源配置效率低下等问题在公共服务项目建设中普遍存在。这不利于公共服务的可及性以及公共服务水平的提高，甚至会威胁到社会稳定。因此，建立科学的公共服务评价体系，可以更好地总结之前的经验，帮助我们提高资源配置效率，优化现有的建设方案，为城市公共服务基础设施建设提供有力支撑。

第二，有助于完善公共服务体制机制，提升公共服务质量水平。

目前我国公共服务体系缺乏规范的政府分工和问责机制，缺少可持续的财政支持体制，缺乏区域间和城乡之间资源的公平配置制度，使得我国公共服务体系并不完善，这严重影响了公共服务设施的建设以及后续公共服务的质量，同时制约了公共服务功能的有效发挥。通过评价中国289个地级及以上城市的健康生活公共服务，分析不同城市和地区的利弊，有助于从其他城市的经验中吸取教训，并改善政府的公共服务体系，提高居民的公共服务质量。

第三，有助于提高居民健康生活水平，促进社会和谐。

没有全民健康，就没有全面小康。建设便捷有效的公共服务体系，是居民健康生活的基本要求。通过评价城市健康生活公共服务，找出城市公共服务建设中的潜在问题，避免资源配置不当，充分发挥公共服务效用，对于提升整体居民健康生活和经济发展水平意义重大。

四 城市健康生活公共服务评价指标体系构建

（一）国内外公共服务的评价指标体系

目前，国内外关于公共服务的研究较多，评价指标体系和评价方法对于城市健康生活中公共服务的评价具有指导意义。

为了评估和运行健康城市项目，世界卫生组织提出了 12 个大项目和 300 多个小项目健康城市指标参考体系。这 12 个类别包括人群健康、城市基础设施、环境质量、生活和居住环境、社区作用和行动、生活方式和预防行为、保健、福利和环境卫生服务、教育、就业和产业、收入和家庭支出、地方经济和人口统计学。

2005 年，北京国际城市发展研究院推出的《中国城市生活质量报告》基于影响城市居民生活的衣、食、住、行、生、老、病、死、安、居、乐、业，构建了"中国城市生活质量指数"，人均住房使用面积、交通便利度、社保投入系数、城镇登记失业率、非正常死亡率等核心指数属于公共服务指数。

2008 年一号文件《中共中央国务院关于切实加强农业基础建设进一步促进农业发展农民增收的若干意见》中，明确了医疗服务、低生育、公共文化、社会保障体系、农村公共交通、农村人居环境等属于农村基本公共服务的内容。

2011 年，中国智慧工程研究会在北京发布中国智慧城市（镇）发展指数，首次提出幸福指数、管理指数和社会指数作为衡量中国智慧城市的建设标准。2012 年，宁波市智慧城市规划标准发展研究院根据自身的发展特点，从智慧人群、智慧基础设施、智慧治理、智慧民生、智慧经济、智慧环境与智慧规划建设 7 个维度评价智慧城市建设。其中用人代会议案立案数、政协委员提案立案数、听证会数量、一般公共服务支出（地方财政）、基本养老保险覆盖率、基本医疗保险覆盖率、网上预约挂号医院比例、人均交通卡拥有数量、城市交通诱导系统、公交站牌电子化率等指标来反映与人们衣食住行息息相关的公共服务水平。

2013 年，中国社会科学院发布《中国城市发展报告 No. 11》，构建了健康城市评价指标体系和评价模型。以"健康经济、健康文化、健康社会、健康环境、健康管理"为主体框架构建一套城市健康发展评价指标体系，其中生活水平、就业水平、公共服务、社会公正、社会保障等属于健康社会

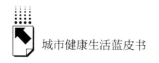

内容。城市登记失业率、人均受教育年限、R&D经费占GDP比重、基尼系数、基本养老保险参保率、基本医疗保险参保率、意外事件发生率、刑事案件发生率、GDP占全年行政管理支出的比重等指标属于公共服务内容。

2015年，《中国城市基本公共服务力评价》是从医疗卫生、住房保障、公共交通、公共安全、社保就业、基础教育、城市环境、文化体育、公职服务9个方面对全国38个主要城市的基本公共服务力进行全面的评估和研究，道路拥挤、公共交通便利性、公共交通舒适度、打车等待时间、公共交通整体满意度、住房保障整体满意度、幼儿教育、中学教育、基础教育整体满意度、就业服务、社会保障、公职服务服务态度、公职服务服务水平、公职服务服务环境、公职服务电子政务、公职服务整体满意度等都属于公共服务指标。

2015年，《北京健康城市建设研究报告》中指出居民健康的生活与健康的城市与城乡规划、城市建设、市容环境卫生、环境保护、园林绿化、社会保障、人口均衡发展、城市交通发展、养老问题、医疗卫生、食品安全、精神文明建设、社区建设、全民健身等方面密切相关。其中健康北京"十二五"发展建设规划中期评估报告围绕健康人群、健康环境和健康社会，给出了与居民生活健康相关的35项指标，其中城镇职工和居民医疗保险参保率、新型农村合作医疗参合率、城乡居民健康档案建档率、重性精神疾病规范管理率、0~6岁儿童系统管理率、居民基本健康知识知晓率、城镇登记失业率、全市从业人员平均受教育年限、经常参加体育锻炼的人数保持比例、人均体育用地、中心城公共交通出行比例、年万车交通事故死亡率、亿元GDP生产安全事故死亡率累计等指标都属于公共服务指标。

2016年，在上海召开的"第九届全球健康促进大会"上，达成了《健康城市上海共识》。共识进一步细化了建立更加公平、更加可持续的社会保障制度，提高城市贫困人口、贫民窟及非正式住房居民、移民和难民的健康与生活质量，消除各种歧视，消除城市中的传染性疾病，通过城市规划促进可持续的城市交通，实施可持续和安全的食品政策，建立无烟环境等健康城市建设中的 10 个优先领域。在卫生城市注重硬件建设的基础上，健康城市更突出软件建设。

2016 年 10 月，联合国第三次住房和城市可持续发展大会强调城市在结束贫困、构建健康包容的社会方面发挥着巨大作用，并达成《新城市议程》。城市治理、城市规划与设计、公共空间、基础设施与基本服务设施、交通与机动性、住房等指标与公共服务相关。

同年，在第十一届全球人居环境论坛上，指导和评估可持续城市发展的先进标准《国际绿色范例新城（IGMC）标准 3.0》诞生，升级后的范例新城标准 3.0 基于 10 项原则：绿色、弹性、高效、繁荣、平等、包容、健康、创新、个性及幸福，并通过科学细分的、贯穿经济、社会和环境三大领域的 15 个范畴及上百项技术。主要包括可持续的空间规划与设计、宜居社区、公共空间、绿色建筑、绿色交通和出行、低碳和能源效率、绿色生活、绿色经济、社会包容与公平、城市治理等指标。

2018 年，国家卫生健康委发布《全国健康城市评价指标体系（2018版）》。评价指标体系紧扣我国健康城市建设的目标和任务，旨在引导各城市改进自然环境、社会环境和健康服务，全面普及健康生活方式，满足居民健康需求，实现城市建设与人的健康协调发展。评价指标体系共包括 5 个一级指标、20 个二级指标和 42 个三级指标，比较客观地反映了各地健康城市建设工作的总体进展情况。5 个一级指标对应健康环境、健康社会、健康服务、健康人群、健康文化，二级和三级指标着眼于我国城市发展中的主要健康问题及其影响因素。国内外机构公共服务评价指标如表 1 所示。

表 1　国内外机构公共服务评价指标

机构	名称	指标
世界卫生组织	城市评价	人群健康、城市基础设施、环境质量、生活与居住环境、社区作用和行动、生活方式和预防行为、保健、福利和环境卫生服务、教育、就业及产业、收入和家庭支出、地方经济和人口学统计
北京国际城市发展研究院	中国城市生活质量报告	人均住房使用面积、交通便利度、社保投入系数、城镇登记失业率、非正常死亡率等核心指数

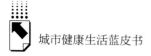

续表

机构	名称	指标
中共中央、国务院	中共中央国务院关于切实加强农业基础建设进一步促进农业发展农民增收的若干意见	义务教育、医疗服务、低生育、公共文化、社会保障体系、扶贫开发、农村公共交通、农村人居环境等
宁波市智慧城市规划标准发展研究院	宁波市智慧城市规划标准	人代会议案立案数、政协委员提案立案数、听证会数量、一般公共服务支出(地方财政)、基本养老保险覆盖率、基本医疗保险覆盖率、网上预约挂号医院比例、人均交通卡拥有数量、城市交通诱导系统、公交站牌电子化率等
中国社会科学院	中国城市发展报告No.11	城市登记失业率、人均受教育年限、R&D经费占GDP比重、基尼系数、基本养老保险参保率、基本医疗保险参保率、意外事件发生率、刑事案件发生率、GDP占全年行政管理支出的比重等
中国社会科学院	中国城市基本公共服务力评价	道路拥挤、公共交通便利性、公共交通舒适度、打车等待时间、公共交通整体满意度、人身安全、财产安全、食品安全、灾害防护、公共安全满意度、有房情况、保障性住房建设、住房保障整体满意度、幼儿教育、中学教育、基础教育整体满意度、就业服务、社会保障、小微企业扶持、社会保障和就业整体满意度、公职服务等待时间、公职服务服务态度、公职服务服务水平、公职服务服务环境、公职服务电子政务、公职服务整体满意度
北京健康城市建设联合调查组	北京健康城市建设研究报告	城镇职工和居民医疗保险参保率、新型农村合作医疗参合率、城乡居民健康档案建档率、重性精神疾病规范管理率、0~6岁儿童系统管理率、居民基本健康知识知晓率、城镇登记失业率、全市从业人员平均受教育年限、经常参加体育锻炼的人数保持比例、人均体育用地、中心城公共交通出行比例、年万车交通事故死亡率、亿元GDP生产安全事故死亡率累计指标等指标
第九届全球健康促进大会	健康城市上海共识	社会保障、城市贫困人口及非正式住房居民的生活质量、城市传染性疾病、城市交通设施、食品安全及无烟环境等
联合国第三次住房和城市可持续发展大会	新城市议程	城市治理、城市规划与设计、公共空间、就业与生活、基础设施与基本服务设施、交通与机动性、住房、非正规住宅等
第十一届全球人居环境论坛	国际绿色范例新城(IGMC)标准3.0	空间规划与设计、宜居社区、公共空间、绿色建筑、绿色交通和出行、低碳和能源效率、绿色生活、绿色经济、社会包容与公平、城市治理等指标
国家卫生健康委	全国健康城市评价指标体系(2018版)	健康环境、健康社会、健康服务、健康人群、健康文化等,其中健康社会包括社会保障、健身活动、食品安全、文化教育、养老等指标

此外，上海、杭州、苏州等城市也加入健康城市行列，结合自身的发展需要，以世界卫生组织制定的健康城市评价体系为参考，对自身的健康城市评价指标体系不断地创新和完善。基于国际和国家政策，国内学者对健康城市和居民健康生活中公共服务的评价指标的研究如表2所示。

表2　中国学者采用的公共服务评价指标

作者	名称	指标
周志田、王海燕等（2004）	中国适宜人居城市研究与评价	职工人均工资、城乡二元结构系数、失业率、人均保障总额、人均铺装道路面积、人均邮电业务总量、千人拥有电话数
谢剑锋（2005）	苏州市健康城市指标体系研究	医疗保险覆盖率、城镇登记失业率、住宅成套率、区域供水普及率、饮用水水质符合国家饮用水卫生标准比例、健康住宅试点户数、城市污水集中处理率、普及二类以上公厕比例、公交站点平均覆盖率、公交出行比例、公交运营线路、万人拥有公交车辆、人均道路面积、养老保险覆盖率、工伤保险覆盖率、城市居民最低生活保障线、特困人群医疗救助比例、就业残疾人数占应就业残疾人数比例、犯罪率、万车交通事故死亡率、公共场所消防设施达标率、居住区安全监控比例、酒后驾车比例、健康社区数
周向红（2006）	加拿大健康城市实践及其启示	居民有健康保险比例、住在不适宜居住环境的比率、流动人口的人数、失业率、收入低于国民平均所得的比率、残疾人口就业率、社会公正
范柏乃（2006）	我国城市居民生活质量评价体系的构建与实际测度	医疗保险覆盖率、每万人拥有移动电话数、每万人拥有电脑数、生活设施满意度、刑事案件发案率、社会治安满意度、失业保险覆盖率、职工养老保险覆盖率、社会保障满意度
陈昌盛、蔡跃洲（2007）	中国政府公共服务：体制变迁与地区综合评估	基本的公共教育、公共卫生、社会保障、基础设施、公共安全
余宏（2007）	上海城市居民生活质量研究	在岗职工平均工资、就业率、人均承保额、人均拥有铺装道路面积、万人平均实有出租车数、人均客运量、单位面积货运总量、单位面积固定资产投资总额、单位面积房地产开发投资额
于海宁、成刚等（2012）	我国健康城市建设指标体系比较分析	基本医疗保险参保率、食品质量抽检合格率、人群吸烟率、城市公共交通出行比例、城镇登记失业率、万车交通事故死亡率、亿元GDP生产安全事故死亡率
杨敏（2012）	城市宜居性研究与评价——以许昌市为例	城市养老保险覆盖率、城市医疗保险覆盖率、城市失业保险覆盖率、火灾事故次数、交通事故次数、刑事案件次数、城市就业率、人均平均工资社会救济补助比重

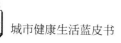

续表

作者	名称	指标
李香者(2012)	城乡公共服务一体化问题研究	医疗保险、退休养老保险、失业保险、工伤保险、女职工生育险、最低生活保障、救灾救济、扶贫开发、公共就业、义务教育和公共卫生
任晓辉、朱为群(2015)	新型城镇化基本公共服务支出责任的界定	一般政府行政管理、法律司法、就业和创业服务、就业援助、职业技能培训和技能鉴定、劳动关系协调、劳动保障监察、劳动人事争议调解仲裁、社会保险(基本养老、医疗、失业、工伤和生育)、社会救助(最低生活保障、自然灾害救助、医疗救助、流浪乞讨人员和未成年人救助)、社会福利(孤儿养育、基本殡葬服务、基本养老服务)、优质安抚、残疾人基本公共服务、廉租住房、公共租赁住房、棚户区改造、社会福利设施、市政设施(城镇道路及照明、桥涵、排水等)、公用设施(公共客运交通等)、自然安全(防汛、防震、防台风、防空等防灾设施,气象基本公共服务)、消防安全、食品消费安全、生产安全及社会治安
武占云、单菁菁等(2015)	中国城市健康发展评价	生活水平、就业水平、公共服务、社会公正和社会保障,就业水平是从城市登记失业率来评价;万人拥有医生数、万人拥有病床数、人均受教育年限、万人在校大学生数和 R&D 经费占 GDP 比重;基尼系数和基本养老保险参保率、基本医疗保险参保率
徐俊兵、宋生瑛等(2016)	福建县域基本公共服务均等化研究——基于泰尔指数法	普通初中师生比、普通小学师生比、每万人拥有医疗机构床位数、每万人拥有卫生机构人员数、参加城乡居民养老保险人数、参加基本医疗保险人数、各种社会福利收养性单位数、各种社会福利收养性单位床位数、公路累计通车里程、固定电话用户数
常忠哲、丁文广(2016)	区域差异对民政基本公共服务均等化的影响研究	非农业人口比重、大专以上人口占比、人均 GDP、地方财政收入、地方财政自给率、第三产业比重、贫困发生率、千人社会服务业增加值、城镇居民人均可支配收入、农村居民人均纯收入、城镇居民人均消费支出、农村居民人均消费支出、社会捐赠额、社会福利支出、平均低标准、千人卫技人员数、百万人社工助工师、千老年人养老床位数、民非和基金会占比
陈岱琪、孙思浓等(2016)	基于 YAAHP 软件构建量化社会保障评价指标体系	社会保险覆盖率、社会保险基金收入、社会保险机构配置、社会救助比例、社会救助基金收入、社会优抚比例、社会优抚基金收入、社会福利比例、社会福利机构、社会福利基金收入

作者	名称	指标
严雅娜、张山（2016）	社会保障地区差距测度和影响因素的实证分析	社会保障支出占预算内支出比重、社会保障支出占GDP比重、城镇养老保险参保率、城镇医疗保险参保率、工伤保险参保率、生育保险参保率、失业保险参保率、人均城镇基本养老保险支出、人均城镇基本医疗保险支出、人均工伤保险支出、优抚对象支出水平、城镇居民最低生活保障支出、农村居民最低生活保障支出
原珂、沈亚平等（2017）	城市社区基本公共服务质量评价指标体系建构	社区公共安全、医疗卫生、社会保障、基础设施、劳动就业、文体休闲、环境保护、公共信息、基本公共服务整体质量
王郁、魏程瑞等（2018）	城市公共服务承载力评价指标体系及其实证研究——以上海十城区为例	义务教育、医疗卫生、社会保障、环境治理、住房、人口、经济发展、户籍制度、城市规划政策、公共财政支出
叶来恩、齐亚楠等（2018）	内蒙古城乡基本公共服务均等化水平指标体系构建及评价研究	城乡社会保障、城乡公共卫生、城乡基础教育、城乡基础设施、城乡基本公共服务均等化水平
缪雯纬、林樱子等（2018）	长江经济带城市健康发展评价及优化策略	人均消费性支出、房价收入比、人均住房建筑面积、城镇登记失业率、基尼系数、基本养老保险覆盖率、基本医疗保险覆盖率、失业保险覆盖率

基于以上的研究，不同影响因素导致公共服务评价指标体系的建立、评价方法和结果都不同，但在总体上，公共服务评价体系是不断变化发展和完善的体系。

（二）城市健康生活公共服务评价指标体系构成

党的十九大报告提出"实施健康中国战略"，该战略要求改进国家卫生政策，为人民提供全方位、全周期的卫生健康服务，促进了居民健康生活所需的公共服务的建设和发展。参照国内外文献对公共服务评价指标的研究，建立一个由3个二级指标和10个三级指标构成的城市健康生活公共服务评价指标体系。3个二级指标解释如下。

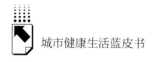

1. 社会保障

社会保障是社会成员生存和发展的最基本条件。社会保障制度是指国家（地区）重新分配国民收入并为困难的社会成员提供物质帮助，以保障其基本生活条件的制度和措施。社会保障体系的建设是世界上问题、困难和压力最大的公共服务领域之一。社会保障水平低下严重阻碍了人类健康和生活水平的全面提高。社会保障体系下有 3 个三级指标。

（1）城市养老保险覆盖率

城市养老保险覆盖率是指城市参加养老保险的人数与城市总人口的比值（单位 :%）。

$$城市养老保险覆盖率 = \frac{各城市总的养老保险参保人数}{城市总人口} \times 100\%$$

（2）城市医疗保险覆盖率

城市医疗保险覆盖率是指城市参加医疗保险的居民总人数与城市总人口的比值（单位 :%）。

$$城市医疗保险覆盖率 = \frac{各城市总的医疗保险参保人数}{城市总人口} \times 100\%$$

（3）城市失业保险覆盖率

城市失业保险覆盖率是指参加城市失业保险的职工人数与城市总人口的比值（单位 :%）。

$$城市失业保险覆盖率 = \frac{各城市总的失业保险参保人数}{城市总人口} \times 100\%$$

2. 社会稳定

社会稳定是重要的社会问题和政治问题，与个体的安居乐业甚至国家和社会的安定发展都息息相关。贫困普遍存在、贫富差距明显加大、就业压力不断增加、社会安全网薄弱、社会焦虑等一系列问题对社会的稳定和居民健康生活水平的提高都有不利影响。构建一个公正健康的社会分配结构体系对维护社会稳定，促进就业意义重大。社会稳定体系下有 2 个三级指标。

（1）城市登记失业率

城市登记失业率是指城市登记失业人数占就业人数和失业人数之和的比重（单位:%）。

$$城市登记失业率 = \frac{各城市总的失业登记人数}{城市总的就业人数 + 城市总的失业人数} \times 100\%$$

（2）在岗人均平均工资

在岗人均平均工资是指平均每一个在岗职工拥有的工资数（单位：元）。

3. 基础设施

基础设施是社会生产和居民生活赖以生存的物质条件，是用于保障国家（或地区）社会经济活动正常进行的公共服务系统。基础设施的需求会随着现代社会的发展越来越高，比如人们更加关注健康，对基础设施的要求就会不断提升，但是往往需要长时间和大成本的投入才可能真正完成一项基础设施的建设。为了便于以后人们能更普遍地享受基础设施带来的效益，更需优先发展基础设施。基础设施体系下有 5 个三级指标。

（1）人均拥有铺装道路面积

人均拥有铺装道路面积是指平均每个城市居民拥有的道路总面积（单位：平方米）。

$$人均拥有铺装道路面积 = \frac{各城市总的年末实有道路面积}{城市总人口}$$

（2）城市环境基础设施投资额占 GDP 的比重

城市环境基础设施投资额占 GDP 的比重是指用于城市环境基础设施建设的资金总额与 GDP 总值的比值（单位:%）。

$$城市环境基础设施投资额占 GDP 的比重 = \frac{各城市环境基础设施投资总额}{地区生产总值} \times 100\%$$

（3）每万人建成区面积

每万人建成区面积是指某个城市内每万人拥有的建成区面积（单位：平方千米/万人）。

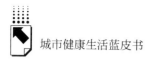

$$每万人建成区面积 = \frac{各城市总的建成区面积}{城市总人口} \times 10000$$

（4）每万人拥有公共汽车辆

每万人拥有公共汽车辆数是指在某一个城市内每一万人平均所拥有的公交车数量（单位：辆/万人）。

$$每万人拥有公共汽车辆数 = \frac{各城市总的年末实有公共汽车辆数}{城市总人口} \times 10000$$

（5）每万人地铁里程

每万人地铁里程是指在某一个城市内每一万人平均所拥有的地铁里程（单位：千米/万人）。

$$每万人地铁里程 = \frac{各城市建成的地铁线路总长度}{城市总人口} \times 10000$$

公共服务在人类发展中起着至关重要的作用。获得教育、医疗、就业、社保、基础设施等公共服务是所有居民的基本权利，国家法律也对此做了明确规定。公共服务对提高人们的行动能力和综合素质，对于改善人们的生活条件，扩大发展机会，摆脱贫困，加速社会发展等具有积极的影响。

建立公共服务城市健康生活公共服务评价指标体系，如表3所示。各指标权重通过相关领域的20多名专家采用专家会议法经过3次打分最终确定。

表3 城市健康生活公共服务评价指标体系

一级指标	二级指标	权重	三级指标	权重
公共服务	A 社会保障	0.471	A1 城市养老保险覆盖率	0.335
			A2 城市医疗保险覆盖率	0.393
			A3 城市失业保险覆盖率	0.272
	B 社会稳定	0.286	B1 城市登记失业率	0.448
			B2 在岗人均平均工资	0.552
	C 基础设施	0.243	C1 人均拥有铺装道路面积	0.224
			C2 城市环境基础设施投资额占 GDP 的比重	0.259
			C3 每万人拥有公共汽车辆数	0.235
			C4 每万人地铁里程	0.141
			C5 每万人建成区面积	0.141

（三）评价指标体系数据来源

本书的研究对象主要是全国289个地级及以上城市。根据表3指标，选取全国289个地级及以上城市相关的公共服务评价数据。原始数据均取自《中国城市统计年鉴2018》、各省份统计年鉴和城市统计公报等。

五　城市健康生活公共服务评价结果

（一）城市健康生活公共服务评价城市排名

根据构建好的城市健康生活公共服务评价指标体系，采用线性加权法计算289个城市的健康生活公共服务水平得分，并对得分结果进行排名，根据排名，将其分为城市健康生活公共服务评价50强城市及其他城市进行分析，具体情况如表4及表6所示。

表4　城市健康生活公共服务评价50强城市

单位：分

排名	城市	所属省（区、市）	得分
1	深圳市	广东省	91.92
2	北京市	北京市	86.21
3	东莞市	广东省	85.56
4	克拉玛依市	新疆维吾尔自治区	84.16
5	苏州市	江苏省	83.32
6	珠海市	广东省	83.26
7	厦门市	福建省	81.83
8	杭州市	浙江省	81.72
9	上海市	上海市	81.14
10	广州市	广东省	80.59
11	宁波市	浙江省	80.19
12	青岛市	山东省	77.22
13	无锡市	江苏省	77.16
14	佛山市	广东省	74.95
15	中山市	广东省	73.35

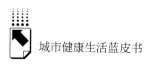
续表

排名	城市	所属省(区、市)	得分
16	合肥市	安徽省	72.66
17	嘉兴市	浙江省	72.64
18	南京市	江苏省	71.80
19	长沙市	湖南省	71.35
20	鄂尔多斯市	内蒙古自治区	70.79
21	成都市	四川省	70.76
22	温州市	浙江省	70.68
23	烟台市	山东省	70.44
24	天津市	天津市	70.25
25	大连市	辽宁省	69.73
26	乌鲁木齐市	新疆维吾尔自治区	69.36
27	郑州市	河南省	68.27
28	济南市	山东省	68.11
29	晋城市	山西省	67.64
30	镇江市	江苏省	67.20
31	河源市	广东省	66.36
32	三明市	福建省	66.31
33	金华市	浙江省	66.21
34	常州市	江苏省	65.91
35	银川市	宁夏回族自治区	65.50
36	福州市	福建省	65.09
37	昆明市	云南省	64.65
38	东营市	山东省	63.96
39	衡阳市	湖南省	63.77
40	江门市	广东省	63.68
41	沈阳市	辽宁省	63.67
42	武汉市	湖北省	63.64
43	株洲市	湖南省	63.18
44	三亚市	海南省	63.11
45	威海市	山东省	63.02
46	泉州市	福建省	62.99
47	绍兴市	浙江省	62.67
48	乌海市	内蒙古自治区	62.60
49	南通市	江苏省	62.48
50	廊坊市	河北省	62.38
平均得分	—	—	71.11

由表 4 可知，从整体得分情况看，50 强城市相邻排名城市得分差距不是很大，但是最高得分与最低得分差距有点大，相差近 30 分。50 强中只有 38% 的城市得分超过了平均分。其中，高分城市并不是很多，只有 3 个城市的得分超过了 85 分，分别是排名第 1 位的深圳市、排名第 2 位的北京市和排名第 3 位的东莞市。得分在 80 分和 85 分之间的城市有 8 个，依次是克拉玛依市、苏州市、珠海市、厦门市、杭州市、上海市、广州市和宁波市。有 13 个城市的得分介于 70 分和 80 分之间，其余 26 个城市的得分介于 60 分和 70 分之间。从具体的排名来看，排在前 3 位的城市得分依次为 91.92 分、86.21 分、85.56 分。虽然第 1 位的深圳市和最后 1 位的廊坊市相差 29.54 分，但是前 50 强城市得分分布变化比较均匀，以一定的趋势减少，说明虽然 50 强城市的健康生活公共服务水平分布不均衡，但是城市之间的差距有减小的趋势。

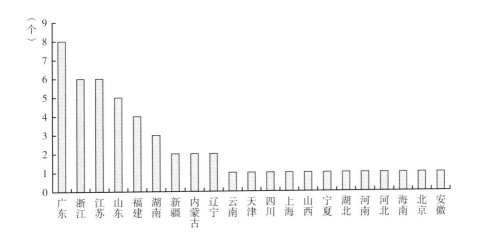

图 1　城市健康生活公共服务评价 50 强城市的省际分布

图 1 是根据 50 强城市所属省份的个数统计的柱形图。50 强城市一共分布在 21 个省（区、市），其中广东、浙江、江苏、山东省拥有的城市数量排名靠前，在 50 强中拥有城市数量分别有 8 个、6 个、6 个和 5 个。广东省在 50 强中数量排名第 1 位，包括深圳、东莞、江门、广州等 8 个城

市，平均分为 77.46 分。排在第 2 位的是浙江省，包括杭州、宁波等城市，平均分为 72.35 分。排在第 3 位的是江苏省，包括苏州、南京等 6 个城市，平均分为 71.31 分。山东省在前 50 强中有青岛、东营、济南和烟台 4 个城市，城市数量排名第 4，平均分略低于总平均分，仅为 68.55 分。福建和湖南分别有 4 个和 3 个城市位列前 50 强。其余省（区）中除了新疆、内蒙古和辽宁有 2 个城市位于 50 强，其他 12 个省（区、市）都只有一个城市，包括云南、天津、四川、上海、山西、宁夏等。除此之外，还有浙江省、江苏省和新疆维吾尔自治区 3 个省（区）的平均分都高于平均水平，其余省份平均得分均低于平均水平，这说明我国城市健康生活公共服务水平整体偏低，亟待提高。

表5　城市健康生活公共服务评价 50 强城市的地区分布

单位：分

地区	主要省（区、市）	代表城市	平均得分
东部	广东省、北京市、上海市、天津市、福建省、浙江省、辽宁省、江苏省、山东省、河北省、海南省	深圳、东莞、北京、中山、上海、广州、厦门、宁波、珠海、三亚等 36 个城市	72.14
中部	河南省、安徽省、湖北省、山西省、湖南省	郑州、武汉、晋城、合肥、株洲、长沙、衡阳 7 个城市	69.69
西部	内蒙古自治区、新疆维吾尔自治区、云南省、宁夏回族自治区、四川省	克拉玛依、昆明、鄂尔多斯、乌海、银川、乌鲁木齐、成都 7 个城市	67.21

表 5 是 50 强城市按照东、中、西部划分。东部地区在 50 强城市中所占名额最多，占据 72% 的比例，实际数量有 36 个。中部地区和西部地区数量占比并列第 2 位，具体数量均为 7 个，占比均为 14%。从平均得分排名看，东部地区依然最高，为 72.14 分；中部地区排名第二，为 69.69 分；西部地区平均得分最低，为 67.21 分。三大区域中只有东部地区的平均分高于总平均分。总的来看，城市健康生活公共服务水平较高的城市主要集中在东部地区，存在区域异质性，东部地区远远高于中西部地区。

表6　城市健康生活公共服务评价其他城市

单位：分

排名	城市	所属省（区、市）	得分
51	咸阳市	陕西省	62.03
52	湖州市	浙江省	61.80
53	衢州市	浙江省	61.52
54	景德镇市	江西省	61.45
55	舟山市	浙江省	60.84
56	嘉峪关市	甘肃省	60.38
57	芜湖市	安徽省	60.13
58	拉萨市	西藏自治区	59.91
59	漳州市	福建省	59.77
60	韶关市	广东省	59.50
61	承德市	河北省	59.50
62	湘潭市	湖南省	59.39
63	丽水市	浙江省	59.33
64	邢台市	河北省	59.28
65	海口市	海南省	58.93
66	长春市	吉林省	58.84
67	台州市	浙江省	58.73
68	包头市	内蒙古自治区	58.56
69	秦皇岛市	河北省	58.39
70	沧州市	河北省	58.19
71	本溪市	辽宁省	58.10
72	惠州市	广东省	57.84
73	南昌市	江西省	57.83
74	石家庄市	河北省	57.82
75	西宁市	青海省	57.68
76	梅州市	广东省	57.59
77	营口市	辽宁省	57.46
78	滁州市	安徽省	57.36
79	呼伦贝尔市	内蒙古自治区	57.22
80	哈尔滨市	黑龙江省	57.13
81	锦州市	辽宁省	56.96
82	兰州市	甘肃省	56.55
83	洛阳市	河南省	56.40

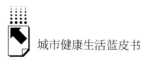

续表

排名	城市	所属省(区、市)	得分
84	潍坊市	山东省	56.28
85	西安市	陕西省	56.27
86	鞍山市	辽宁省	56.24
87	呼和浩特市	内蒙古自治区	56.23
88	百色市	广西壮族自治区	56.23
89	淄博市	山东省	56.22
90	长治市	山西省	56.21
91	海东市	青海省	56.17
92	济宁市	山东省	56.16
93	德阳市	四川省	56.06
94	丹东市	辽宁省	56.01
95	阳泉市	山西省	56.00
96	金昌市	甘肃省	55.84
97	蚌埠市	安徽省	55.83
98	柳州市	广西壮族自治区	55.82
99	连云港市	江苏省	55.60
100	桂林市	广西壮族自治区	55.41
101	铜陵市	安徽省	55.34
102	吉安市	江西省	55.32
103	扬州市	江苏省	55.25
104	宁德市	福建省	55.16
105	抚顺市	辽宁省	55.15
106	大庆市	黑龙江省	55.11
107	唐山市	河北省	55.05
108	平顶山市	河南省	55.04
109	绵阳市	四川省	54.81
110	新乡市	河南省	54.76
111	南宁市	广西壮族自治区	54.67
112	徐州市	江苏省	54.65
113	榆林市	陕西省	54.49
114	滨州市	山东省	54.48
115	泰州市	江苏省	54.42
116	攀枝花市	四川省	54.28
117	贵阳市	贵州省	54.25

排名	城市	所属省(区、市)	得分
118	阜新市	辽宁省	54.24
119	鹰潭市	江西省	54.19
120	泸州市	四川省	54.11
121	泰安市	山东省	53.93
122	湛江市	广东省	53.89
123	黄山市	安徽省	53.80
124	松原市	吉林省	53.63
125	清远市	广东省	53.57
126	荆门市	湖北省	53.57
127	九江市	江西省	53.54
128	岳阳市	湖南省	53.50
129	张家口市	河北省	53.49
130	乌兰察布市	内蒙古自治区	53.47
131	白银市	甘肃省	53.44
132	重庆市	重庆市	53.39
133	三门峡市	河南省	53.34
134	临汾市	山西省	53.22
135	盘锦市	辽宁省	53.12
136	丽江市	云南省	53.04
137	辽阳市	辽宁省	52.96
138	普洱市	云南省	52.94
139	郴州市	湖南省	52.90
140	宜昌市	湖北省	52.86
141	宜宾市	四川省	52.80
142	双鸭山市	黑龙江省	52.66
143	肇庆市	广东省	52.65
144	吉林市	吉林省	52.43
145	安庆市	安徽省	52.36
146	邵阳市	湖南省	52.18
147	安阳市	河南省	51.81
148	四平市	吉林省	51.76
149	荆州市	湖北省	51.75
150	遵义市	贵州省	51.70
151	马鞍山市	安徽省	51.23

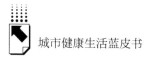

续表

排名	城市	所属省(区、市)	得分
152	太原市	山西省	51.19
153	萍乡市	江西省	51.12
154	牡丹江市	黑龙江省	50.86
155	日照市	山东省	50.61
156	焦作市	河南省	50.60
157	龙岩市	福建省	50.56
158	盐城市	江苏省	50.55
159	莱芜市	山东省	50.38
160	聊城市	山东省	50.11
161	广元市	四川省	50.04
162	通化市	吉林省	49.99
163	淮北市	安徽省	49.83
164	汕尾市	广东省	49.83
165	怀化市	湖南省	49.80
166	六盘水市	贵州省	49.79
167	衡水市	河北省	49.65
168	宣城市	安徽省	49.63
169	渭南市	陕西省	49.63
170	固原市	宁夏回族自治区	49.48
171	襄阳市	湖北省	49.38
172	七台河市	黑龙江省	49.32
173	保定市	河北省	49.32
174	娄底市	湖南省	49.22
175	濮阳市	河南省	49.15
176	辽源市	吉林省	49.15
177	大同市	山西省	49.04
178	鸡西市	黑龙江省	48.99
179	常德市	湖南省	48.96
180	黄石市	湖北省	48.95
181	临沂市	山东省	48.85
182	宝鸡市	陕西省	48.70
183	晋中市	山西省	48.66
184	石嘴山市	宁夏回族自治区	48.62
185	乐山市	四川省	48.55

续表

排名	城市	所属省(区、市)	得分
186	自贡市	四川省	48.55
187	梧州市	广西壮族自治区	48.55
188	黄冈市	湖北省	48.40
189	毕节市	贵州省	48.16
190	淮南市	安徽省	48.06
191	周口市	河南省	48.04
192	赣州市	江西省	48.02
193	吴忠市	宁夏回族自治区	47.93
194	南平市	福建省	47.86
195	安顺市	贵州省	47.81
196	佳木斯市	黑龙江省	47.80
197	巴彦淖尔市	内蒙古自治区	47.64
198	新余市	江西省	47.61
199	玉溪市	云南省	47.53
200	北海市	广西壮族自治区	47.47
201	赤峰市	内蒙古自治区	47.15
202	黑河市	黑龙江省	46.92
203	开封市	河南省	46.89
204	玉林市	广西壮族自治区	46.86
205	铜仁市	贵州省	46.81
206	上饶市	江西省	46.81
207	昭通市	云南省	46.77
208	临沧市	云南省	46.68
209	抚州市	江西省	46.64
210	齐齐哈尔市	黑龙江省	46.60
211	防城港市	广西壮族自治区	46.52
212	驻马店市	河南省	46.52
213	枣庄市	山东省	46.44
214	中卫市	宁夏回族自治区	46.25
215	云浮市	广东省	46.21
216	崇左市	广西壮族自治区	46.18
217	鹤壁市	河南省	46.16
218	庆阳市	甘肃省	46.09
219	伊春市	黑龙江省	46.05
220	广安市	四川省	46.02

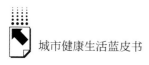

排名	城市	所属省(区、市)	得分
221	南充市	四川省	45.95
222	许昌市	河南省	45.80
223	宿迁市	江苏省	45.71
224	漯河市	河南省	45.70
225	通辽市	内蒙古自治区	45.66
226	邯郸市	河北省	45.58
227	白城市	吉林省	45.51
228	朝阳市	辽宁省	45.48
229	宿州市	安徽省	45.45
230	南阳市	河南省	45.43
231	德州市	山东省	45.26
232	眉山市	四川省	45.02
233	益阳市	湖南省	45.00
234	内江市	四川省	44.98
235	阜阳市	安徽省	44.97
236	汉中市	陕西省	44.97
237	咸宁市	湖北省	44.94
238	潮州市	广东省	44.93
239	汕头市	广东省	44.84
240	鹤岗市	黑龙江省	44.79
241	雅安市	四川省	44.73
242	遂宁市	四川省	44.66
243	吕梁市	山西省	44.48
244	十堰市	湖北省	44.37
245	孝感市	湖北省	44.29
246	阳江市	广东省	44.26
247	钦州市	广西壮族自治区	44.26
248	张家界市	湖南省	44.19
249	朔州市	山西省	43.92
250	资阳市	四川省	43.72
251	贺州市	广西壮族自治区	43.71
252	池州市	安徽省	43.67
253	宜春市	江西省	43.54
254	商丘市	河南省	43.53
255	永州市	湖南省	43.38

续表

排名	城市	所属省(区、市)	得分
256	淮安市	江苏省	43.29
257	保山市	云南省	43.28
258	莆田市	福建省	43.28
259	铜川市	陕西省	43.28
260	菏泽市	山东省	43.22
261	白山市	吉林省	43.06
262	亳州市	安徽省	43.03
263	来宾市	广西壮族自治区	42.50
264	河池市	广西壮族自治区	42.40
265	随州市	湖北省	42.13
266	茂名市	广东省	42.06
267	定西市	甘肃省	41.95
268	六安市	安徽省	41.83
269	铁岭市	辽宁省	41.83
270	酒泉市	甘肃省	41.64
271	安康市	陕西省	41.46
272	忻州市	山西省	41.39
273	贵港市	广西壮族自治区	41.31
274	鄂州市	湖北省	41.21
275	天水市	甘肃省	41.16
276	信阳市	河南省	41.10
277	曲靖市	云南省	41.08
278	张掖市	甘肃省	40.65
279	武威市	甘肃省	40.62
280	揭阳市	广东省	40.34
281	延安市	陕西省	40.07
282	平凉市	甘肃省	39.68
283	运城市	山西省	39.36
284	巴中市	四川省	38.19
285	绥化市	黑龙江省	37.29
286	达州市	四川省	37.28
287	商洛市	陕西省	36.32
288	陇南市	甘肃省	35.37
289	葫芦岛市	辽宁省	33.77
平均得分	—	—	49.88

表 6 是排名第 51 ～ 289 位的其他城市。从整体看，这些城市的总平均得分为 49.88，低于 50 强城市总平均分 20 多分。这些城市中咸阳市分数最高，为 62.03 分，最低分为葫芦岛市，只有 33.77 分。虽然最高分与最低分差距有 28.26 分，跨度有点大，但是相邻排名之间的城市得分差距不是很大。与 50 强城市相比，这些城市的平均得分相对较低。50 强城市之外的城市健康生活公共服务水平普遍偏低，且呈现出低分集聚的情况，说明我国城市居民健康生活在公共服务方面仍有很大的提升空间。

（二）城市健康生活公共服务评价省际分析

健康生活公共服务评价各省（区、市）所有城市平均得分及排名如表 7 所示。

表 7　我国 31 个地区健康生活公共服务评价平均得分及排名

单位：分

排名	地区	得分	排名	地区	得分
1	北京市	86.21	17	重庆市	53.39
2	上海市	81.14	18	安徽省	51.57
3	新疆维吾尔自治区	76.76	19	宁夏回族自治区	51.56
4	天津市	70.25	20	江西省	51.46
5	浙江省	66.94	21	吉林省	50.55
6	海南省	61.02	22	山西省	50.10
7	江苏省	60.56	23	河南省	49.91
8	广东省	60.34	24	贵州省	49.75
9	西藏自治区	59.91	25	云南省	49.50
10	福建省	59.21	26	四川省	48.92
11	青海省	56.93	27	湖北省	48.79
12	山东省	56.16	28	黑龙江省	48.63
13	内蒙古自治区	55.48	29	广西壮族自治区	47.99
14	河北省	55.33	30	陕西省	47.72
15	辽宁省	53.91	31	甘肃省	46.11
16	湖南省	53.60	平均得分	—	56.76

为了更为直观地观察各省（区、市）的得分状况，我们绘制柱状图如图 2 所示。

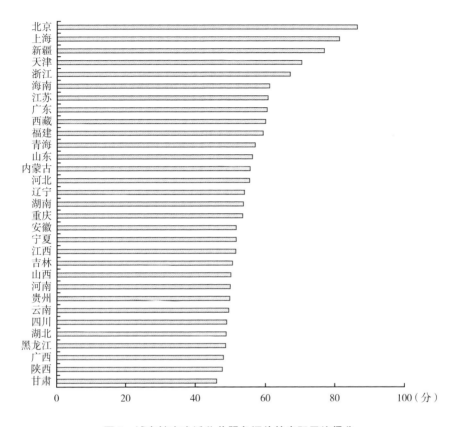

图2 城市健康生活公共服务评价的省际平均得分

健康生活公共服务评价各省（区、市）所有城市平均得分最高的为北京、上海、新疆、天津。所有省（区、市）所属城市总的平均得分为56.76分，仅有11个省（区、市）的平均分高于56.76分。得分最高的北京市与得分最低的甘肃省相差40.10分，说明我国城市健康生活公共服务水平极其不平衡，且高分较少，有待提高。

（三）健康生活公共服务评价区域分析

表8是所有城市所属省份在东、中、西部的分布情况。进一步将表8的评价排名结果画成柱形图，如图3所示。

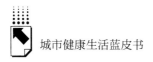

表8 我国东、中、西部健康生活公共服务评价平均得分及排名

单位：分

排名	区域	地区	组合得分	平均得分
1	东部	北京市	86.21	64.65
		上海市	81.14	
		天津市	70.25	
		浙江省	66.94	
		海南省	61.02	
		江苏省	60.56	
		广东省	60.34	
		福建省	59.21	
		山东省	56.16	
		河北省	55.33	
		辽宁省	53.91	
2	西部	新疆维吾尔自治区	76.76	53.67
		西藏自治区	59.91	
		青海省	56.93	
		内蒙古自治区	55.48	
		重庆市	53.39	
		宁夏回族自治区	51.56	
		贵州省	49.75	
		云南省	49.50	
		四川省	48.92	
		广西壮族自治区	47.99	
		陕西省	47.72	
		甘肃省	46.11	
3	中部	湖南省	53.60	50.58
		安徽省	51.57	
		江西省	51.46	
		吉林省	50.55	
		山西省	50.10	
		河南省	49.91	
		湖北省	48.79	
		黑龙江省	48.63	
平均得分	—	—	—	56.30

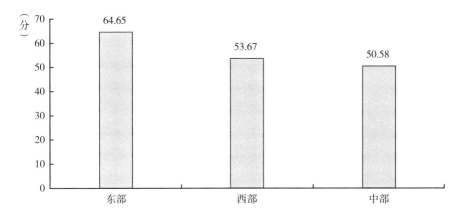

图 3　我国东、中、西部地区健康生活公共服务评价平均得分情况

　　从平均得分看，排名从高到低依次是东部、西部和中部，得分分别为64.65分、53.67分和50.58分。与三个区域的总平均分56.30分比较而言，只有东部地区的平均分高于总平均分，其他两个区域低于总平均分，说明城市健康生活公共服务水平区域发展不平衡，东部地区公共服务水平发展态势良好，中西部地区都相对落后。此外，尽管中部地区的总体经济发展相对高于西部地区，但是中部地区的公共服务水平却低于西部地区。

六　城市健康生活公共服务评价指标深度分析

（一）指标深度分析

1. 社会保障三级指标均值分析

　　由图4可知，社会保障三级指标得分由高到低分别是48.44分、48.26分、48.19分，对应的指标依次是城市医疗保险覆盖率、城市养老保险覆盖率、城市失业保险覆盖率。三者的权重分别为0.393、0.335和0.272。由于三者的得分都比较接近且权重比例也相差不多，因此，对最终的加权结果作用相当。

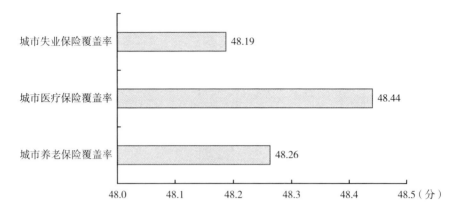

图4 城市健康生活公共服务评价社会保障各个指标得分均值

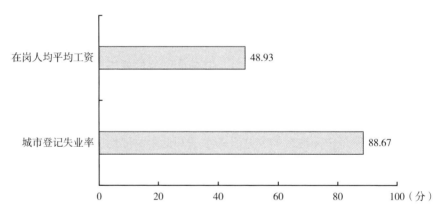

图5 城市健康生活公共服务评价社会稳定各个指标得分均值

2. 社会稳定三级指标均值分析

由图5可知，社会稳定三级指标得分分别为88.67分和48.93分，对应的指标分别是城市登记失业率和在岗人均平均工资。二者的权重分别为0.448和0.552。虽然城市登记失业率的得分远高于人均在岗工资，但是后者的权重更大，因此，需要综合得分和权重来看待指标对社会稳定的综合影响。

3. 基础设施三级指标均值分析

由图6可知，基础设施三级指标排名由高到低依次是每万人拥有公共汽车辆数、每万人建成区面积、人均拥有铺装道路面积、城市环境基础设施投

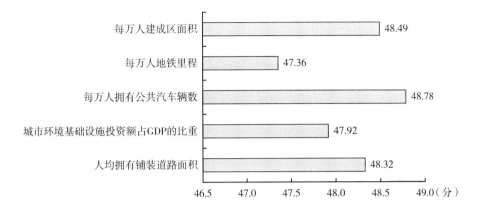

图6　城市健康生活公共服务评价基础设施各个指标得分均值

资额占 GDP 的比重、每万人地铁里程，平均得分分别为 48.78 分、48.49 分 48.32 分、47.92 分、47.36 分。他们权重排名与得分排名不一致，其中城市环境基础设施投资额占 GDP 的比重的权重最大，因此，也要综合得分和权重来判断哪个三级指标对基础设施的影响最大。

4. 二级指标均值分析

由图 7 可知，所有城市的社会稳定平均得分为 66.73 分，高于基础设施和社会保障得分，基础设施和社会保障得分均为 48 分左右，十分接近。社会稳定是社会良性发展的基本条件，虽然它的分数高于其他两个指标，但是仍受社会就业压力、社会焦虑等问题的影响，因此务必对这些指标予以重视。

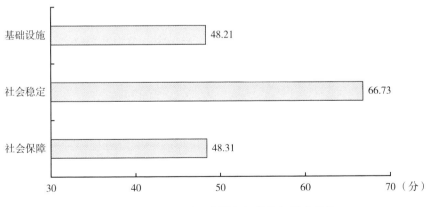

图7　城市健康生活公共服务评价指标得分均值

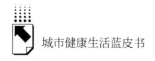

（二）地区差距分析

以二八定律为依据来分析各级指标的地区差距。地区差距系数是指将指标从低到高排序后前20%城市的总值占所有指标汇总值的百分比。地区差距系数越大，说明地区差距越小；反之，地区差距系数越小，说明地区差距越大。表9是健康生活公共服务评价二级指标和三级指标的地区差距系数结果。

表9　城市健康生活公共服务评价指标差距系数

单位：%

一级指标	二级指标	差距系数	三级指标	差距系数
公共服务	A 社会保障	13.02	A1 城市养老保险覆盖率	12.51
			A2 城市医疗保险覆盖率	12.10
			A3 城市失业保险覆盖率	13.84
	B 社会稳定	15.43	B1 城市登记失业率	16.48
			B2 在岗人均平均工资	10.01
	C 基础设施	14.88	C1 人均拥有铺装道路面积	12.35
			C2 城市环境基础设施投资额占 GDP 的比重	15.25
			C3 每万人拥有公共汽车辆数	11.79
			C4 每万人地铁里程数	18.50
			C5 每万人建成区面积	11.53

由表9中数据可得，社会保障的三级指标中，差距系数最大的为城市失业保险覆盖率指标，为13.84%，城市养老保险覆盖率和城市医疗保险覆盖率在12%左右。说明近年来我国城市失业、医疗和养老保障方面的情况有所改善，区域差距有所减小。

社会稳定的三级指标中，差距系数较大的为城市登记失业率指标，为16.48%，在岗人均平均工资的差距系数为10.01%。这说明虽然我国不同城市人均平均工资仍有差别，但是城市就业情况有所改善。

在基础设施的5个三级指标中，差距系数最大的为每万人地铁里程数指

标，为 18.50%。其次是城市环境基础设施投资额占 GDP 的比重指标，为
15.25%。人均拥有铺装道路面积、每万人拥有公共汽车辆数、每万人建成
区面积分居第 3~5 位，分别为 12.35%、11.79%、11.53%。这说明在这些
指标中，地区差距最小的是每万人地铁里程数，其次是城市环境基础设施投
资额占 GDP 的比重，再次是人均拥有铺装道路面积，然后是每万人拥有公
共汽车辆数，地区差距最大的是每万人建成区面积。由于 21 世纪是各大城
市疯狂扩张和崛起的时期，每个城市都有自己的野心和目标，都期待走上城
市的巅峰。受城市经济发展水平、政策、资源等因素的影响，经济基础好的
繁荣城市借助自身优势，快速扩张，而经济相对落后的城市发展相对缓慢，
扩张速度远小于大城市，从而造成每万人建成区面积的较大地区差距。基础
设施中的 5 个指标的地区差异系数均在 10%~20% 区间，说明我国城市健
康生活基础设施中地区差距仍较大。

从二级指标看，社会保障、社会稳定、基础设施的差距系数分别为
13.02%、15.43% 和 14.88%。地区差距由大到小分别为社会保障、基础设
施、社会稳定。由于我国有多民族、区域经济发展不平衡的特点，社会保障
受其影响存在较大的地区差距。虽然三个指标之间差距不大，但是由于都小
于 20%，所以从整体看，三者仍存在一定的地区差距。

（三）城市健康生活公共服务评价后50城市分析

对城市健康生活公共服务得分后 50 名也做了一个统计，得出柱状条形
图，如图 8 所示。

在排名位于后 50 位的城市中，甘肃省有定西市、酒泉市、天水市等
7 个城市，平均分为 40.15 分；广西壮族自治区和四川省各占 5 个名额，
平均分分别为 42.84 分和 41.72 分；而湖北省、山西省和陕西省各有 4
个城市，平均分分别为 43.00 分、42.29 分和 40.28 分；安徽省和广东省
各占 3 个城市，平均分分别为 33.62 分和 34.10 分。除了河南省、黑龙
江省、湖南省、辽宁省和云南省各有 2 个城位于后 50 名之中外，福建
省、吉林省、江西省、江苏省、山东省各有 1 个城市位于后 50 名之列。

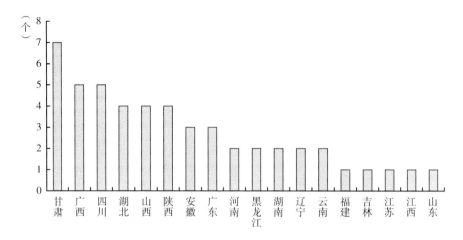

图 8　城市健康生活公共服务评价后 50 名城市的省际分布

最后 50 名城市中的最高分和最低分相差十多分，但是各城市得分差距不大，说明后 50 名城市的公共服务水平普遍偏低，仍有很大的发展潜力。

表 10　城市健康生活公共服务评价后 50 名城市地区分布

单位：分

地区分类	省(区、市)	城市	平均得分
东部	广东省、江苏省、福建省、山东省、辽宁省	揭阳、淮安、莆田、菏泽、铁岭等 8 个城市	41.51
中部	湖南省、河南省、安徽省、湖北省、山西省、黑龙江省、吉林省、江西省	益阳、亳州、白山、咸宁、商丘、怀化等 19 个城市	42.66
西部	四川省、甘肃省、云南省、广西壮族自治区、陕西省	雅安、天水、曲靖、贺州、铜川等 23 个城市	41.27

表 10 是后 50 名城市在公共服务中的区域分布。后 50 名城市得分由高到低依次是中部、东部和西部，得分分别为 42.66 分、41.51 分、41.27 分。西部的城市数量最多，有 23 个，其次是中部城市，有 19 个，最后是东部，有 8 个。虽然不同区域后 50 名城市的数量不同，但是都有占比，且平均得分普遍偏低，说明虽然从总体上看，东部地区的城市健康生活公共服务水平领先于中西部地区，但是仍存在公共服务水平比较落后的城市。

参考文献

［1］ Roett M A, Wessel L. *Help Your Patient "Get" What You Just Said: a Health Literacy Guide.* Journal of Family Practice, 2012, 61 (4): 19 – 24.

［2］ 任晓辉、朱为群:《新型城镇化基本公共服务支出责任的界定》,《财政研究》2015 年第 10 期。

［3］ 周志田、王海燕、杨多贵:《中国适宜人居城市研究与评价》,《资源与环境》2004 年第 1 期。

［4］ 谢剑峰:《苏州市健康城市指标体系研究》,硕士学位论文,苏州大学,2005。

［5］ 周向红:《加拿大健康城市实践及其启示》,《公共管理学报》2006 年第 3 期。

［6］ 范柏乃:《我国城市居民生活质量评价体系的构建与实际测度》,《浙江大学学报》(人文社会科学版) 2006 年第 4 期。

［7］ 陈昌盛、蔡跃洲:《中国政府公共服务:基本价值取向与综合绩效评估》,《财政研究》2007 年第 6 期。

［8］ 余宏:《上海城市居民生活质量研究》,博士学位论文,上海大学,2008。

［9］ 于海宁、成刚、徐进、王海鹏、常捷、孟庆跃:《我国健康城市建设指标体系比较分析》,《中国卫生政策研究》2012 年第 12 期。

［10］ 杨敏:《城市宜居性研究与评价》,硕士学位论文,重庆师范大学,2012。

［11］ 李香者:《城乡公共服务一体化问题研究》,博士学位论文,河北农业大学,2012。

［12］ 武占云、单菁菁、耿亚男:《中国城市健康发展评价》,《区域经济评论》2015 年第 1 期。

［13］ 吴忠民:《社会稳定:中国改革和发展的必要前提》,《科学社会主义》2003 年第 1 期。

［14］ 徐俊兵、宋瑛、罗昌财:《福建县域基本公共服务均等化研究——基于泰尔指数法》,《泉州师范学院学报》2016 年第 6 期。

［15］ 常忠哲、丁文广:《区域差异对民政基本公共服务均等化的影响研究——基于省际数据的实证分析》,《桂海论丛》2016 年第 2 期。

［16］ 严雅娜、张山:《社会保障地区差距测度和影响因素的实证分析——基于 2004 ~ 2013 年省级面板数据》,《经济问题》2016 年第 10 期。

［17］ 原珂、沈亚平、陈丽君:《城市社区基本公共服务质量评价指标体系建构》,《学习论坛》2017 年第 6 期。

［18］ 王郁、魏程瑞、戴思诗:《城市公共服务承载力评价指标体系及其实证研

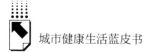
究——以上海十城区为例》，《上海交通大学学报》（哲学社会科学版）2018
年第 2 期。

［19］叶来恩、齐亚楠、任慧：《内蒙古城乡基本公共服务均等化水平指标体系构建
及评价研究》，《内蒙古统计》2018 年第 5 期。

［20］缪雯纬、林樱子、彭翀：《长江经济带城市健康发展评价及优化策略》，《城
市与区域规划研究》2018 年第 4 期。

B.4
城市健康生活环境评价

莫国民　韩亚茹*

摘　要： 城市环境与居民的健康生活质量息息相关，基于城市居民视角科学评价城市环境状况，对于提高居民健康生活水平具有重要意义。本报告阐述了城市环境的概念、重要性以及城市环境评价的意义，在借鉴国内外现有评价指标的基础上，从城市生态环境质量、城市污染治理状况及城市排水基础设施三个方面选取 8 个指标，构建了我国城市居民健康生活环境评价指标体系，对全国 289 个城市环境健康状况进行评价，并对评价结果进行了深度分析。

关键词： 城市环境　健康生活　基础设施建设

一　环境的内涵

世界卫生组织专家委员会认为，"环境"是"在特定时刻由物理、化学、生物及社会的各种因素构成的整体状态，这些因素可能对生命机体或人类活动直接或间接地产生现时的或远期的作用"。而《中华人民共和国环境保护法》所称的环境，是指影响人类生存和发展的各种天然的和人工的自然因素的总体，包括大气、水、海洋、土地、矿藏、森林、草原、野生动

---

* 莫国民，上海健康医学院科技处处长，主要从事医学电子仪器研究；韩亚茹，浙江工商大学管理工程与电子商务学院硕士研究生，主要从事技术经济、科技评价等领域的研究。

物、自然遗迹、人文遗迹、自然保护区、风景名胜区、城市和乡村等。环境又可以分为自然环境和社会环境两类。自然环境包括大气、水、土壤、各种矿物资源、光、热等非生物因素和植物、动物、微生物等生物因素，非生物因素又是人类和其他生物赖以生存的物质基础。社会环境是由人为条件所造成的环境，它以自然环境为基础，包括经济关系、道德观念、文化风俗、意识形态、法律关系等。社会环境是人类精神文明和物质文明的一种体现，随着人类社会的发展不断进行丰富和演变。当然，自然环境和社会环境二者不是孤立存在的，而是互相有着密切联系，相互作用和相互影响。

随着社会分工的不断推进，农业与手工业和商业逐渐分离，商人和手工业者对土地不再依赖，他们更趋向于到有利于加工业和贸易业发展的交通便利之处聚居，因此形成了现代意义上的城市。在人类文明发展的历程中，原有的自然环境得以改变，出现了紧密排列的高楼大厦、宽广平坦的机动车道以及精心设计的休闲娱乐场所，逐渐形成现代化特点明显的人为改造环境。随着城市化进程的不断推进，城市环境的概念被提出，与我们所认知的环境无异，城市环境同样包括天然的自然环境和人为参与的社会环境，作为基础的自然环境在很大程度上决定了城市的用地形态、用地布局、建筑结构等各个方面。城市社会环境也是依托自然环境建立起来的。简而言之，城市环境具有结构复杂、生态脆弱、资源性和价值性以及密集性共存的特点。结构复杂是指城市环境是一个地域综合体，根据区域中心事物的差异可以将其划分为居民生活居住环境、工业生产环境、商业环境等，其下根据具体的用途还可以细分出更多的区域。此外，随着城市的发展，城市环境内部结构日趋复杂，城市功能愈加丰富，各种功能与环境之间的联系逐渐倾向复杂化。生态脆弱是指城市自然环境极易出现污染状态，密集的人口、建筑物、交通等改变了自然环境的结构和性能，导致土壤板结面积增大，绿色植物和分解者减少，这些都使得城市环境的自我调节能力变差，极易出现环境污染。资源性和价值性是指城市中自然环境为居民生产生活提供了基础资源，社会环境的建设使城市变得更有价值、居民生活更完善。密集性是指城市作为人口最集中、社会经济活动最频繁的地方，具有人口密集、房屋密集、交通密集、资源密集等众多特征。在城市发展过程中，过度开发资源、忽视环境保护都将会破坏环境的原有结构和性能，从而导致环境恶化，城市发展停滞不前甚至倒退。

二　环境是居民健康生活的重要基础

环境质量与居民健康生活的议题得到政府的高度关注。《"健康中国2030"规划纲要》中提出，加强影响健康的环境问题治理，深入开展大气、水以及土壤方面的防治工作。首先，以提高环境质量为核心，推进防范控制、治理工作并举，实行环境质量目标考核，实施最严格的环境保护制度，切实解决影响广大人民群众健康的突出环境问题。比如完善重度及以上污染天气的区域联合预警机制，全面实施城市空气质量达标管理，以促进全国城市环境空气质量明显改善。其次，推进饮用水水源地安全达标建设，加强饮用水水质安全管理。最后，开展国家土壤环境质量监测网络建设及污染土壤治理与修复，一方面深入推进大气、水、土壤污染防治，另一方面也要做好工业污染的达标排放工作。全面实施工业污染源排污许可管理，推动企业开展排污信息公开，建立排污台账，实现持证按证排污。同时也要积极引进、研发高技术，加快淘汰高污染、高环境风险的工艺、设备与产品，特别要以钢铁、石化等重工业为重点，推进行业按标排放。环境是人类生存的基础，必须逐步建立健全环境与健康管理制度，为人类的可持续发展提供良好的基础。

环境与健康不仅是政府的热点议题，也是所有环境工作者最为关注的核心话题，他们深耕于这个领域，为我们在环境与健康管理工作方面提供了非常有价值的参考。1973年罗扎卡在其专著《生态心理学：重建地球，治愈心灵》中指出，精神健康、行为环境与自然之间有着密切的联系。生态心理学把环境危机看作一种心理危机，心理不健康是很难积极对待生态环境保护和生态文明建设的，进而导致整个生态系统的失衡，反过来，整个生态系统的失衡又会影响心理健康。早在1948年，社会因素就作为影响人体健康

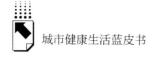

状况的主要因素被明确写入《世界卫生组织宪章》之中："卫生部门需要与农业、教育、住房和社会福利等多部门协作，探讨社会政治环境对健康的影响，以促进健康状况的发展。"美国威斯康星大学医学院拉塞尔博士提出新的人口健康理念，他认为，人口健康与多种因素都有联系，除却疾病因素，还包括社会福利、生活环境、人体机能。根据新的理念，建立了人口健康信息学，以此研究生活环境与人口健康的相关问题。健康与环境息息相关，良好的生产生活环境不仅对居民身体健康有直接的益处，还可以带来心理上的愉悦感，最终与身心状态达到良性循环。目前关于环境与健康比较成熟的理论主要有环境卫生学、环境医学、环境心理学。

（一）环境卫生学理论

环境卫生学是研究自然环境、生活环境与人群健康关系，揭示环境因素对人体健康的影响形成和作用规律的一门科学。环境卫生学以人类及其周围的环境为研究对象，包括多种环境介质和环境因素。具体来讲，环境介质是指大气、水、土壤以及包括人体在内的所有生物体，通常以气态、液态和固态三种物质形态存在。环境介质的运动可以携带污染物向四周扩散，例如土壤中的氰化物既可以渗漏至地下水，又可以挥发到大气中。而环境因素通过环境介质的载体作用，或者直接参与环境介质的组成，对人体产生影响。总而言之，人体暴露在污染物环境下是多种环境介质综合作用的结果。环境卫生学的研究内容则可以概括为三个方面。一是研究环境与健康关系的基础理论，例如采用先进的生物技术，研究污染物在细胞水平、蛋白质水平及基因水平上的相互作用，这有助于揭示某些与环境污染相关疾病的致病原因、致病机制和人群个体易感性和耐受性的差异。二是研究环境因素与健康的确证性，即人类健康与环境因素、个体易感性质和年龄紧密相连，各种环境因素对人体健康状况的影响程度复杂不一，某些因素的频率、浓度不同，对人体健康的反应也不同。因此在研究环境因素对人体健康影响的同时，要考虑多种情况的联合作用，甚至还有近期效应和远期效应，确证环境因素与健康的关系。三是创建和引进环境卫生学研究的新方法、新技术，这对于揭示环境污染对健康危害的内在本质具有重要的价值。

环境卫生学的研究内容充分阐释了环境因素对人体健康的影响作用巨大，开展相关研究对我们深入思考环境与健康的关系意义重大。

（二）环境医学理论

20世纪50年代以来，重大环境问题在世界范围内频发，如英国伦敦烟雾事件、美国洛杉矶光化学烟雾事件、日本痛痛病事件等，由环境引发的问题和疾病严重威胁到人类健康甚至生命，这也引起了人们对由环境污染所导致的健康问题的高度重视。70年代以来，学者们对环境污染与人体健康展开了更深入的研究，因此由环境卫生学中又产生了一个新的分支学科——环境医学。环境医学主要研究环境与人体健康的关系，特别是研究环境污染与破坏的健康效应，包括探索污染物在人体内的动态和作用机理，查明环境致病因素和致病条件，阐明污染物对健康损害的早期反应和潜在的远期危险。环境医学研究表明，环境要素（空气、水、土壤等）的成分和比例改变超越了人类生理调节的范围，进而引起人体生理、生化功能的改变，甚至产生了病理性反应，这类环境要素则称为环境致病因素，根据其属性，又可分为物理性、化学性和生物性三大类。分析不同性质的环境致病因素，可有效缓解、预防环境问题。自环境医学产生以来，又细分了更多的分支学科，如环境毒理学、临床医学检查、环境流行病学、健康危险度评价，这些都推动了环境医学的进一步发展。

环境医学就环境卫生学的研究内容进行了更深入的研究，说明因环境引发的问题不容小觑，一个良好的环境是人体健康的基础。

（三）环境心理学理论

环境心理学是一门研究人与环境相互作用关系的学科。随着社会的发展，城市化过程将居住区聚集到一起，为管理者提供了管理便利，但是对于个体来讲，居民丧失了与自然接触的机会。同时由于社会结构的转变，城市居民的生活方式也发生了变化，公路、铁路等道路网络四通八达，为居民出行提供了极大的便利，但是当驾驶者遇到交通堵塞、泊车困难，就会体验到城市化并非都是优点，而与车辆保有量同样增加的还有汽车尾气排放的大气污染物。在实际生产生活中，人们还会遇到自然资源的无节制开发、农业化肥的滥用等，这些现象直接破坏了原有的自然景观和生态平衡，对人体健康也有巨大的危害。环境发生剧变，但却未意识到心理与社会之间需要一种平衡。目前环境心理学主要有两种理论模型，"人—环境适应性模型"和"人—环境交互作用模型"。前者认为个人与环境之间适应度越高越有利于身心健康，感知的不相适应则会产生心理和身体上的紧张，对人体健康造成损害。适应性强调个人必须积极响应和适应环境不断变化的要求，对于环境来说，也必须及时积极地进行调整和转变，以迎合个体需求。后者则认为人与环境是一个不可分割的整体，人类经常在无意识的情况下改造或者破坏环境，反过来又会做一系列有意识的环境保护工作，以此调节个体心理需求，寻找更惬意的生活方式。

环境心理学的相关研究说明了环境与人类心理的相互作用，健康的生活环境更有利于健康心理的产生，从而促进居民健康生活。

面临环境污染日益严重的现状，我们必须做到以环境承载力为基础、以遵循自然规律为原则，合理利用有限的资源，努力维持生态平衡。在生产过程中对污水、废弃物、废气等的达标排放加强管理，提高各项资源的利用率。在生活中，也要加强对生活污水、垃圾的处理。通过多方努力，逐步建设生态文明城市、绿色城市、和谐城市，使居民获得健康舒适的生活环境，提高生活质量。

三 城市健康生活环境评价的意义

随着城镇化进程的加快，城市逐渐成为人类生存的主要场所，针对城市健康生活环境的议题也一直得到学者们的高度关注。英国学者本杰明·沃得·理查森建立了第一个健康城市模型，该模型的城市中拥有低密度的土地开发利用、发达的公共交通、充足的公园绿地、良好的饮用水供应和污水处理系统等一系列健康生活的条件。在城市规划中，加拿大学者查尔思·豪杰茨指出，"与其说城市美化倒不如说城市健康是我们的目标"。一个良好的城市生活环境是居民健康生活的基础，以此来评价城市健康生活环境，无论对城市基础建设的加强，或是环境保护相关措施的制定，都具有良好的参考价值，对于这些城市建设问题加以积极改善，人民生活方面的舒适度和幸福感也会随之提升，并有利于社会稳定性的维持。

第一，有利于城市环境保护基础设施建设的加强。对城市来说，环境保护基础设施是城市发展的基础，环境的良好发展保证了城市发展的顺畅，三者互相促进。基础设施的建设是城市的发展必备，为城市发展提供了足够的能量，如果不能够做到保护环境，则城市发展进程缓慢，也会随之影响城市发展的其他方面，可以说环境问题是至关重要的因素。当前城市发展的通病在于速度过快，对人民的生活环境并没有过多关注。对城市环境健康进行综合评价，可以更好地发现该城市发展的缺口或短板，凸显被忽视的方面。不仅如此，城市环境的承载力也大致呈现，这可以帮助我们更好地建设城市。相关研究结果表明，有针对性地对城市发展的问题一一解决，制定有效的计划和措施，可以更好地促进环境发展和城市建设保护。对城市环境保护的加强是时代进步的必要要求，也是时代进步的象征，在保证城市健康稳定发展，实现现代化进程的同时，最大限度地避免破坏环境，实现可持续性发展，为广大城市居民提供舒适的环境，更好地保障城市的发展和运转。

第二，可以作为城市制定相应环境政策以及环境保护措施的参考依据。对城市而言，环境管理系统的行动是根据相应政策和保护措施做出反应的，因此相应政策和措施是十分重要的，需要大量的人员、资源方面的支持，耗时较长。通过对比 289 个城市的相关环境健康水平，可以明显看出不同城市的优缺点。筛选出 50 强城市，其当前的发展水平以及相应调查数据，具有良好的参考性，为其他城市环境相应政策和环保意见提供依据，这种数据支持能够更好地提升工作效率，大大加快政府实现城市环境改善的步伐。

第三，从生活、工作多方面提升居民舒适感，重点维护社会稳定性。人们的舒适感除经济方面的提升外，更重要的是要保障身体健康、心理舒适。

客观来讲,人们健康生活的保障中颇为重要的一点就是良好的环境,这一点无论是环境卫生学理论还是环境心理学理论,都或多或少地对此进行说明。当下社会的稳定性是一个综合性指数,包括飞速发展的经济水平,也包括人们生活与大自然的统一和谐,确保人们在生活上水平优质、感官舒适、心理积极健康,创造更多价值。综合性地评价城市环境,能够更全面地对其中存在的问题进行剥离,更有参考性地对城市进行改造建设,更有利于维护当下社会稳定性。

四　评价指标体系构建与数据选取

(一)城市健康生活环境评价体系

近年来,对人居环境评价指标体系和方法的研究越来越多,但目前还没有形成一个固定统一的标准。根据大量的文献查询结果,对已有的研究成果进行汇总,我们选取了一些权威机构组织所制定的具有代表性的评价指标体系。

(1)世界卫生组织城市评价指标体系中环境评价指标包括空气污染、水质、生活垃圾处理率、绿地面积、工业废气点处理、运动休闲设施、行人专用区、自行车道、公共交通可及性、公共交通覆盖范围、生活空间。

(2)我国生态环境部每年所公布的《中国生态环境公报》中关于城市空气质量评价的指标包括二氧化硫、二氧化氮、可吸入颗粒物、细颗粒物、一氧化碳和臭氧。

(3)国家卫生健康委员会发布《全国健康城市评价指标体系(2018版)》,该指标体系包括5个一级指标、20个二级指标、42个三级指标,其中一级指标主要有健康环境、健康社会、健康服务、健康人群、健康文化5个建设领域,健康环境下细分为环境空气质量优良天数占比、重度及以上污染天数、生活饮用水水质达标率、集中式饮用水水源地安全保障达标率、生活垃圾无害化处理率、公共厕所设置密度、无害化卫生厕所普及率(农村)、人均公园绿地面积、病媒生物密度控制水平、国家卫生县城（乡镇）占比。

（4）国家卫生城市评价指标体系里环境水平评价指标包括生活垃圾无害化处理率、生活污水集中处理率、建成区绿化覆盖率、城中村环境综合整治、水质、"四害"密度、城市道路亮化率。

（5）住建部中国人居环境奖参考指标体系包括13个定量指标和32个定性指标。其中定量指标包括城市人均住宅建筑面积、城市燃气普及率、采暖地区集中供热普及率、城市供水普及率、城市污水集中处理率、城市污水处理回用率、城市人均拥有道路面积、城市万人拥有公共交通车辆、城市绿化覆盖率、城市绿地率、城市人均公共绿地面积、城市中心区人均公共绿地面积、城市垃圾粪便无害化处理率。

（6）北京国际城市发展研究院发布中国城市生活质量评价体系。在2005年对100个城市生活质量进行评价，正式编制了"中国城市生活质量（CQOL）指数"，从衣、食、住、行、生、老、病、死、安、居、乐、业12个方面构建出相对全面的生活质量评价体系，对全国287个地级及以上城市的居民收入、消费结构、居住质量、交通状况、教育投入、社会保障、医疗卫生、生命健康、公共安全、人居环境、文化休闲、就业概率12项评估子系统进行了量化分析。其中人居环境子系统选用人均绿地面积和生活垃圾无害化处理率为核心指标。

（7）中国社会科学院发布的《公共服务蓝皮书》，关于城市环境健康这一块内容，选用了5个二级指标，包括财政收入、大气环境、水环境、市容环境、满意度。其中大气环境包括可吸入颗粒物日均值、空气质量适宜指数、问卷形式的空气质量调查表，水环境包括城镇生活污水处理率、工业废水排放达标率，市容环境包括工业固体废物综合利用率、人均绿地面积、生活垃圾无害化处理率。

（8）中国社会科学院发布的《城市蓝皮书》，健康环境这部分内容选用了环境质量、生态绿地、资源利用这三个二级指标。其中环境质量包括空气质量（API）达到和优于二级天数、城镇生活污水集中处理率、工业废水排放达标率，生态绿地包括人均公共绿地面积、建成区绿化覆盖率，资源利用

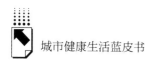

包括生活垃圾无害化处理率、工业固体废物综合利用率。

我国学者具有代表性的研究成果如表1所示。

表1 国内学者采用的环境健康评价指标

作者	论文	指标
宁越敏、查志强(1999)	大都市人居环境评价和优化研究——以上海市为例	总悬浮微粒、二氧化硫浓度、城市污水处理率、工业废水处理率、绿化覆盖率、人均公共绿地面积、环保资金占GDP比重
刘颂、刘滨谊(1999)	城市人居环境可持续发展评价指标体系研究	人均公共绿地、绿地覆盖率、地表水有机污染物A值、大气二氧化硫浓度、噪声达标率覆盖率、生活垃圾无害化处理率、城市生活污水处理率
李雪铭、姜斌(2002)	城市人居环境可持续发展评价研究——以大连市为例	人均公共绿地面积、污水处理率、区域环境噪声平均值
叶长盛、董玉祥(2003)	广州市人居环境可持续发展水平综合评价	建成区绿地覆盖率、市区人均公共绿地、市区烟尘控制区覆盖率、噪声控制区覆盖率、工业废水处理率、工业废渣综合利用率、工业废气处理率
周媛(2004)	长春市城市遥感评价研究	土地利用变化速度、森林覆盖率、林地面积比例;人工环境包括二氧化硫含量、总悬浮颗粒含量、一氧化碳含量、氮化物含量、城市人口比例、人口自然增长率、农民人均收入、科技进步贡献率、专业技术人才比例
周志田(2004)	中国适宜人居城市研究与评价	人均园林绿地面积、绿化覆盖率、城市生态盈余
胡武贤、杨万柱(2004)	中等城市人居环境评价研究——以常德市为例	建成区绿色覆盖率、人均公共绿地面积、道路清扫保洁面积、污水处理率、生活垃圾无害化处理率、工业废渣综合利用率、工业废水排放达标率、空气中TSP量、空气中二氧化硫含量、空气中二氧化氮含量
贾向琳(2007)	居住区生态环境评价指标体系研究	空气污染指数、饮用水水质、地表水水质、昼夜声环境、日照时数、人均绿地面积;人工建设系统指标包括土地、能源、水设施、交通、通信
曹新向、苗长虹(2010)	休闲城市评价指标体系及其实证研究	城市气候环境舒适度、城市大气环境质量优良率、城市环境噪声达标区覆盖率、城市生活垃圾无害化处理率、城市工业废水排放达标率、城市人均公共绿地面积、建成区绿化覆盖率

作者	论文	指标
高航、李雪铭（2013）	休闲城市人居环境评价研究	人均公共绿地面积、建成区绿化覆盖率、空气质量达到二级以上天数占全年比重、人均居住面积、城市建设用地占市区面积比重
胡炜（2014）	城市环境健康风险因素指标体系研究	全年空气质量良好天数的比率、大气 TSP 平均值、城市水域功能区水质达标率、生活垃圾分类处理率、垃圾日常日清率、道路清扫保洁率、城市生活污水集中处理率、城市环境噪声平均值、交通干线噪声平均值、区域内工业固体废物综合利用率、区域内工业废水处理率、危险物处置率、汽车尾气达标排放率、人均公共绿地面积
刘承水（2016）	基于二维向量结构指标体系的北京城市评价	全年空气质量优良天数占比、二氧化硫浓度、二氧化氮浓度、可吸入颗粒物浓度、主要污染物排放总量削减比率、集中式饮用水源地水质达标率、城市水环境功能区水质达标率、区域环境噪声平均值、噪声达标区覆盖率、城市人均绿地面积、绿地率、林荫路推广率、城市人均公园绿地面积、万人拥有城市公园指数、绿化覆盖面积中乔木和灌木所占比例、公园绿地服务半径覆盖率、公园绿地规范化率、公园绿地养护达标率、生活垃圾无害化处理率
王云（2017）	安徽省城市人居环境品质综合比较与发展策略研究	人均公园绿地面积、建成区绿地覆盖率、工业废水排放达标率、工业固体废弃物综合利用率、城市污水处理厂集中处理率、空气质量优良率、城市地表水质达标率、城市区域噪声平均值
陶亚军（2017）	我国城市环境评价	可吸入颗粒物、二氧化硫、二氧化氮、城市污水排放量、废气排放量、烟尘排放量、工业固体废物排放量、城市绿化覆盖面积、空气质量达到二级以上天数
邓玲、王芳（2017）	共享发展理念下城市人居环境发展质量评价研究——以南京市为例	建成区绿化覆盖率、人均公共绿地面积、空气质量优良率、区域互不干涉噪声平均值、固体废物综合利用率、城市生活污水处理率、生活垃圾粪便无害处理率、人均道路面积、人均住宅建筑面积、人均生活用电量、家庭燃气普及率、各级各类学校教学及辅助用房建筑面积、每万人拥有医院床位数、人口密度、人均 GDP、人均可支配收入、每万人拥有医生数量、第三产业占 GDP 比重、住宅投资占固定资产投资比重、年入境旅游人数
龙瀛、李苗裔、李晶（2018）	基于新数据的中国人居环境质量检测：指标体系与典型案例	城市建成区绿化覆盖率、人均公园绿地面积、城市建成区绿地率、城市建成区公园绿地供需比、城市建成区公园绿地标准服务半径覆盖率、城市街道绿化率、PM2.5 超标天数、人口暴露风险及敏感人群比例、垃圾填埋场影响范围覆盖率、垃圾填埋场影响敏感人群比例、垃圾填埋场影响敏感单位比例

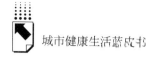

（二）城市健康生活环境评价指标体系构成

人类赖以生存的环境因素包括新鲜的空气、洁净的饮用水、安全的食物，这些物质可以帮助我们与外界进行能量交换，增强身体机能。在我们所处的环境中，包括了城市原有的自然环境以及在发展过程中逐渐形成的其他环境条件，无论是早期存在的，还是后期形成的，只有良好的城市环境才是居民健康生活的基本保障。综合考虑环境的影响因素和国内外文献对于健康环境评价指标的研究，建立城市健康生活环境评价指标体系，包含城市生态环境质量、城市污染治理状况和城市环境基础设施3个二级指标，以及建成区绿化覆盖率、万人均园林绿地面积等8项三级指标。

1. 城市生态环境质量

城市生态环境是一个复杂的综合体，首先包含了城市形成之初所依赖的原有自然环境，而后经过长期发展，逐步形成的人工环境。居民生产生活离不开环境的支持，生态环境质量是影响健康环境的核心要素，良好的生态环境能够使居民身体健康、心情愉悦。生态环境的高质量建设离不开园林绿地和公园的贡献，其外在表现为市容市貌。因此对于城市生态环境质量，我们从上述两个角度阐述其对居民健康生活的影响。

其一，公园、园林绿地对城市环境的保护是至关重要的，它们的存在能够净化空气、优化土壤、吸取部分有害物质。尤其是绿色植物，对空气中大量的粉尘、有害气体等，都有良好的吸收净化作用，甚至吸收掉土壤中的不良成分，可以说绿色植物是环境的小型净化器，能够及时方便地清理环境中的杂质和污染成分。其二，公园、园林绿地对小气候也具有改善作用。绿色植物对热量有一定的吸收作用、为城市居民带来清凉安逸的环境。能够通过自身的代谢起到降温或保温作用，尤其在夏天能更好地感受到这一点，绿植丰富的区域都会格外清爽。不仅如此，公园等地还可以涵养水源、防风固沙等，提升整体环境质量，增进居民生活舒适感，使得大家身心健康，生活质量也大大提升。其三，公园、园林绿地对环境有美化作用。城市的生态平衡需要城市绿色环境保持，这是城市建设的起始点，也是建设基础，既能做到城市环境可持续发展，又能保持居民生活舒适，城中有园，保持人与自然和谐发展、共同进步。

对城市而言，市容是其直接外在表现，它代表的层面不仅是城市环境水平，在一定程度上也是城市经济发展的体现。作为城市发展的基础建设，市容环境对于居民生活健康发展也是至关重要的。首先，良好的市容环境为居民的生活工作提供了舒适的空间，直接关系居民生活质量和生活水平，也反映出大家的日常生活习惯、城市素质。可以说，城市居民的生活水平、素质与市容环境是相互影响的，要提升居民的生活素质，必须保持良好的市容环境，保持共同进步。其次，市容是城市的环境象征，良好的城市面貌能大大提升城市的竞争力。市容环境从整体上提高城市竞争力，也为居民带来更高水平的生活环境，它直接或间接地支持城市的进步与发展，是社会进步中必要的一部分，是基础发展也是重点关注对象，最终为人民和城市创造出更好的发展前景。

2. 城市污染治理状况

污染控制不仅是健康环境的一部分，而且是直接影响居民健康生活的重要因素。完善的城市环境治理系统是保护民众良好生活的底线。如果没有值得信赖的污染治理方式，我们呼吸着不干净的空气，饮用有污染的水等，身体健康便不能得到保障。从更加广泛的一面可以看到，我们生存所面临的环境问题主要有大气、水、土壤以及噪声等。

其一，大气环境与人体健康息息相关。2016 年，北京大学公共卫生学院研究人员吴少伟在第九届中国环境与健康宣传周举办的全国环境与健康研讨会上说，短期（几天）的空气污染会导致高血压、心率异常、急性心肌梗死、中风和心血管疾病甚至死亡等，长期暴露在空气污染中会导致心血管疾病、动脉粥样硬化、高血压等。我们现在所生存的城市中，完全没有污染的大气环境是不存在的，在污染程度很低的大气环境中，正常情况下对人的身体将不会造成意外的伤害，但在那种大气污染的环境中长时间生存，就会对生命健康造成无法弥补的伤害。例如，医学上大量数据表明，许多的慢性呼吸系统疾病或者呼吸疾病的连续复发都与大气环境的恶化有紧密的关系，较低浓度的大气污染物也会对支气管产生副作用，降低呼吸道的免疫力，降低人体的呼吸能力，最终导致许多呼吸道疾病。数据显示，近年来，中国城市居民的肺癌发生率与往年相比有明显增加，城市居民的肺癌发生率高于郊区居民。这些是由长时间作用于人体的空气污染引起的。还有一些特殊的情况，比如说化工厂的有害气体泄露，会在极短时间内充斥到大气环境中，当人们呼吸到较高浓度的有毒气体时，就会导致急性中毒，病情较轻的患者需要在医院进行治疗，病情严重的患者极有可能危及自己的生命。我们不能没有空气，因此空气污染控制对城市的健康是必不可少的。

其二，水环境与人体健康密不可分。众所周知，我国人口庞大，密集的人口特征加上快速发展的工业进程使得个人和企业对水的需求量暴增，随之产生的则是大量的生活废水和工业废水，处理稍有不当，就会造成河流污染。更有数据表明，我国国内大部分河段的水质都没有达到饮用水的标准。当然除了废水外，也有不少的工业废料产生，并随着污水排入河流，造成污染。没有洁净的饮用水将直接影响人的身体健康，此外通过食物链富集效应，产生的有毒物质最终流入人体，引发各种疾病。被污染的水源用来灌溉土地，容易造成土地板结，土壤质量下降，农作物有害物质积累。最常见的是水体富营养化，这都是由于生活污水的随意排放，给藻类植物提供了疯狂繁殖的条件。每个生物体的生存都离不开水的滋养，治理水污染是促进城市健康发展的重要方面。

其三，土壤环境对人体健康有着不可忽视的影响。有句古话"万物土中生"，足以说明土地对于宇宙万物的作用。简单来讲，我们大部分的能量来源都是直接或者间接来自土壤，土壤可以种养粮食，粮食通过一系列流程，最终到达人体，可以说健康的身体是依附于土壤质量的。但是全世界人口的剧增，带来了粮食供给的压力，人类开始聚焦于各种可以增加粮食产量的方法，不断加大农药和化肥等各种化工产物的投入，过度利用土地，这导致土地污染快速加重。污染后的土地性质恶化，功能失调，轻则减产，重则富集有害物质危害人体。不得不说的是，土壤与地下水紧密相通，土壤污染又间接造成水污染，再加上物理气象，循环到大气，影响大气环境。故土壤污染是亟待解决的重大问题，理应成为城市健康建设的重点。

其四，声环境与人体健康紧密相连。《老残游记》说过"只觉人耳有说不出的妙境，五脏六腑里像熨斗熨过，无一处不伏贴；三万六千个毛孔，像吃了人参果，无一个毛孔不畅快"。耳朵作为我们人体最重要的器官之一，是听觉的唯一感官，通过耳朵，人体可以听到美妙的歌声、悠扬的曲调，但是同时也逃脱不了噪声的污染。噪声对人体的危害不容小觑，对人体最直接的伤害是听力下降甚至丧失。人体进入强噪声环境中，一段时间后，就会感觉到双耳不适，甚至会出现头痛耳鸣的症状，而离开这样的环境转到安静的地方，这种感觉会慢慢消失，形成听觉疲劳状态。但是长期暴露在强噪声环境中，可能会导致内耳器官病变，造成永久性耳聋。除了对人体听力造成损害，噪声还能诱发多种疾病，噪声通过听觉器官作用于大脑中枢神经系统，对全身器官产生影响。有研究表明，高噪声环境下，高血压、动脉硬化和冠心病的发病率要高 2 ~ 3 倍。此外，噪声对人的睡眠影响极大，严重降低睡眠质量，在嘈杂的环境下工作，很难使人集中注意力，影响工作效率，差错率也会上升。可见，噪声不只对人的身体健康有不利的影响，同样会对心理健康造成伤害。因此，为了营造良好的生活环境，城市健康建设应加强噪声污染的治理。

3. 城市环境基础设施

城市公用设施的重要组成之一是城市排水系统，排水管道以及污水处理城市排水系统这两部分组成了城市排水系统，可以使污水与雨水分流。排水管道在收集了城市生产和生活过程中产生的污水后，经由处理，当符合排放标准后，排放后的污水会排入河流或者进行回收利用；雨水则会经由管道直接排入就近的河流。在城市排水系统的诸多任务之中，其中为达到保护环境和方便市民出行的目的，就是处理好城市污水和保证雨水排出通畅。

在 2015 年曾有学者提出"考虑到很多城市都比较注重地面的环境情况，对于地下工程可能出现很多漏洞"，这句话被收录在中国社会科学院发布的

"中国城市竞争力蓝皮书"中。日常的生产生活中如遇到雨涝灾害，则会给工厂生产带来影响，也会给市民的出行带来不便，然而近年来通过数据观察发现，不论是首都北京还是深圳、武汉、杭州，很多城市都因城市排水系统不足发生了雨涝灾害。雨涝灾害的产生受到诸多因素影响，其中除了城市排水的基础设施存在不足，雨水排泄不及时的原因，还有一个重要原因是我国在城镇化发展的过程中，对地区原有自然生态调节能力进行了改变。城市在工厂生产过程中产生的工业废水以及在居民的生活过程中产生的生活污水，经过城市排水工程的一番处理，可以达到保护环境的目的，在经济建设的过程中，通过减少污染来达到保护环境的目的，这是不可避免的。工厂的生产和居民日常的生活都无法离开水，为保障经济正常运行，做好对污水的处理以及回收利用，并且做好对雨水的及时排泄是必要条件之一。工业废水中含有有价值的金属及原料，因此也可以说，污水也是有价值的，合适的排污方法会大大降低企业运行成本从而达到提升经济效益的目的。城市环境表现的重要因素之一便是城市排水基础设施，要想使城市的环境质量进一步提高，对城市排水基础设施建设加大投入进行改进是十分必要的。

8个三级指标解释如下。

（1）建成区绿化覆盖率：城市内绿化总面积占城市建成区面积的比值。

（2）万人均园林绿地面积：城市每万人拥有的公园绿地面积。

（3）工业固体废物综合利用率：工业处置固体废物的综合利用量占工业固体废物量总量的百分比值。

（4）城市污水处理率：经污水处理厂处理的城市污水量占城市排放污水总量的百分比值。

（5）生活垃圾处理率：经处理的城市生活垃圾量占城市生活垃圾总量的百分比值。

（6）二氧化硫排放量：排放的二氧化硫量与全市面积的比值。

（7）工业粉尘排放量：工业粉尘排放总量与全市面积的比值。

（8）万人均排水管道长度：城市每万人拥有排水管道长度。

环境健康评价的指标体系包括城市生态环境质量、城市污染治理状况和城市环境基础设施 3 个二级指标以及建成区绿化覆盖率、万人均园林绿地面积、工业固体废物综合利用率、城市污水处理率、生活垃圾处理率、二氧化硫排放量、工业粉尘排放量和万人均排水管道长度 8 个三级指标,汇总如表2 所示。

表2 城市健康生活环境评价指标体系

一级指标	二级指标	权重	三级指标	权重
环境健康	城市生态环境质量	0.427	C1-1 建成区绿化覆盖率(%)	0.475
			C1-2 万人均园林绿地面积(公顷)	0.525
	城市污染治理状况	0.324	C2-1 工业固体废物综合利用率(%)	0.208
			C2-2 城市污水处理率(%)	0.112
			C2-3 生活垃圾处理率(%)	0.293
			C2-4 二氧化硫排放量(吨/平方千米)	0.152
			C2-5 工业粉尘排放量(吨/平方千米)	0.235
	城市环境基础设施	0.249	C3-1 万人均排水管道长度(米)	1.000

(三)评价指标数据来源

评价指标原始数据来源于《中国城市统计年鉴2018》、各个省市的统计年鉴以及城市统计公报。

五 城市健康生活环境评价结果

(一)城市健康生活环境评价城市排名

我们根据 289 个地级以上城市的健康生活指数综合得分及排名,将其分为健康生活环境评价 50 强城市及其他城市,同时比较了不同城市、不同省份以及不同区域的差别。50 强城市的具体得分情况如表 3 所示。

表3 城市健康生活环境评价50强城市

单位：分

排名	城市	所属省(区、市)	总得分
1	深圳市	广东省	83.40
2	珠海市	广东省	81.59
3	鄂尔多斯市	内蒙古自治区	81.15
4	威海市	山东省	76.79
5	丽江市	云南省	76.51
6	合肥市	安徽省	74.68
7	北京市	北京市	73.06
8	惠州市	广东省	72.53
9	景德镇市	江西省	72.31
10	烟台市	山东省	71.07
11	三亚市	海南省	70.70
12	滁州市	安徽省	70.54
13	吉安市	江西省	70.29
14	湖州市	浙江省	70.02
15	台州市	浙江省	70.00
16	南通市	江苏省	69.19
17	厦门市	福建省	69.06
18	铜陵市	安徽省	69.02
19	嘉峪关市	甘肃省	68.96
20	黄山市	安徽省	68.89
21	安庆市	安徽省	68.27
22	无锡市	江苏省	68.17
23	东营市	山东省	68.15
24	郴州市	湖南省	68.01
25	青岛市	山东省	67.82
26	广州市	广东省	67.81
27	呼和浩特市	内蒙古自治区	67.51
28	克拉玛依市	新疆维吾尔自治区	67.42
29	乌兰察布市	内蒙古自治区	67.38
30	包头市	内蒙古自治区	67.32
31	滨州市	山东省	67.29
32	承德市	河北省	66.40
33	泉州市	福建省	65.98

排名	城市	所属省（区、市）	总得分
34	苏州市	江苏省	65.97
35	丽水市	浙江省	65.91
36	大庆市	黑龙江省	65.55
37	株洲市	湖南省	65.08
38	芜湖市	安徽省	64.81
39	漳州市	福建省	64.56
40	温州市	浙江省	64.53
41	九江市	江西省	64.35
42	镇江市	江苏省	64.11
43	郑州市	河南省	64.07
44	普洱市	云南省	64.05
45	荆门市	湖北省	63.76
46	蚌埠市	安徽省	63.68
47	德州市	山东省	63.68
48	昆明市	云南省	63.60
49	晋城市	山西省	63.13
50	泰安市	山东省	62.97
平均得分	—	—	68.62

从表 3 中可以看出，排名前 50 的城市的健康生活指数平均得分为 68.62 分，较上年的平均得分 57.89 分有一定程度的上升，50 个城市中健康生活指数得分达到平均分的城市有 20 个，较上年的 14 个增长了 42.86%，而其余 30 个城市的得分则均低于平均分。在所有城市中，得分排在首位的是深圳市，为 83.40 分，而得分排在末位的城市是泰安市，分数为 62.97 分，健康生活环境评价得分最高的城市与得分最低的城市之间相差 20.43 分。从分数分层结构上来看，80 分以上的城市有 3 个，分别为深圳市、珠海市、鄂尔多斯市，处于 70~80 分区间的城市有 12 个，包括威海市、丽江市、合肥市等。70 分及以上的城市共有 15 个，在这 15 个城市中，排在第一位的深圳市与最后一位的台州市相差 13.40 分。70 分以下的 35 个城市中，最高分为南通市的 69.19 分，最低分为泰安市的 62.97 分，两者极差为 6.22 分，分数相对比较均匀。总体来看，50 强城

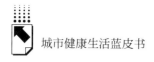

市的环境健康得到了改善。

为了更直白地了解、观察环境发展水平前 50 强城市的省际分布特点，我们绘制如图 1 所示的柱状图。

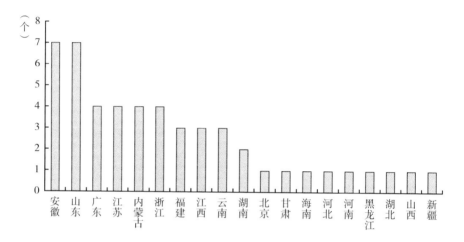

图 1　城市健康生活环境评价 50 强城市的省际分布

从图 1 可以看出，环境发展水平前 50 强城市的省际分布情况，共涉及我国 19 个省份，其中安徽省和山东省拥有的城市数量并列第一，均为 7 个城市，分别占总数的 14%。从两省总的城市数量来看，安徽省有 16 个地级市，山东省有 17 个地级市，50 强的城市分别占二省城市总数的 43.75%、41.18%，可见山东省和安徽省的整体环境较好。处于第二梯队的省份包括广东省、江苏省、内蒙古自治区和浙江省，在 50 强城市中均有 4 个城市上榜，其中广东省有 21 个地级市，50 强的城市占广东省城市总数的 19.05%，相对于拥有 13 个地级市的江苏省、11 个地级市的浙江省和 9 个地级市的内蒙古自治区，虽有同样的城市数量，但是整体差距还是较大。并列成为第三名的省份有福建省、江西省、云南省，均在 50 强城市中占据 3 席。湖南省的郴州市和株洲市位列其中，占据了 2 个名额。北京市、甘肃省、海南省、河北省、河南省、黑龙江省、湖北省、山西省、新疆维吾尔自治区则均有 1 个城市入围。

为了进一步了解环境发展水平前 50 强城市的区域分布情况，我们绘制表格如表 4 所示。

表4　城市健康生活环境评价 50 强城市的区域分布

单位：分

地区分类	主要省(区、市)	代表城市	平均得分
东部	山东、广东、江苏、浙江、福建、北京、海南、河北	威海市、深圳市、南通市、湖州市、北京市、三亚市、厦门市、承德市等 25 个城市	69.23
中部	安徽、江西、湖南、黑龙江、湖北、山西	合肥市、景德镇市、郴州市、郑州市、大庆市、荆门市、晋城市等 16 个城市	67.28
西部	内蒙古、云南、甘肃、新疆	鄂尔多斯市、呼和浩特市、乌兰察布市、包头市、丽江市、普洱市、昆明市、嘉峪关市、克拉玛依市 9 个城市	69.32

从城市健康生活环境评价 50 强城市的地区分布来看，东部地区城市数量最多，涵盖山东、广东、江苏、浙江等 8 个省市，包含威海市、深圳市、南通市等 25 个城市，占据 50 强城市 50% 的比例，这 25 个城市的平均得分为 69.23，略高于 50 强城市的平均得分 68.62。中部地区主要包括安徽、江西、湖南、黑龙江、湖北和山西共 6 个省，城市有合肥市、景德镇市、郴州市等 16 个城市，占据总数的 32%，相对于东部地区来说，城市数量有一定程度的减少，中部地区总体的平均得分为 67.28，低于 50 强城市的平均得分，在东、中、西部三个地区中分数最低。西部地区城市包括鄂尔多斯市、呼和浩特市、乌兰察布市、包头市、丽江市、普洱市、昆明市、嘉峪关市、克拉玛依市 9 个城市，涵盖内蒙古、云南、甘肃、新疆 4 个省区，这 9 个城市的平均得分为 69.32 分，为东、中、西部地区最高。对比三个地区的平均得分，不难看出，城市健康生活环境评价得分一方面体现了不同地区原始自然环境的差异，另一方面也反映了地区经济社会发展的各个层面的不同。再比较三个地区的平均分之差，发现东部地区与中部地区相差 1.95 分，中部地区与西部地区相差 2.04 分，而东部地区与西部地区差距最小，为 0.09分。

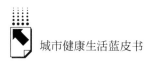

表5 城市健康生活环境评价其他城市

单位：分

排名	城市	所属省(区、市)	总得分
51	马鞍山市	安徽省	62.87
52	银川市	宁夏回族自治区	62.87
53	金华市	浙江省	62.70
54	巴彦淖尔市	内蒙古自治区	62.60
55	日照市	山东省	62.58
56	南京市	江苏省	62.52
57	济宁市	山东省	62.42
58	绍兴市	浙江省	62.42
59	贵阳市	贵州省	62.36
60	河源市	广东省	62.25
61	鹰潭市	江西省	62.19
62	舟山市	浙江省	62.15
63	邢台市	河北省	62.00
64	成都市	四川省	62.00
65	宁波市	浙江省	61.93
66	常州市	江苏省	61.63
67	赣州市	江西省	61.58
68	杭州市	浙江省	61.55
69	江门市	广东省	61.30
70	湘潭市	湖南省	61.23
71	临沂市	山东省	61.17
72	东莞市	广东省	61.14
73	潍坊市	山东省	60.57
74	绵阳市	四川省	60.55
75	福州市	福建省	60.33
76	南昌市	江西省	60.15
77	新余市	江西省	59.63
78	秦皇岛市	河北省	59.58
79	肇庆市	广东省	59.53
80	池州市	安徽省	59.51
81	聊城市	山东省	59.42
82	淄博市	山东省	59.33
83	常德市	湖南省	59.33

排名	城　　市	所属省(区、市)	总得分
84	双鸭山市	黑龙江省	59.25
85	太原市	山西省	59.21
86	辽阳市	辽宁省	59.17
87	张掖市	甘肃省	59.16
88	松原市	吉林省	59.07
89	大连市	辽宁省	59.04
90	怀化市	湖南省	58.96
91	扬州市	江苏省	58.92
92	上海市	上海市	58.89
93	三明市	福建省	58.87
94	天津市	天津市	58.78
95	衢州市	浙江省	58.75
96	通辽市	内蒙古自治区	58.70
97	宜昌市	湖北省	58.62
98	洛阳市	河南省	58.47
99	岳阳市	湖南省	58.31
100	海口市	海南省	58.24
101	盘锦市	辽宁省	58.15
102	北海市	广西壮族自治区	58.02
103	长春市	吉林省	58.00
104	上饶市	江西省	57.98
105	柳州市	广西壮族自治区	57.94
106	淮北市	安徽省	57.64
107	衡阳市	湖南省	57.59
108	廊坊市	河北省	57.28
109	驻马店市	河南省	57.27
110	济南市	山东省	57.27
111	南充市	四川省	57.14
112	乌鲁木齐市	新疆维吾尔自治区	57.10
113	本溪市	辽宁省	57.05
114	抚州市	江西省	56.98
115	焦作市	河南省	56.94
116	拉萨市	西藏自治区	56.86

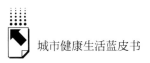

续表

排名	城　　市	所属省(区、市)	总得分
117	榆林市	陕西省	56.75
118	沧州市	河北省	56.71
119	攀枝花市	四川省	56.68
120	阜新市	辽宁省	56.68
121	石家庄市	河北省	56.56
122	呼伦贝尔市	内蒙古自治区	56.44
123	泰州市	江苏省	56.30
124	宿迁市	江苏省	56.29
125	韶关市	广东省	55.79
126	吕梁市	山西省	55.78
127	邵阳市	湖南省	55.51
128	泸州市	四川省	55.32
129	沈阳市	辽宁省	55.24
130	濮阳市	河南省	55.17
131	宣城市	安徽省	55.17
132	金昌市	甘肃省	55.06
133	黄冈市	湖北省	55.04
134	梅州市	广东省	55.00
135	淮安市	江苏省	54.94
136	七台河市	黑龙江省	54.92
137	莆田市	福建省	54.64
138	徐州市	江苏省	54.57
139	邯郸市	河北省	54.55
140	嘉兴市	浙江省	54.52
141	鹤壁市	河南省	54.47
142	佳木斯市	黑龙江省	54.44
143	晋中市	山西省	54.37
144	盐城市	江苏省	54.21
145	西安市	陕西省	54.09
146	长沙市	湖南省	54.03
147	玉林市	广西壮族自治区	54.00
148	赤峰市	内蒙古自治区	53.99
149	新乡市	河南省	53.74

续表

排名	城　市	所属省(区、市)	总得分
150	黑河市	黑龙江省	53.68
151	西宁市	青海省	53.64
152	重庆市	重庆市	53.60
153	南宁市	广西壮族自治区	53.53
154	抚顺市	辽宁省	53.49
155	安阳市	河南省	53.37
156	石嘴山市	宁夏回族自治区	53.28
157	朔州市	山西省	53.27
158	长治市	山西省	53.24
159	汕头市	广东省	53.11
160	淮南市	安徽省	53.05
161	衡水市	河北省	53.00
162	咸阳市	陕西省	52.91
163	云浮市	广东省	52.87
164	随州市	湖北省	52.79
165	酒泉市	甘肃省	52.76
166	保定市	河北省	52.65
167	临沧市	云南省	52.50
168	连云港市	江苏省	52.50
169	平顶山市	河南省	52.44
170	桂林市	广西壮族自治区	52.41
171	龙岩市	福建省	52.41
172	贺州市	广西壮族自治区	52.37
173	佛山市	广东省	52.37
174	襄阳市	湖北省	52.24
175	周口市	河南省	52.23
176	宜春市	江西省	52.19
177	黄石市	湖北省	52.12
178	阳江市	广东省	51.98
179	咸宁市	湖北省	51.97
180	孝感市	湖北省	51.97
181	乌海市	内蒙古自治区	51.89
182	德阳市	四川省	51.81

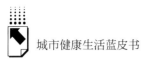
排名	城　市	所属省(区、市)	总得分
183	枣庄市	山东省	51.76
184	宝鸡市	陕西省	51.75
185	忻州市	山西省	51.72
186	兰州市	甘肃省	51.52
187	莱芜市	山东省	51.47
188	商丘市	河南省	51.43
189	三门峡市	河南省	51.22
190	梧州市	广西壮族自治区	51.20
191	来宾市	广西壮族自治区	51.02
192	吴忠市	宁夏回族自治区	50.98
193	武汉市	湖北省	50.90
194	娄底市	湖南省	50.65
195	湛江市	广东省	50.63
196	广元市	四川省	50.59
197	辽源市	吉林省	50.47
198	宿州市	安徽省	50.43
199	渭南市	陕西省	50.43
200	宜宾市	四川省	50.38
201	中山市	广东省	50.16
202	宁德市	福建省	50.12
203	十堰市	湖北省	50.10
204	百色市	广西壮族自治区	49.98
205	葫芦岛市	辽宁省	49.75
206	六安市	安徽省	49.61
207	崇左市	广西壮族自治区	49.57
208	鹤岗市	黑龙江省	49.54
209	通化市	吉林省	49.53
210	南阳市	河南省	49.52
211	平凉市	甘肃省	49.44
212	眉山市	四川省	49.21
213	伊春市	黑龙江省	49.21
214	防城港市	广西壮族自治区	49.16
215	张家界市	湖南省	49.13

续表

排名	城 市	所属省(区、市)	总得分
216	益阳市	湖南省	49.12
217	遵义市	贵州省	49.09
218	玉溪市	云南省	49.06
219	雅安市	四川省	49.03
220	营口市	辽宁省	49.01
221	漯河市	河南省	48.96
222	大同市	山西省	48.95
223	中卫市	宁夏回族自治区	48.70
224	白银市	甘肃省	48.59
225	菏泽市	山东省	48.56
226	唐山市	河北省	48.53
227	铜川市	陕西省	48.46
228	荆州市	湖北省	48.30
229	广安市	四川省	48.26
230	钦州市	广西壮族自治区	48.12
231	固原市	宁夏回族自治区	48.09
232	丹东市	辽宁省	48.09
233	天水市	甘肃省	48.08
234	揭阳市	广东省	48.07
235	张家口市	河北省	48.04
236	锦州市	辽宁省	47.96
237	南平市	福建省	47.73
238	六盘水市	贵州省	47.68
239	鸡西市	黑龙江省	47.65
240	阳泉市	山西省	47.51
241	许昌市	河南省	47.37
242	汉中市	陕西省	47.35
243	延安市	陕西省	47.29
244	运城市	山西省	46.94
245	鞍山市	辽宁省	46.92
246	朝阳市	辽宁省	46.77
247	开封市	河南省	46.74
248	安康市	陕西省	46.70

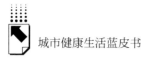
续表

排名	城　　市	所属省(区、市)	总得分
249	自贡市	四川省	46.52
250	萍乡市	江西省	46.51
251	乐山市	四川省	46.13
252	永州市	湖南省	45.72
253	巴中市	四川省	45.36
254	临汾市	山西省	45.24
255	阜阳市	安徽省	45.21
256	亳州市	安徽省	45.14
257	安顺市	贵州省	45.04
258	信阳市	河南省	45.04
259	齐齐哈尔市	黑龙江省	45.02
260	河池市	广西壮族自治区	43.91
261	保山市	云南省	43.64
262	哈尔滨市	黑龙江省	43.43
263	资阳市	四川省	43.23
264	吉林市	吉林省	43.00
265	鄂州市	湖北省	42.57
266	茂名市	广东省	42.29
267	潮州市	广东省	42.27
268	牡丹江市	黑龙江省	41.92
269	清远市	广东省	41.87
270	内江市	四川省	41.55
271	遂宁市	四川省	41.23
272	铜仁市	贵州省	41.09
273	白城市	吉林省	40.87
274	铁岭市	辽宁省	40.85
275	汕尾市	广东省	40.61
276	定西市	甘肃省	39.93
277	贵港市	广西壮族自治区	39.19
278	绥化市	黑龙江省	38.97
279	商洛市	陕西省	38.61
280	四平市	吉林省	38.58
281	曲靖市	云南省	38.35

排名	城　市	所属省（区、市）	总得分
282	昭通市	云南省	37.81
283	武威市	甘肃省	37.61
284	庆阳市	甘肃省	36.76
285	达州市	四川省	36.72
286	白山市	吉林省	35.91
287	毕节市	贵州省	34.25
288	海东市	青海省	33.43
289	陇南市	甘肃省	29.04
平均分	—	—	52.06

从表 5 可以看出，除 50 强城市之外的 239 个城市的健康生活环境发展水平平均得分为 52.06 分，239 个城市中有 127 个城市的健康生活环境得分达到平均分，占总数的 53.14%；而其他 112 个城市的得分均低于平均得分，占总数的 46.86%。从这两个比例来看，我国还有很多城市需要提升环境质量水平，加大环保工作强度，以确保为居民提供一个更健康的生活环境。同时还可以看出，高于平均得分的 127 个城市中，最高分与最低分相差 10.75 分，在低于平均分的 112 个城市中，最高分与最低分则相差较大，为 22.94 分。此外，在所有的 239 个城市中，最高分为马鞍山市的 62.87 分，最低分为陇南市的 29.04 分，两者相差 33.83 分，239 个城市平均相差 0.14 分，整体差距相对较小。虽然如此，像陇南市、海东市、毕节市这些得分较低的城市仍需要努力提高环境质量水平。

（二）城市健康生活环境评价的省际分析

289 个城市基本包括了我国 31 个省、自治区、直辖市的所有城市，同时每个省份所包含的城市也更能从本质上反映该省份的生活环境健康水平，因此将同一省份各城市的环境健康指数综合得分相加求平均值来体现各个省份的城市环境健康水平，各省份环境健康指数综合得分及排名如表 6 所示。

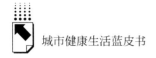
表6 我国31个省（区、市）城市健康生活环境评价平均得分及排名

单位：分

排名	省（区、市）	平均得分	排名	省份	平均得分
1	北京市	73.06	17	云南省	53.19
2	海南省	64.47	18	河南省	52.85
3	浙江省	63.13	19	宁夏回族自治区	52.78
4	内蒙古自治区	63.00	20	山西省	52.67
5	新疆维吾尔自治区	62.26	21	湖北省	52.53
6	山东省	61.90	22	辽宁省	52.01
7	江西省	60.38	23	广西壮族自治区	50.74
8	江苏省	59.95	24	西藏自治区	50.73
9	安徽省	59.91	25	黑龙江省	50.30
10	上海市	58.89	26	四川省	49.54
11	天津市	58.78	27	陕西省	49.43
12	福建省	58.19	28	甘肃省	48.07
13	广东省	56.50	29	吉林省	46.93
14	湖南省	56.36	30	贵州省	46.59
15	河北省	55.94	31	青海省	43.53
16	重庆市	53.60	平均得分	—	55.43

为了更为直观地观察各省份的得分状况，我们绘制柱状图如图2所示。

从50强城市的得分可以看出，省份排名与50强城市所计算的省际分布排名差异较大，在50强城市省份分布排名中高居榜首的安徽省，此项排名滑落到第9位，说明安徽省进入前50强的城市与其余城市之间差距较为明显；而同样在50强城市省际分布排名中占据第2位的山东省，此项排名排在了第6位，相对于安徽省，环境健康发展水平较均衡，但是从山东省自身来说，仍需要加大整治力度。排在第一位的北京市得分为73.06分，排在末位的青海省得分为43.53分，两者相差29.53分，差距较大，这也说明了各个省份之间的环境质量参差不齐。31个省份的平均分为55.43分，高于平均分的省份有15个，其余16个均低于平均分，可见我国环境发展水平总体不高，改善我们的生活环境还需付出更大的努力。

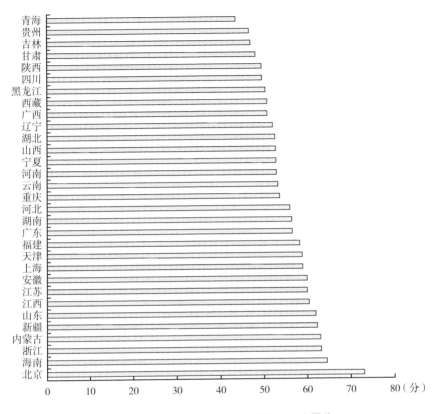

图2　城市健康生活环境评价的省际平均得分

（三）城市健康生活环境评价的区域分析

上述分析了289个城市的环境发展指数省际评价得分情况，为了更清晰地观察这些城市的区域分布情况，为政府等社会各部门提供更为全面的信息，在此按照31个省、自治区、直辖市所处的区域，将其分别划分到东部地区、中部地区、西部地区，并计算各个区域健康生活指数的平均得分。最终，三大区域健康生活指数平均得分及排名如表7所示。

图3则更为直观地反映了各地区的环境发展指数评价得分情况。

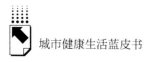

表7 我国东、中、西部地区城市健康生活环境评价平均得分及排名

单位：分

排名	区域	省(区、市)	省(区、市)平均得分	区域平均得分
1	东部地区	北京市	73.06	60.26
		山东省	61.90	
		上海市	58.89	
		江苏省	59.95	
		浙江省	63.13	
		广东省	56.50	
		福建省	58.19	
		海南省	64.47	
		天津市	58.78	
		河北省	55.94	
		辽宁省	52.01	
2	中部地区	安徽省	59.91	53.99
		江西省	60.38	
		黑龙江省	50.30	
		河南省	52.85	
		湖南省	56.36	
		山西省	52.67	
		湖北省	52.53	
		吉林省	46.93	
3	西部地区	内蒙古自治区	63.00	51.96
		新疆维吾尔自治区	62.26	
		重庆市	53.60	
		宁夏回族自治区	52.78	
		四川省	49.54	
		广西壮族自治区	50.74	
		陕西省	49.43	
		云南省	53.19	
		青海省	43.53	
		贵州省	46.59	
		甘肃省	48.07	
		西藏自治区	50.73	
平均值		—		55.60

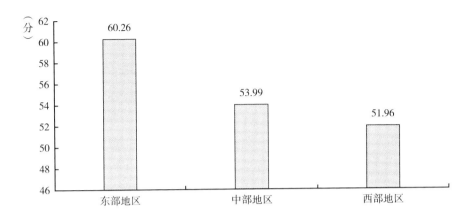

图3 我国东、中、西地区健康生活环境评价平均得分情况

综合来看，健康生活环境评价平均得分东部地区最高，为60.26分；中部地区次之，为53.99分；西部地区最低，为51.96分。计算三个地区之间的两两差距，发现东部地区与中部地区相差6.27分，中部地区与西部地区相差2.03分，东部地区与西部地区相差8.30分，可见，中部地区和西部地区与东部地区的差距较大，综合考虑，环境状况可能与东、中、西部的经济发展水平、人口分布、原始自然环境等因素存在密切联系。

六　城市健康生活环境评价深度分析

（一）指标深度分析

影响城市环境发展水平的因素多种多样，因此我们有必要对二、三级指标展开更有深度的分析。首先对三级指标进行深度分析。

1. 城市生态环境质量三级指标均值分析

城市生态环境质量我们采用了建成区绿化覆盖率和万人均园林绿地面积两个指标来衡量，接下来计算这两项指标的均值来反映城市生态环境质量状况，并绘制条形图如图4所示。

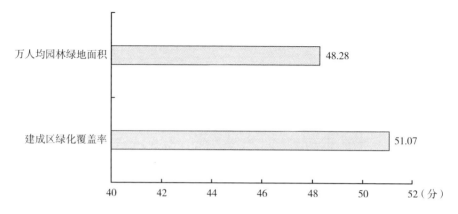

图4　城市健康生活城市生态环境质量各项二级指标均值

从图4可以看出，万人均园林绿地面积平均得分为48.28分，建成区绿化覆盖率平均得分为51.07分，两个三级指标分值差距仅为2.79分，但是总体得分却都较低。考虑到城市生态环境质量在健康生活环境评价体系中占有较高的权重，为0.427，因此，可以很明显地看出，城市生态环境质量成为整个环境评价的掣肘之项。城市绿地是城市居民健康生活的重要因素，不仅为居民提供游憩空间、休闲场所，美化环境等，还可以促进居民的生理和心理健康。在城市化过程中，在追求经济快速发展的同时，注重城市环境质量的提升才是创造宜居城市的本质要求。因此，提升城市环境质量以及最终提升城市居民幸福指数，有必要加强对园林绿地的建设。

2. 城市污染治理状况三级指标均值分析

我们选取了5个指标来衡量城市污染治理的状况，包括工业固体废物综合利用率、工业粉尘排放量、二氧化硫排放量以及城市污水处理率和生活垃圾处理率，为保证指标属性的一致性，我们对反向指标工业粉尘排放量、二氧化硫排放量做正向化处理，绘制289个城市各个二级指标均值的条形图，如图5所示。

从图5可以看出，五项指标评价的平均得分大致可分为两个类别。一类是工业粉尘排放量和二氧化硫排放量，得分分别为92.58分和91.47分，得

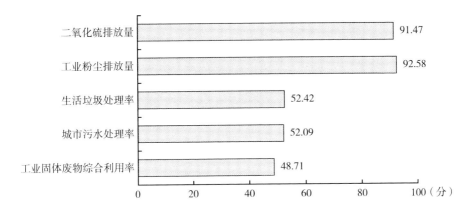

图5 健康生活城市污染治理状况各项三级指标均值

分较高且均衡。另一类是工业固体废物综合利用率、城市污水处理率和生活垃圾处理率，三项指标的得分分别为48.71分、52.09分、52.42分，得分较低。不难看出，工业生产所带来的环境问题得到了大众的高度关注，因此，在治理方面进展较大，指标评价得分总体较高，相对不足的是工业固体废物综合利用率还较低，这个问题也应该引起社会各阶层的注意。居民生活所产生的垃圾，以及城市污水的处理状况则不尽如人意，得分都较低，针对这种情况，相关部门及地方政府已认识到形势的严峻性，出台了关于垃圾分类的相关政策，并且已实施执行，这对城市环境改善具有巨大的推动作用，同时也督促居民自身加强环境保护和治理意识。

3. 二级指标均值分析

二级指标包括城市生态环境质量、城市污染治理情况和城市环境基础设施3项，通过计算得出289个城市这3个一级指标的平均得分，绘制条形图如图6所示。

从图6可以看出，健康生活环境评价二级指标中城市生态环境质量得分为49.61分，城市污染治理状况得分为66.99分，城市环境基础设施得分为48.35分。从三个指标的得分情况来看，城市污染治理状况得到了社会各界的广泛关注，改善最为明显。其次是城市环境基础设施，最后是城市生态环境质量。通过对比，我们可以看出，三个二级指标之间存在差距，发展是不

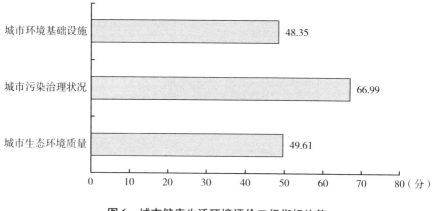

图6　城市健康生活环境评价二级指标均值

均衡的，这种情况直接限制了城市环境健康的均衡发展。城市生态环境质量的好坏影响着城市居民的生活、学习和工作，基础设施建设的完善可以极大地提高城市的治污能力。提高城市环境水平，需要各方统筹兼顾，单凭某个方面的改善，很难可持续地建设好城市环境。因此，除了最基本的措施——保护好城市生态环境，还要加强城市基础设施的建设及完善，比如排水设施。从总体上来看，三项指标的得分都不高，说明我国环境问题依然严峻，需要我们采取更多措施，切实保障城市居民享有宜居环境的权利。

（二）地区差异分析

根据二八定律，我们将所有各二级指标和三级指标的得分进行倒序排序，即从小到大排序，然后选取其中得分较少的20%的城市，计算它们占所有指标汇总值的百分比，从而得到该指标的地区差距系数。地区差距系数说明，系数值越大，地区差距越小；反之，系数值越小，地区差距越大。

从表8可以看出，城市生态环境质量所包含的建成区绿化覆盖率和万人均园林绿地面积的地区差距系数分别为8.32%和12.11%，说明各城市的建成区绿化覆盖率差距较大，万人均园林绿地面积差距较小。对于城市污染治理状况的5个指标来看，地区差距系数从小到大排列起来，分别为城市污水处理率的9.02%、生活垃圾处理率的9.32%、工业粉尘排放量的13.97%、

表8 城市健康生活环境评价二级指标和三级指标的地区差距系数

单位：%

一级指标	二级指标	地区差距系数	三级指标	地区差距系数
环境健康	城市生态环境质量	10.30	C1-1 建成区绿化覆盖率	8.32
			C1-2 万人均园林绿地面积	12.11
	城市污染治理状况	12.87	C2-1 工业固体废物综合利用率	16.05
			C2-2 城市污水处理率	9.02
			C2-3 生活垃圾处理率	9.32
			C2-4 二氧化硫排放量	14.02
			C2-5 工业粉尘排放量	13.97
	城市环境基础设施	10.92	C3-1 万人均排水管道长度	10.92

二氧化硫排放量的14.02%、工业固体废物综合利用率的16.05%，总体看来，5个指标中工业粉尘排放量、二氧化硫排放量和工业固体废物综合利用率的地区差距系数较大，各个城市在这三个方面发展得较为均衡，而城市污水处理率和生活垃圾处理率相对较低，说明各个城市在这两个方面的发展不太均衡，结合前文关于城市污染治理状况三级指标的分析结果，不得不说，我国在污染治理方面的工作做得还不够，必须进一步加大污染治理力度。城市环境基础设施地区差距系数为10.92%，在城市健康生活环境体系三级指标地区差距系数中处于一个中等的水平，说明各个城市的排水基础设施建设及使用状况也存在不小的差距。

（三）城市健康生活环境评价后50名城市分析

我们在前文花了大量篇幅分析了健康生活环境评价前50强城市的情况，那么对于后50名城市来讲，对其进行分析也非常有必要，因此绘制柱状图如图7所示。

从图7可以看出，后50名城市中，四川省所占名额最多，为7个，占总数的14%，按照四川省现在的行政区划共有18个市，那么后50名城市

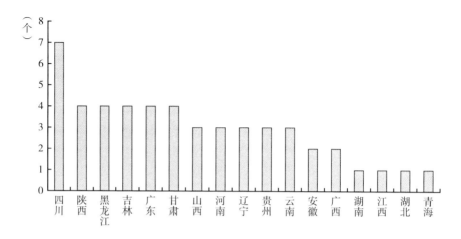

图7 城市健康生活环境评价后 50 名城市的省际分布

里四川省的城市占全省的 38.89%，由此可以看出，四川省的整体环境质量
还要进一步改善。排在第二位的省有陕西、黑龙江、吉林、广东和甘肃，后
50 名城市中均有 4 个城市。紧随其后的山西、河南、辽宁、贵州、云南各
占据 3 个城市，并列第三名。安徽和广西各有 2 个城市进入后 50 名，而湖
南、江西、湖北、青海各占据 1 个城市。

为了进一步了解环境发展水平后 50 名城市的地区分布特点，我们绘制
表格如表9所示。

表9 城市健康生活环境评价后 50 名城市的地区分布

单位：分

地区分类	主要省（区）	代表城市	平均得分
东部	广东、辽宁	茂名市、潮州市、清远市、汕尾市、鞍山市、朝阳市、铁岭市 7 个城市	43.08
中部	黑龙江、吉林、山西、河南、安徽、湖南、江西、湖北	齐齐哈尔市、吉林市、阳泉市、许昌市、阜阳市、永州市、萍乡市、鄂州市等 19 个城市	43.77
西部	四川、陕西、甘肃、贵州、云南、广西、青海	自贡市、汉中市、定西市、安顺市、保山市、河池市、海东市等 24 个城市	40.86

　　从后 50 名城市的地区分布来看，东部地区包括广东和辽宁 2 个省，共有茂名市、潮州市、鞍山市、朝阳市等 7 个城市，这 7 个城市的平均得分为43.08 分。中部地区包括黑龙江、吉林、山西等 8 个省，共有齐齐哈尔市、吉林市、阳泉市、许昌市等 19 个城市，所有城市的平均得分为 43.77 分。西部地区包括四川、陕西、甘肃、贵州、云南、广西和青海 7 个省（区），共有自贡市、汉中市、定西市等 24 个城市，平均得分为 40.86 分。东部地区与中部地区相差 0.69 分，西部地区与中部地区相差 2.91 分，西部地区与东部地区相差 2.22 分，相对于 50 强城市的地区间分布得分差距来说，后50 名城市的东、中、西部地区得分差异较大。再做进一步分析发现，中部地区 50 强城市平均分最低，而后 50 名城市平均分最高，尽管分数相对来说都偏低，但同时也说明了中部地区环境发展水平最为均衡。西部地区在 50强中得分最高，而在后 50 名城市评价中得分最低，说明西部地区的环保工作部署可能分布不均匀，因此在以后的时间中，要尽量做到平衡发展。东部地区在 50 强城市评价和后 50 名城市评价中，均处于中间位置，说明东部地区的环境发展水平较为均衡。

　　综合整体评价结果，发现 289 个城市的健康生活环境评价平均得分为54.93 分，深圳市取得最高分 83.40 分，陇南市则占据了最低分 29.04 分，对比最高分和最低分，两者相差了 54.36 分，说明在我国不同城市的环境水平存在相当大的差距。在 289 个城市中，根据得分层次的差别，将其分为 6个层次，发现 80 分以上的城市有 3 个，70（含）~80 分区间的有 12 个，60~70 分（不含）区间的有 61 个，50~60 分区间的有 127 个，40~50 分区间的有 72 个，40 分以下的有 14 个。综合下来，处在 50~80 分区间的城市有 200 个，占统计城市的 69.20%，说明环境总体上发展较为均衡，但是仔细观察 80 分以上的城市，仅有深圳市、珠海市、鄂尔多斯市 3 个城市，其中两个均位于南部临海地区，总体占比极少，说明我国极大部分城市在环境方面依然面临较大的压力，环境改善任重而道远。

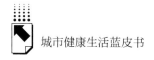

参考文献

［1］宁越敏、查志强：《大都市人居环境评价和优化研究——以上海市为例》，《城市规划》1999 年第 6 期。

［2］刘颂、刘滨谊：《城市人居环境可持续发展评价指标体系研究》，《城市规划汇刊》1999 年第 5 期。

［3］李雪铭、姜斌、杨波：《城市人居环境可持续发展评价研究——以大连市为例》，《中国人口·资源与环境》2002 年第 6 期。

［4］叶长盛、董玉祥：《广州市人居环境可持续发展水平综合评价》，《热带地理》2003 年第 1 期。

［5］周媛：《长春市城市环境遥感评价研究》，硕士学位论文，吉林大学，2004。

［6］周志田、王海燕、杨多贵：《中国适宜人居城市研究与评价》，《中国人口·资源与环境》2004 年第 1 期。

［7］胡武贤、杨万柱：《中等城市人居环境评价研究——以常德市为例》，《现代城市研究》2004 年第 4 期。

［8］贾向琳：《居住区生态环境评价指标体系研究》，硕士学位论文，南京林业大学，2007。

［9］曹新向、苗长虹等：《休闲城市评价指标体系及其实证研究》，《地理研究》2010 年第 9 期。

［10］高航、李雪铭：《休闲城市人居环境评价研究》，《国土与自然资源研究》2013 年第 6 期。

［11］胡炜：《城市环境健康风险因素指标体系研究》，《中国矿业》2014 年第 S1 期。

［12］刘承水、王强等：《基于二维向量结构指标体系的北京城市环境评价》，《城市发展研究》2016 年第 3 期。

［13］王云：《安徽省城市人居环境品质综合比较与发展策略研究》，《建筑与文化》2017 年第 9 期。

［14］陶亚军：《我国城市环境评价》，《合作经济与科技》2017 年第 8 期。

B.5
城市健康生活文化评价

万广圣　吴思慈　陈　泓[*]

摘　要： 随着城市居民物质生活的极大丰富，基于精神满足的文化生活逐渐成为居民健康生活的重要标志，科学评价城市居民文化生活状况对于提高城市居民健康生活质量具有重要意义。本报告阐述了城市文化的概念、重要性及文化评价的意义，在借鉴国内外现有评价指标的基础上，构建了我国城市健康生活文化评价指标体系，其中指标主要来自文化投入、教育水平及文化设施三个方面，对全国289个城市居民文化健康状况进行评价，并对评价结果进行了深度分析。

关键词： 城市文化　健康生活　文化投入　教育水平　文化设施

一　文化概述

（一）文化的重要地位

文化是一个国家、一个民族的灵魂。文化兴，国运兴；文化强，民族强。没有高度的文化自信，没有文化的繁荣兴盛，就没有中华民族的伟大复

---

* 万广圣，博士，上海健康医学院护理与健康管理学院副院长，副教授，主要从事健康管理研究；吴思慈，浙江工商大学管理工程与电子商务学院硕士研究生，主要从事技术经济、科技评价等领域的研究；陈泓，上海健康医学院发展规划处副处长，主要从事健康教育研究。

兴。20 世纪 50 年代，美国政府认识到了文化的重要性，学会了利用各种文化途径对其他国家进行"洗脑"，以达到推翻社会主义制度的目的，自此，世界各地都开始认识到文化对于一个国家的重要性，"世界文化政策大会"在国际科教文的组织下成功在墨西哥召开。意识到文化的重要地位，英国相继出台了《英国创意产业路径文件》和《英国创意产业专题报告》，并进行了相关基础性研究，为英国创意文化产业提供了完整的信息支持，促进了英国文化产业的快速发展。日本很早就实施文化政策，2001 年颁布了《文化艺术振兴基本法》，2012 年颁布了《剧场法》，将文化设施与社会紧密连接在一起，丰富人们的精神世界，促进社会和谐发展。

中国也十分重视文化的发展。20 世纪 80 年代，中国首次提出了文化政策，接着党的十五大报告对文化政策做了整体性的政策调整和政策规定。进入 21 世纪后，中国对文化政策做出了大幅度调整。2002 年，党的十六大报告重点强调了文化产业与文化事业的发展。2006 年，国家出台《国家"十一五"时期文化发展规划纲要》，为未来 5 年的文化发展确定了指导思想、方针和目标，促进了文化与各方面的协调发展。2010 年，中国人民银行、新闻出版总署等九部门联合印发了《关于金融支持文化产业振兴和发展繁荣的指导意见》，对金融与文化之间有更深刻的认识，同时也提出要通过金融服务来加强对文化产业的扶持，也要积极发展培育文化产业市场。2011 年，党的十七届六中全会首次提出文化强国的目标。2012 年，财政部发布《关于贯彻落实十七届六中全会精神做好财政支持文化改革发展工作的通知》，总结了党在文化建设中的成就和经验，也提出了要健全、完善文化改革发展机制，完善各项扶持政策等。2014 年，文化部联合财政部发布《关于推动特色文化产业发展的指导意见》，将特色文化与相关产业融合，通过科技提升、市场运作等手段分步实施、逐年推进。2017 年，文化部公布了《文化部"一带一路"文化发展行动计划（2016～2020 年)》，提出要加强与"一带一路"沿线国家的合作，建立和完善文化产业国际合作机制，推动"一带一路"多元文化深度融合。党的十九大报告中指出"坚定文化自信，推动社会主义文化繁荣兴盛"，"没有高度的文化自信，没有文化的繁荣兴盛，就没有中华民族的伟大复兴"，更是彰显了文化对于一个国家的重要性。

（二）文化界定

文化，通俗广泛的定义，是指相对于经济、政治而言的人类全部精神活动及其产品。英国文化学家 Taylor 在《人类早期历史与文化发展之研究》等著作中提到文化是一个复杂的总体，包括知识、信仰等方面及其他社会现象，同时也认为可以包括人类在社会中所得到的一切习惯与能力。这是一种早期的狭义文化定义，并被认为是文化定义现象的起源。英国学者 Malinowski 则对 Taylor 的文化定义进行了扩充，阐释了文化一词的其他含义，也简单概括了文化的意义和作用，他提倡实地考察，认为必须利用科学的方法去归纳文化，他还把文化分为物质文化和精神文化，认为每一种文化都有某种特定功能，都在满足人们的需求，研究文化就是在揭示这些功能。加拿大著名学者 Paul 则认为"文化是与人们看待和解释世界、把自己组织起来、处理自身的事务、提高和丰富生活以及与世界上定位自身等有关的有机的和动态的整体"。美国学者 Clyde Crookhoun 也对文化进行了界定，他认为文化是历史上所创造的各种样式的生存系统，包括隐式样式也包括显式样式，还具有群体共享倾向，在一定时期内为群体特定部分共享。文化是人类社会特有的一种现象，由人创造，为人所特有的，文化也是一个民族、国家欣欣向荣的重要标志，文化与社会生活紧密相连，会在不知不觉中对人们的精神世界和行为方式产生一定的影响，文化尤其是先进文化，促进经济和政治的发展，推动着人类社会进步。

现阶段，一般从两种不同的角度对城市文化进行定义。第一种是从文化的定义出发，将城市文化定义为人类在社会都市中生活所需的知识、信仰、法律、艺术、宗教等可以从社会都市中获得的能力和习惯，也可以将城市文化定义为城市居民在城市中创造的精神和物质财富的总和，可以表现城市居民的生活状态、观念形态等。第二种是从城市的自身特征出发，有人认为城市文化是指城市居民在长期的生活中共同创造、具有文化特征，将城市生活

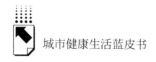

环境、生活方式、生活习俗综合在一起的文化模式，也可以将它定义为城市居民在社会活动和自然活动中，一同进行创造具有典型性的行为方式、道德规范等，同时在此期间也会形成具有地域性的风俗习惯、艺术成果、规章制度等。社会的进步带来了经济的快速发展，人们的日常生活也有了很大的提升，于是人们开始追求精神层面的需求，将目光放在精神文明建设方面，将生活的城市建设成充满文化氛围的一个大家庭。

城市在发展的过程中渐渐形成了属于自己的独特的城市文化，城市文化代表了城市形象，在城市发展中具有重要地位，同时也发挥着独特的作用。城市文化也促进着中国文化的进步，促进着中国经济的进步，使中国变得更加强大。

二　文化促进居民健康生活方式的形成

健康是指一个人在身体、精神和社会等方面处于良好的状态，健康是人生的第一财富，现代对于健康的广泛定义包括生理、心理和社会适应性，主要指除了没有疾病，心理、社会适应、道德等方面也是处于健康状态。

人们在与社会文化的积极互动中也能体现出健康价值，这也是最有价值的社会文化。当人们有了健康才能更好地生活，才能创造更多的财富，促进社会发展。

文化是在不知不觉中慢慢渗入人们的生活中去的，它默默地影响着人们的精神生活和物质生活，同样也对人们的健康生活产生了一定的影响。人们的健康生活无时无刻不在接受良好的文化教育水平、文化基础设施建设、文化投入水平等不同方面的影响。优秀文化可以充实人们的精神世界，塑造人们的健全人格，促进人们全面发展，可以帮助人们形成正确的价值观、人生观、世界观，不同的文化环境、文化素养、价值观念都会影响人们认识事物的角度、广度、深度等，优秀的文化同样可以促进人与社会和谐发展，促进我国文化、经济发展，提高我国的国际地位，增强我国在国际上的话语权。

（一）文化是心理健康发展的重要基础

文化心理学是研究个体与社会、文化之间的相互作用的学科，主要目的是为了揭示文化与心理之间的作用机制，涉及多方面领域，包括文化、心理、生活、自我等，最通俗的概念是指基于文化，即在特定的文化背景下，对处于社会实践活动中的人们进行研究，显示了文化因素对人心理健康发展的重要性。

文化可以促进人们心理健康发展。相关研究表明，个人行为会受到社会行为、社会整体文化因素的影响，浓厚的社会文化氛围会在潜移默化中影响人们的心理健康发展，人们的内心需求与优秀的社会文化氛围相匹配，对人们产生积极的影响，对生活保持积极向上的心态，促进城市居民心理健康发展。

现阶段我国文化受到外来因素的影响，呈现出文化多元化特点。针对这一特点，人们适应现代化文化必须要运用合理的策略，调整心理状态，防止由于心理压力过大而出现愤怒、压抑、沮丧等消极情绪，这些情绪严重影响人们的心理健康，而如此大的压力也会对人们的生理产生一定的影响，比如手脚发抖、呼吸急促、头晕等症状。在一个新的环境中，适度的压力会产生好的影响，有助于人们快速适应环境，但当压力过大时，人们难以承受，这会导致人们产生生理疾病和心理疾病。因此，加强文化生活建设，使文化与人的需要协调发展，人们也要不断地提高自身的文化素养，使自己长期处于愉悦、轻松的氛围，使身心健康发展。

（二）优秀文化能够丰富人的精神世界

人类创造了文化，文化也在改变着人类。人们要积极参加健康有益的文化活动，如文章赏析、了解中国传统节日等，这些都可以丰富我们的自身精神世界，培养我们健全的人格，最重要的是在此过程中，城市文化也在影响着人们。

在日常的社会生活中，人们常常将文化作品作为精神生活的物质载体。

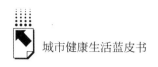

优秀的文化作品有其独特的感染力和号召力，能够让人们在阅读的过程中感受到强大的力量，能够让人们在不知不觉中学习这种震撼的精神，照亮人们前行的道路。优秀的音乐作品可以使人们在欣赏的过程中被其震撼的意境所渲染，产生积极向上的想法，丰富人们的精神世界。无论是优秀的文学作品还是音乐作品等，优秀的文化能帮助人们看到生活中的美好，在此过程中产生积极向上的精神力量，激励人们阳光生活。

优秀的文化生活也是十分重要的，因为有相同的爱好等，能够在不知不觉中促进人们和谐相处，从而促进社会和谐发展。中国传统文化中以人为本的精神，尊重人们的价值和尊严，鼓励人们努力实现自身价值。在优秀的儒家文化中人们可以学到先义后利、重义轻利的价值观，这一价值观意在把人培育成有思想、有道德、有精神追求的人，提升人的精神境界，同时，儒家文化中也强调了自我修养和道德实践，人们通过对儒家文化的学习，努力培养高尚情操，丰富自身的精神世界。改革开放以来，政府大力扶持文化产业，人们扩展了文化视野，思想开始解放，观念也得到了革新，人们的生活被文化紧紧包围着，紧紧感染着，呈现出一片繁荣的景象。

（三）提高文化素养有利于促进人的全面发展

人的全面发展是指包括人的才能、智力、劳动能力、道德品质、体力等的统一发展，其中最重要的是科学素质的全面发展。人在全面发展和成长的过程中，会受到来自不同因素的影响，其中最重要的是文化，是知识。人们不断地汲取知识，不断地自我成长，形成正确的价值观、人生观，促进人的全面发展，形成健康的城市生活。

正确的三观，即人生观、价值观、世界观，是人们文化素养的核心与标志。人们通过不断地学习和生活，再加上各种文化因素，形成了属于自己的三观。一个人的三观一旦形成，很难会再发生改变，人们的社会发展等方面会受到自身三观的深刻影响。与此同时，文化也在默默地影响着人们的行为习惯、交流方式等，影响人们对各种事情的看法，影响一个人的方方面面。

提高文化素养对人的全面发展有很大的影响。积极健康的文化活动、优秀的文化作品都是在培养人们的健全人格，人的发展越全面，能够制造的文化财富、社会物质财富就越多，同时，越多的社会物质、文化财富又可以促进人的全面发展，在这个过程中，社会生产力和经济文化得到了极大的提升，人的全面发展也得到了提高，同时也丰富了人们的精神层面，使人们具有更加强大的精神力量，让人们能够更加自觉地接受优秀的文化。

三 城市健康生活文化评价的意义

我国政府出台了各种关于文化领域的政策，包括《关于实施中华优秀传统文化传承发展工程的意见》《居民文化服务业"十三五"规划》《"十三五"推进基本公共服务均等化规划》《"十三五"全国旅游公共服务规划》《服务贸易发展"十三五"规划》《关于进一步深化文化市场综合执法改革的意见》等，这些政策都为"十三五"期间的文化建设指明了方向。

本书采用定性与定量相结合的方式，利用影响城市健康生活文化水平的因素，构建了城市健康生活文化的评价指标体系。本书将全国289个地级及以上城市作为研究对象，结合多种评价方法评价中国城市健康生活文化水平，对结果进行了全面、客观的分析。构建全面客观的文化评价指标体系具有一定的意义，有利于完善城市健康生活文化的评价指标体系，同时丰富城市健康生活文化的理论研究，进一步提高城市健康生活文化建设效率，丰富城市居民精神世界。

第一，确定城市文化建设定位，营造文化生活氛围。在注重城市基础建设的基础上，也需要注重城市文化建设，在追求经济发展的同时，也要丰富城市居民的精神文化，促进城市居民精神进步，促进社会和谐。城市文化建设是社会和谐的重要基础，是城市竞争力的核心，是城市创新发展的强大动力，决定一个城市的发展方向。通过对各个城市的健康生活文化水平的评价与分析，可以使各个城市有一个明确的自身认知，明确自身城市文化发展定位，根据定位确定建设城市文化的任务，为城市居民营造、熏陶良好的文化生活氛围，满足城市居民物质生活和精神世界的需求。

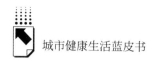

第二，缩小城市文化建设差距，满足文化发展需求。经济水平不同的城市，发展程度也不同，在城市文化建设方面也不同。经济发达地区会将更多的精力放在文化建设方面，促进经济与文化齐头并进，这导致了经济落后地区与经济发达地区在城市文化建设方面有较大的差距。本书分析了各个城市的健康生活水平，使每个城市都能认识到自身存在的问题以及与其他城市在城市文化建设方面的差距，找到这些差距存在的原因，有针对性地调整文化建设方向和措施，利用城市独特的文化为自己创造文化发展优势，创造更好的文化生活氛围，满足城市居民日益增长的文化需求。

第三，解决城市文化发展困境，丰富健康文化生活。城市的文化资源是一座城市最重要的资源，但由于整体发展规划滞后等原因，我国在城市文化建设过程中，存在不少困境，如文化体制改革不到位、文化资源利用率低、文化政策体制不够完善等。本书通过构建的城市健康生活文化水平评价指标体系对各个城市进行评价，可以有效反映各个城市目前的文化发展状况，发现在城市文化建设过程中存在的问题，进行有针对性的政策调整，提高城市的健康生活文化水平，丰富城市居民的健康文化生活。

第四，优化文化资源配置，促进城市和谐发展。文化资源也是特殊的经济资源，有层次复杂性、动态融合性等特征，优化文化资源配置可以满足城市居民的文化需求，提升城市居民的文化素质水平，促进文化事业繁荣发展。本书从文化投入、教育水平和文化设施三方面来评价城市健康生活文化水平，可以了解各个城市在哪方面更薄弱，需要加强建设，提出一些针对性的措施和对策，优化文化资源配置，促进城市之间平衡发展，促进城市的现代化建设，提高城市居民文化生活质量，促进城市和谐发展。

四　评价指标体系构建与数据选取

（一）国内外文化评价指标体系

人们不再满足于物质上的追求，而逐渐倾向于精神世界。国际上对一个城市的文化发展水平提出了不同方面的指标，如联合国认为成人文盲率、人均受教育年限可以代表一个人的文化发展水平，亚洲开发银行将不同程度入学率、受教育年限等作为体现文化发展水平的基本要素，同时，世界卫生组织认为文化遗产、休闲娱乐的活动场所等也是评价城市文化发展水平的重要因素。

《城市居民生活质量评价指标体系的构建》（2002）选取了教育和文娱休闲两个指标衡量城市居民生活质量。其中教育指标主要包括在校率和成人识字率、每万人拥有在校大学生数，文娱休闲指标包括人均文化事业费、每万人拥有体育场面积、人均文化娱乐支出等。

《中国大城市社会发展综合评价指标体系研究》（2003）用人均受教育年限、在校中小学生体育锻炼达标率、人均教育经费、公共图书馆人均图书拥有量、每万人口拥有大专以上学历人数等指标来衡量文化健康发展。

范柏乃（2006）从经济学、社会学和心理学三个层面来评价城市居民生活质量，认为社会学评价指标可以反映经济发展对社会产生的影响，因此采用了人均报刊份数、人均文化费用支出、每周休闲时间、人均旅游费用支出等指标评价中国城市居民文化生活质量。

郑胜华和刘嘉龙（2006）认为城市休闲理念识别度能够衡量城市文化影响力，其中评价城市休闲发展能力的指标有休闲设施和休闲资源，同时采用了每十万人图书馆藏书量、每十万人博物馆数量、每十万人百货商场数量、每十万人影剧院数量、每十万人超市数量、每十万人休闲吧数量等指标表示休闲设施，国家历史文化名城、国家重点风景名胜区和城市旅游景点个数表示休闲资源。

李海龙、于立（2010）在《中国生态城市评价指标体系构建研究》中采用德尔菲意见征询、专家小组讨论、案例城市调研等多种方法确定评价体系，其中关于城市健康生活文化这一板块主要涉及文体设施与科技教育，将人均公共图书馆藏书量、人均公共体育设施用地面积、财政性教育经费支出占 GDP 比例、R&D 经费支出占 GDP 比例作为评价指标。

侯惠勤、辛向阳等（2012）在《中国城市基本公共服务力评价》中用

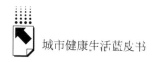

基础教育和文化体育两个指标来评价健康文化。其中选取了财政投入、幼儿教育、小学教育和中学教育作为评价指标表示基础教育，场馆设施和社区文体活动两个指标表示文化体育，并最后进行了城市居民满意度的问卷调查，以得出更好的评价结果。

武占云、单菁菁等（2014）在《中国城市健康发展评价》中构建了相关评价系统，其中选取了文化设施和文化支出作为衡量城市健康生活文化水平的指标。其中，文化设施主要包括影剧院数、万人公共图书馆藏书、网络普及率、万人拥有剧场，文娱消费支出占总支出比重表示文化支出。选取同样指标的还有潘家华、魏后凯（2014）。

郑春东、马珂和苏敬瑞（2014）提出了客观评价指标与主观评价指标，其中一级指标为教育水平的客观评价，二级指标为人均教育经费、高校数量、高等教育在校生人数、普通中小学平均每一教师负担学生数、每万人在校大学生，主观评价二级指标为居民对教育的满意率。

李娟、梅国宏（2016）认为构建公共文化服务水平评价指标体系的目的在于为科学、合理地衡量公共文化服务的整体水平提供依据，找出影响公共文化服务水平发挥的瓶颈所在，提出改进和提高公共文化服务水平的具体方法和举措，提升公共文化服务效能并促进社会的和谐发展，选用了人均文化事业费、公共图书馆数量、博物馆数量、每万人拥有公共图书馆建筑面积、公共图书馆总藏量、公共图书馆从业人员数、博物馆从业人员数、博物馆文物藏品、群众文化机构数等作为评价指标。

黄昌勇、解学芳（2017）认为城市文化生产、文化生活、文化生态是构成一个城市文化发展系统的重要因子，将千人公共文化设施面积、万人博物馆拥有率、万人影剧院拥有率、人均公共图书馆藏书量、公众上网率、百人报刊订阅率、艺术团体国际交流次数等作为评价指标。

《中国健康城市评价框架及2015年度测评结果》一书中则选用了城区每平方千米剧场与影剧院数、每千人公共图书馆图书总藏量、每千人博物馆数和网络普及率作为城市健康文化的评价指标。其中，城区每平方千米剧场与影剧院数、每千人公共图书馆图书总藏量、每千人博物馆数，反映的是人们休闲娱乐的客观条件，是硬件水平；网络普及率间接反映人们利用新手段获取健康知识和影响健康决策的渠道。

我国学者具有代表性的研究成果如表 1 所示。

表 1 国内学者采用的文化健康评价指标体系

作者	论文	指标
范柏乃（2006）	我国城市居民生活质量评价体系的构建与实际测度	人均文化费用支出、人均旅游费用支出、人均报刊份数、每周休闲时间、每万人拥有公园数、文化休闲满意度
郑胜华、刘嘉龙（2006）	城市休闲发展评估指标体系研究	每十万人图书馆藏书量、每十万人影剧院数量、每十万人博物馆数量、每十万人超市数量、每十万人百货商场数量、每十万人休闲吧数量、每十万人美容美发场所数、国家历史文化名城、国家重点风景名胜区、城市旅游景点个数
李海龙、于立（2010）	中国生态城市评价指标体系构建研究	人均公共图书馆藏书量、人均公共体育设施用地面积、财政性教育经费支出占 GDP 比例、R&D 经费支出占 GDP 比例
侯惠勤、辛向阳、易定宏（2012）	中国城市基本公共服务力评价	财政投入、幼儿教育、小学教育、中学教育、场馆设施、社区文体活动
武占云、单菁菁、耿亚男（2014）	中国城市健康发展评价	万人公共图书馆藏书、万人拥有剧场与影剧院数、网络普及率、文娱消费支出占总支出比重
潘家华、魏后凯（2014）	中国城市发展报告	万人公共图书馆藏书、万人拥有剧场与影剧院数、网络普及率、文娱消费支出占总支出比重
郑春东、马珂、苏敬瑞（2014）	基于居民满意度的生态宜居城市评价	人均教育经费、高校数量、高等教育在校生人数、普通中小学平均每一教师负担学生数、每万人在校大学生人数、居民对教育的满意率
李娟、梅国宏（2016）	公共文化服务水平评价指标体系的构建	人均文化事业费、公共图书馆数量、博物馆数量、每万人拥有公共图书馆建筑面积、公共图书馆总藏量等
黄昌勇、解学芳（2017）	中国城市文化指标体系的构建与实践	千人公共文化设施面积、万人博物馆拥有率、万人影剧院拥有率、人均公共图书馆藏书数、公众上网率等

（二）城市健康生活文化评价指标

文化是一个城市的灵魂和根，深深影响着一个城市的发展。幼儿园、小学、普通初高中学校、高等院校等，博物馆、公共图书馆等，政府教育资金

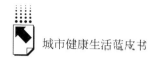

投入等都会影响一个城市的健康生活文化水平，因此，城市健康生活文化指标体系是由一系列相互关系、相互影响、相互作用、不可或缺的影响要素构成的有机整体。

本书从文化投入、教育水平和文化设施三方面出发，根据影响城市健康生活文化水平的因素，构建了城市健康生活文化水平的评价指标体系。

该体系包括文化投入、教育水平和文化设施三个二级指标，三级指标分别为人均科技经费支出、人均教育经费支出、万人拥有大学生人数、人均公共图书馆藏书数、万人拥有的剧场与影剧院数、万人拥有国际互联网用户数、人均移动电话年末用户数。该评价体系从不同角度表示我国城市文化水平的完善程度，在一定程度上反映了我国城市文化的基本状况。

1. 文化投入

文化投入包括教育经费投入、科技经费投入等。我国目前正处于社会主义初级阶段，在科技和教育方面与较发达国家相比还存在很大的差距。党的十八大以来，全国公共文化投入以每年 10% 的速度增加，政府也出台了相关政策，如《关于做好政府向社会力量购买公共文化服务工作的意见》指出，要将购买公共文化服务资金列入各级政府财政预算，逐步加大现有财政资金向社会力量购买公共文化服务的投入力度。衡量国家教育水平很重要的通行指标是教育经费，在促进城市文化发展，"实现更高水平的教育，形成全民共享的公平教育，提供更加充裕的优质教育"方面起到了至关重要的作用。科技与创新也成为一个国家保持经济持续发展的关键性因素，政府加强科技经费支出，为科研人员进行科研创新提供经济支持，充分鼓励科研创新。

本书选取了人均教育经费支出和人均科技经费支出作为文化投入的三级指标。

2. 教育水平

改革开放 40 年来，我国的教育事业取得了巨大的成功，而民族振兴、社会进步的基石正是教育，同时教育也是提高人民群众素质，促进人们德智体全面发展的根本途径。教育的作用也越来越重要，教育兴则民族兴，教育强则国家强，好的教育可以帮助中国实现中华民族伟大复兴的梦想。在当今社会，衡量国家竞争力中最重要的一个指标是教育，同时衡量一个城市的居民素质和发展水平的指标是教育水平。教育是第一民生，是城市发展的第一内涵，良好的教育可以提高城市居民的素质，建立更加特别、让人印象深刻的城市文化。不同阶段的教育都是为了提升城市居民的知识和能力，提高城市居民的基本道德素质和文化知识。一个城市的教育水平越高，则城市居民的文化素养越高。

本书选取了万人拥有大学生人数作为教育水平的三级指标。

3. 文化设施

文化设施一般由政府出资修建，免费为群众提供学习的文化交流平台，是拉近城市居民关系，开展群众文化活动的重要阵地，一般包括公共图书馆、博物馆、青少年宫、体育馆等。城市居民可以在公共图书馆中汲取知识，一家人也可以一起在图书馆学习，增进彼此之间的感情，可以一同去博物馆参观，去体育馆进行体育锻炼、强身健体、认识新朋友等，这些都可以促进城市居民之间的交流，提高城市居民的文化生活水平。加强城市文化基础设施建设，完善城市公共服务职能，实施和完善文化基础设施建设，保障城市居民基本文化权益，在完善和实施文化基础设施建设的过程中，积极吸取相关经验，促进城市居民全面发展，提高城市居民的思想道德和文化素质，以利于城市进步。

本书选取了人均公共图书馆藏书数、每万人拥有的剧场与影剧院数、万人拥有国际互联网用户数、人均移动电话年末用户数作为文化设施的三级指标。各项指标的具体解释如下。

（1）文化投入

①人均科技经费支出：

$$人均科技经费支出 = \frac{各城市总的科技经费支出}{城市总人口数}$$

②人均教育经费支出：

$$人均教育经费支出 = \frac{各城市总的教育经费支出}{城市总人口数}$$

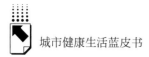

（2）教育水平

①万人拥有大学生人数：

$$万人拥有大学生人数 = \frac{各城市总的高等院校在校人数}{城市总人口数} \times 10000$$

（3）文化设施

①人均公共图书馆藏书数：

$$人均公共图书馆藏书数 = \frac{公共图书馆图书总藏量}{城市总人口数}$$

②万人拥有的剧场与影剧院数：

$$万人拥有的剧场与影剧院数 = \frac{剧场与影剧院总数}{城市总人口数} \times 10000$$

③万人拥有国际互联网用户数：

$$万人拥有国际互联网用户数 = \frac{国际互联网用户数}{城市总人口数} \times 10000$$

④人均移动电话年末用户数：

$$人均移动电话年末用户数 = \frac{移动电话年末用户数}{城市总人口数}$$

将以上 7 个指标按照一、二、三级指标进行汇总，建立城市健康文化评价指标体系，如表 2 所示。

表 2　城市健康文化评价指标体系

一级指标	二级指标	权重	三级指标	权重
文化水平	A 文化投入	0.371	A1 人均科技经费支出	0.540
			A2 人均教育经费支出	0.460
	B 教育水平	0.350	B1 万人拥有大学生人数	1.000
	C 文化设施	0.279	C1 人均公共图书馆藏书数	0.130
			C2 万人拥有的剧场与影剧院数	0.170
			C3 万人拥有国际互联网用户数	0.320
			C4 人均移动电话年末用户数	0.380

（三）评价指标数据来源

本报告选取了 289 个城市（地级市及以上）作为研究对象，基本涵盖我国所有人口聚集城市，根据建立的指标体系选取中国 289 个城市相关的文化相关数据。原始数据来源于《中国城市统计年鉴 2018》、《中国统计年鉴》、各地市统计公报等，部分年份个别指标数据缺失，根据以往数据所占比重对相关数据进行了估算。

五　城市健康生活文化评价结果

（一）城市健康生活文化城市排名

根据 289 个地级及以上城市的健康生活文化指数综合得分及排名，将其分为健康生活文化评价 50 强城市及其他城市两个部分进行具体的分析，同时，比较了不同城市、不同省市及不同区域的差别。城市健康生活文化评价 50 强城市如表 3 所示。

表 3　城市健康生活文化评价 50 强城市

单位：分

总排名	城市	所属省（区、市）	得分
1	珠海市	广东省	92.95
2	广州市	广东省	90.54
3	东莞市	广东省	89.06
4	北京市	北京市	84.19
5	杭州市	浙江省	83.12
6	厦门市	福建省	82.63
7	深圳市	广东省	82.38
8	武汉市	湖北省	81.61
9	南京市	江苏省	81.40
10	上海市	上海市	80.80

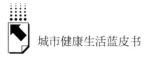

续表

总排名	城市	所属省(区、市)	得分
11	乌鲁木齐市	新疆维吾尔自治区	77.06
12	郑州市	河南省	76.94
13	中山市	广东省	76.89
14	合肥市	安徽省	76.45
15	三亚市	海南省	76.41
16	长沙市	湖南省	76.39
17	兰州市	甘肃省	74.44
18	宁波市	浙江省	72.43
19	天津市	天津市	72.41
20	青岛市	山东省	72.37
21	克拉玛依市	新疆维吾尔自治区	71.35
22	苏州市	江苏省	71.29
23	济南市	山东省	71.07
24	南昌市	江西省	70.34
25	贵阳市	贵州省	70.03
26	佛山市	广东省	69.78
27	海口市	海南省	68.01
28	昆明市	云南省	67.31
29	呼和浩特市	内蒙古自治区	67.09
30	银川市	宁夏回族自治区	66.52
31	成都市	四川省	66.20
32	太原市	山西省	66.20
33	无锡市	江苏省	65.73
34	芜湖市	安徽省	65.67
35	西安市	陕西省	64.86
36	惠州市	广东省	64.75
37	舟山市	浙江省	64.58
38	威海市	山东省	64.15
39	福州市	福建省	63.89
40	北海市	广西壮族自治区	63.17

总排名	城市	所属省(区、市)	得分
41	常州市	江苏省	62.52
42	烟台市	山东省	62.42
43	大连市	辽宁省	62.01
44	南宁市	广西壮族自治区	60.65
45	长春市	吉林省	60.61
46	镇江市	江苏省	60.02
47	绍兴市	浙江省	59.58
48	包头市	内蒙古自治区	59.45
49	嘉兴市	浙江省	59.33
50	湘潭市	湖南省	58.56
平均值	—	—	70.95

从评价结果来看,排名前 50 的城市的健康生活文化指数平均得分为
70.95 分,珠海市总分为 92.95 分,排在第 1 位;湘潭市总分为 58.56 分,
在 50 城中排在末位,这两城之间相差 34.39 分,差值较大,有 23 个城市的
总分在平均值以上,占比 46%,较上年有较大的提升。珠海市、广州市、
东莞市、北京市、杭州市为排名前五的城市,总分分别为 92.95 分、90.54
分、89.06 分、84.19 分、83.12 分,这些排名前五的城市之间的总体差距
不是很大,分数基本差在 2 分左右,但北京市和东莞市之间存在 4.87 分的
差距。接下来的城市之间的差距基本在 1~2 分,得分相对比较均匀,整体
差距不是很大。

从健康生活文化评价 50 强城市的省际分布来看,广东省拥有城市数量
最多,有 7 个,分别为珠海市、广州市、东莞市、深圳市、中山市、佛山
市、惠州市,其中珠海市为第 1 位。其次是浙江省和江苏省,分别上榜 5 个
城市,其中杭州市和南京市是这两个省排名第一的城市。珠海市、杭州市、
南京市总排名分别是第 1 位、第 5 位、第 9 位,整体差异不大,说明广东
省、浙江省、江苏省整体的城市文化建设水平相当并处于较高位置。紧接着

是山东省,拥有 4 个 50 强城市,最靠前的是排名 20 的青岛市,福建省、新疆维吾尔自治区、安徽省、海南省、湖南省、内蒙古自治区、广西壮族自治区这 7 个省(区)各拥有 2 个上榜城市,北京市、湖北省、上海市、河南省、甘肃省、天津市、江西省、贵州省、宁夏回族自治区等 15 个省(区、市)各拥有 1 个 50 强城市(见图 1)。

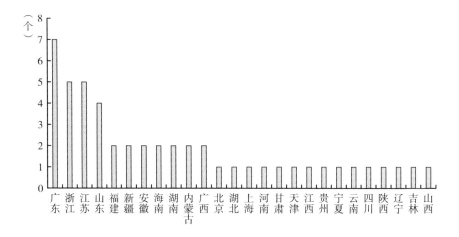

图 1 城市健康生活文化评价 50 强城市的省际分布

在 50 强城市中,有 29 个城市位于东部,包括珠海市、广州市、杭州市、厦门市等 29 个城市,超过总数的一半,平均得分为 72.65 分,高于 50 强城市的总平均分数。同时,50 强城市中有 9 个城市位于中部地区,12 个城市位于西部地区,平均得分分别为 70.31 分、67.34 分。东、中、西部地区排名第一的城市分别是珠海市、武汉市、兰州市,总排名分别为第 1 位、第 8 位、第 17 位,不同地区位于首位的城市之间差距较大,珠海市与武汉市分值相差 11.34 分,武汉市与兰州市分值相差 7.17 分。同样,中部地区与东部地区平均分值相差 2.34 分,西部地区与中部地区分值相差 2.97 分(见表 4)。从中可以看出,东、中、西部的城市健康生活文化存在发展不平衡现象,目前,东部地区经济发展水平高,文化水平发展也较高,中、西部地区相对落后于东部地区文化水平发展,政府需要大力扶持中、西部的文化发展，可以出台一些扶持政策、提供资金资助来提高这两个地区的文化建设水平。

表4 城市健康生活文化评价50强城市的地区分布

单位：分

地区分类	主要省(区、市)	代表城市	平均得分
东部	广东省、北京市、福建省、浙江省、上海市、江苏省、山东省、海南省、天津市、河北省、辽宁省	珠海市、广州市、东莞市、北京市、杭州市、厦门市、深圳市、南京市、上海市、乌鲁木齐市、中山市、三亚市等29个城市	72.65
中部	湖北省、安徽省、湖南省、山西省、河南省、江西省、吉林省	武汉市、郑州市、合肥市、长沙市、南昌市、太原市等9个城市	70.31
西部	内蒙古自治区、甘肃省、新疆维吾尔自治区、陕西省、云南省、贵州省、宁夏回族自治区、广西壮族自治区、四川省	兰州市、克拉玛依市、贵阳市、昆明市、呼和浩特市、银川市、成都市、西安市等12个城市	67.34

接下来的第51名的铜陵市至第289名的资阳市的平均得分为43.11分，只有100个地区的综合分数高于总体平均分，占比41.8%，整体呈缓慢下降状态，每个城市的分数差距基本不超过1分，说明排名后面的城市其健康生活文化发展水平差距微小（见表5）。就浙江省而言，该省中排名第一位的是杭州市，总排名为第6位，综合分数为83.12分，排名第二的是宁波市，总排名为第18位，综合得分为72.43分，而最后一名为衢州市，总排名为第95位，综合得分为48.38分，这三个城市之间存在较大的差异，说明同一省份的不同地区之间也有较大的差距，各个城市之间要相互帮助，带动落后状态的城市向前进，提高城市健康生活文化水平。

289个城市的平均得分为47.93分，只有98个城市的综合得分高于总体平均分，占比33.91%，说明我国还有很多城市的健康生活文化水平有待提高，有很大的发展空间，各个城市要加强文化建设，努力提高文化水平。

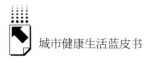
表5 城市健康生活文化评价其他城市

单位：分

总排名	城市	所属省(区、市)	得分
51	铜陵市	安徽省	58.48
52	沈阳市	辽宁省	58.22
53	哈尔滨市	黑龙江省	57.84
54	石家庄市	河北省	56.86
55	廊坊市	河北省	56.68
56	温州市	浙江省	56.43
57	鄂尔多斯市	内蒙古自治区	56.37
58	金华市	浙江省	56.29
59	泉州市	福建省	56.00
60	韶关市	广东省	55.19
61	攀枝花市	四川省	54.70
62	东营市	山东省	54.67
63	桂林市	广西壮族自治区	53.96
64	嘉峪关市	甘肃省	53.73
65	秦皇岛市	河北省	53.67
66	沧州市	河北省	53.65
67	江门市	广东省	53.49
68	湖州市	浙江省	53.26
69	晋中市	山西省	53.09
70	宜昌市	湖北省	52.99
71	丽水市	浙江省	52.98
72	拉萨市	西藏自治区	52.93
73	新余市	江西省	52.89
74	潍坊市	山东省	52.68
75	肇庆市	广东省	52.56
76	淄博市	山东省	52.41
77	西宁市	青海省	52.39
78	马鞍山市	安徽省	52.12
79	三明市	福建省	52.03
80	咸阳市	陕西省	51.91

总排名	城市	所属省(区、市)	得分
81	柳州市	广西壮族自治区	51.90
82	台州市	浙江省	51.60
83	新乡市	河南省	51.59
84	景德镇市	江西省	51.50
85	丽江市	云南省	51.32
86	乌海市	内蒙古自治区	51.27
87	扬州市	江苏省	51.08
88	漳州市	福建省	50.50
89	绵阳市	四川省	50.29
90	滁州市	安徽省	49.92
91	延安市	陕西省	49.24
92	日照市	山东省	48.96
93	滨州市	山东省	48.49
94	德阳市	四川省	48.43
95	衢州市	浙江省	48.38
96	唐山市	河北省	48.36
97	百色市	广西壮族自治区	48.21
98	九江市	江西省	48.13
99	南通市	江苏省	47.90
100	大庆市	黑龙江省	47.86
101	承德市	河北省	47.70
102	荆州市	湖北省	47.45
103	雅安市	四川省	47.31
104	锦州市	辽宁省	46.96
105	泰安市	山东省	46.89
106	吉林市	吉林省	46.86
107	黄山市	安徽省	46.85
108	莆田市	福建省	46.69
109	石嘴山市	宁夏回族自治区	46.64
110	重庆市	重庆市	46.63

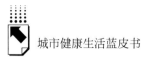
续表

总排名	城市	所属省(区、市)	得分
111	株洲市	湖南省	46.63
112	安阳市	河南省	46.55
113	佳木斯市	黑龙江省	46.36
114	焦作市	河南省	46.25
115	洛阳市	河南省	46.21
116	三门峡市	河南省	46.01
117	济宁市	山东省	45.95
118	鄂州市	湖北省	45.78
119	河源市	广东省	45.69
120	龙岩市	福建省	45.69
121	通化市	吉林省	45.49
122	徐州市	江苏省	45.46
123	安庆市	安徽省	45.41
124	泰州市	江苏省	45.38
125	张家口市	河北省	45.37
126	牡丹江市	黑龙江省	45.27
127	衡阳市	湖南省	45.23
128	宁德市	福建省	44.99
129	晋城市	山西省	44.90
130	连云港市	江苏省	44.81
131	阳泉市	山西省	44.80
132	盐城市	江苏省	44.66
133	蚌埠市	安徽省	44.64
134	襄阳市	湖北省	44.41
135	崇左市	广西壮族自治区	44.20
136	铜仁市	贵州省	43.92
137	南平市	福建省	43.90
138	淮北市	安徽省	43.78
139	梅州市	广东省	43.68
140	湛江市	广东省	43.59

总排名	城市	所属省（区、市）	得分
141	十堰市	湖北省	43.58
142	六盘水市	贵州省	43.51
143	张掖市	甘肃省	43.48
144	荆门市	湖北省	43.45
145	长治市	山西省	43.23
146	鹰潭市	江西省	43.22
147	岳阳市	湖南省	43.21
148	濮阳市	河南省	43.21
149	常德市	湖南省	43.17
150	抚州市	江西省	43.12
151	萍乡市	江西省	42.98
152	酒泉市	甘肃省	42.93
153	抚顺市	辽宁省	42.67
154	平顶山市	河南省	42.54
155	淮安市	江苏省	42.48
156	莱芜市	山东省	42.22
157	咸宁市	湖北省	42.22
158	邢台市	河北省	42.06
159	普洱市	云南省	42.02
160	衡水市	河北省	41.95
161	汕尾市	广东省	41.90
162	泸州市	四川省	41.85
163	通辽市	内蒙古自治区	41.85
164	榆林市	陕西省	41.76
165	铜川市	陕西省	41.75
166	开封市	河南省	41.74
167	阜新市	辽宁省	41.73
168	鞍山市	辽宁省	41.69
169	赣州市	江西省	41.68
170	鹤壁市	河南省	41.64

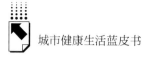

续表

总排名	城市	所属省(区、市)	得分
171	枣庄市	山东省	41.64
172	天水市	甘肃省	41.62
173	乐山市	四川省	41.61
174	淮南市	安徽省	41.56
175	本溪市	辽宁省	41.52
176	宝鸡市	陕西省	41.51
177	黄石市	湖北省	41.43
178	大同市	山西省	41.34
179	梧州市	广西壮族自治区	41.32
180	白城市	吉林省	41.29
181	巴彦淖尔市	内蒙古自治区	41.28
182	盘锦市	辽宁省	41.27
183	池州市	安徽省	41.26
184	玉溪市	云南省	41.12
185	营口市	辽宁省	41.05
186	内江市	四川省	40.96
187	四平市	吉林省	40.95
188	孝感市	湖北省	40.95
189	平凉市	甘肃省	40.92
190	清远市	广东省	40.78
191	保定市	河北省	40.72
192	双鸭山市	黑龙江省	40.69
193	云浮市	广东省	40.63
194	临沂市	山东省	40.51
195	宜宾市	四川省	40.50
196	辽阳市	辽宁省	40.45
197	汕头市	广东省	40.37
198	金昌市	甘肃省	40.26
199	张家界市	湖南省	40.25
200	聊城市	山东省	40.23

续表

总排名	城市	所属省(区、市)	得分
201	广元市	四川省	40.23
202	安顺市	贵州省	40.05
203	呼伦贝尔市	内蒙古自治区	39.98
204	许昌市	河南省	39.94
205	自贡市	四川省	39.81
206	齐齐哈尔市	黑龙江省	39.74
207	玉林市	广西壮族自治区	39.64
208	德州市	山东省	39.60
209	中卫市	宁夏回族自治区	39.56
210	武威市	甘肃省	39.52
211	防城港市	广西壮族自治区	39.44
212	赤峰市	内蒙古自治区	39.38
213	驻马店市	河南省	39.27
214	保山市	云南省	39.24
215	吉安市	江西省	39.22
216	运城市	山西省	39.21
217	遵义市	贵州省	39.19
218	吕梁市	山西省	39.14
219	汉中市	陕西省	39.08
220	茂名市	广东省	39.05
221	海东市	青海省	38.98
222	丹东市	辽宁省	38.98
223	娄底市	湖南省	38.97
224	南充市	四川省	38.93
225	七台河市	黑龙江省	38.86
226	绥化市	黑龙江省	38.81
227	朔州市	山西省	38.73
228	安康市	陕西省	38.70
229	白银市	甘肃省	38.70
230	乌兰察布市	内蒙古自治区	38.68

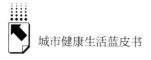

总排名	城市	所属省（区、市）	得分
231	毕节市	贵州省	38.66
232	曲靖市	云南省	38.64
233	临汾市	山西省	38.55
234	潮州市	广东省	38.49
235	宿迁市	江苏省	38.48
236	眉山市	四川省	38.43
237	六安市	安徽省	38.42
238	庆阳市	甘肃省	38.35
239	南阳市	河南省	38.34
240	辽源市	吉林省	38.32
241	邯郸市	河北省	38.30
242	松原市	吉林省	38.12
243	钦州市	广西壮族自治区	38.08
244	白山市	吉林省	38.04
245	益阳市	湖南省	38.03
246	临沧市	云南省	37.99
247	吴忠市	宁夏回族自治区	37.93
248	鹤岗市	黑龙江省	37.90
249	郴州市	湖南省	37.88
250	阳江市	广东省	37.80
251	商丘市	河南省	37.74
252	忻州市	山西省	37.68
253	漯河市	河南省	37.49
254	贺州市	广西壮族自治区	37.39
255	渭南市	陕西省	37.31
256	朝阳市	辽宁省	37.23
257	怀化市	湖南省	36.96
258	固原市	宁夏回族自治区	36.89
259	菏泽市	山东省	36.89
260	信阳市	河南省	36.88

续表

总排名	城市	所属省(区、市)	得分
261	定西市	甘肃省	36.81
262	宣城市	安徽省	36.80
263	葫芦岛市	辽宁省	36.58
264	黑河市	黑龙江省	36.50
265	商洛市	陕西省	36.48
266	宜春市	江西省	36.37
267	永州市	湖南省	36.29
268	周口市	河南省	36.26
269	黄冈市	湖北省	36.19
270	上饶市	江西省	36.16
271	河池市	广西壮族自治区	36.15
272	宿州市	安徽省	36.15
273	随州市	湖北省	36.14
274	揭阳市	广东省	36.11
275	鸡西市	黑龙江省	36.03
276	亳州市	安徽省	35.97
277	阜阳市	安徽省	35.65
278	邵阳市	湖南省	35.52
279	来宾市	广西壮族自治区	35.38
280	伊春市	黑龙江省	35.32
281	达州市	四川省	35.28
282	遂宁市	四川省	35.19
283	巴中市	四川省	35.06
284	陇南市	甘肃省	34.87
285	铁岭市	辽宁省	34.35
286	贵港市	广西壮族自治区	34.20
287	昭通市	云南省	33.97
288	广安市	四川省	33.78
289	资阳市	四川省	33.78
平均值	—	—	43.11

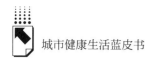

（二）城市健康生活文化评价的省际分析

不同省份之间的文化健康生活水平不同，为了了解其之间的不同，采用总分相加求平均的方法来反映各个省份之间的城市文化健康水平，其中各个省份的健康指数综合得分及排名如表6所示。

表6　我国31个地区健康生活文化评价平均得分及排名

单位：分

排名	地区	得分	排名	地区	得分
1	北京市	84.19	17	江西省	45.96
2	上海市	80.80	18	贵州省	45.89
3	新疆维吾尔自治区	74.21	19	青海省	45.69
4	天津市	72.41	20	宁夏回族自治区	45.51
5	海南省	72.21	21	陕西省	44.60
6	浙江省	59.82	22	广西壮族自治区	44.55
7	广东省	55.98	23	湖南省	44.39
8	福建省	54.03	24	山西省	44.26
9	江苏省	53.94	25	河南省	44.04
10	西藏自治区	52.93	26	云南省	43.95
11	山东省	50.66	27	甘肃省	43.80
12	内蒙古自治区	48.37	28	吉林省	43.71
13	河北省	47.76	29	辽宁省	43.19
14	安徽省	46.82	30	四川省	42.35
15	重庆市	46.63	31	黑龙江省	41.76
16	湖北省	46.35	平均值	—	51.96

为了对各个城市的文化健康水平进行更加清晰的分析，将表6的评价结果画成条形图，如图2所示。

从评价结果来看，北京市的分数最高，为84.19分，其次是上海市，为80.80分，在31个省（区、市）中只有这两个直辖市是超过80分的，遥遥领先于其他省（区、市）。31个省（区、市）的平均分为51.96分，有10个省（区、市）超过了这个平均分。北京市作为中国的首都，经济、文化等发展水平一直处于前列，上海市的文化水平同样处于全国前列，其他省（区、市）可以加强与这两个直辖市的交流，共同提高自身文化水平。

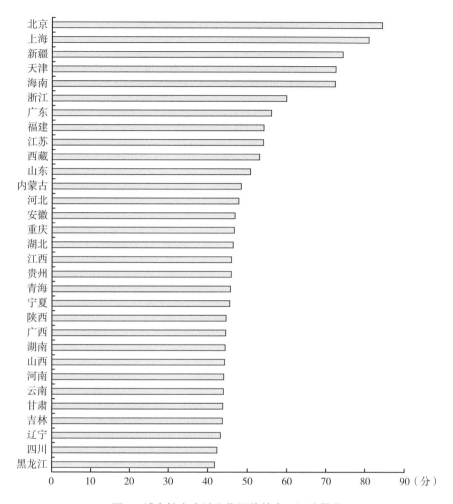

图 2　城市健康生活文化评价的省际平均得分

（三）城市健康生活文化评价的区域分析

本部分依照各省份所处区域，将 31 个省份划分为东部、中部和西部地区三大区域，并对这三大区域的文化健康指数进行平均计算并进行排序，最后得到相应的计算结果，结果如表 7 所示。

同样，将表 7 的评价排名结果画成竖状图，对三个区域文化健康的情况进行更加清楚的分析，如图 3 所示。

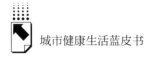

表7 我国东、中、西部地区健康生活文化评价平均得分及排名

单位：分

排名	区域	地区	组合得分	平均得分
1	东部	北京市	84.19	61.36
		上海市	80.8	
		天津市	72.41	
		海南省	72.21	
		浙江省	59.82	
		广东省	55.98	
		福建省	54.03	
		江苏省	53.94	
		山东省	50.66	
		河北省	47.76	
		辽宁省	43.19	
2	西部	新疆维吾尔自治区	74.21	48.21
		西藏自治区	52.93	
		内蒙古自治区	48.37	
		重庆市	46.63	
		贵州省	45.89	
		青海省	45.69	
		宁夏回族自治区	45.51	
		陕西省	44.6	
		广西壮族自治区	44.55	
		云南省	43.95	
		甘肃省	43.8	
		四川省	42.35	
3	中部	安徽省	46.82	44.66
		湖北省	46.35	
		江西省	45.96	
		湖南省	44.39	
		山西省	44.26	
		河南省	44.04	
		吉林省	43.71	
		黑龙江省	41.76	
平均值	—	—	—	51.41

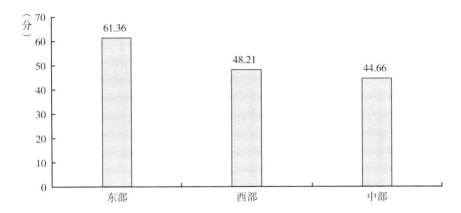

图 3 我国东、中、西地区健康生活文化评价平均得分情况

从评价结果可以看出,东部地区的综合得分最高,为 61.36 分;其次是西部,得分为 48.21 分;最后是中部,得分为 44.66 分。中、西部与东部相差较大,分别相差 16.70 分、13.15 分;中部与西部平均分相差较小,为 3.55 分。东部地区的城市健康生活文化水平较高,主要是经济发展态势好使城市健康生活文化水平提高,而中、西部地区需增加科技经费、教育经费等文化方面的支出,或采取其他方法以提高自身的文化水平。

六　城市健康生活文化评价指标深度分析

（一）指标深度分析

1. 文化投入三级指标均值分析

从城市健康生活文化评价文化投入三级指标均值结果中可以看出,文化投入的三级指标人均教育经费支出与人均科技经费支出的分数相差不大,分别为 48.19 分和 47.93 分（见图 4）。教育是民族振兴、社会进步的重要基石。2010 年颁布的《国家中长期教育改革和发展规划纲要（2010 ~ 2020年)》中绘制了 2010 ~ 2020 年教育改革发展,实现从教育大国向教育强国转变的宏伟蓝图。国家提供了九年义务教育,加大了对各个地区的教育经费支出，提高了教育普及程度，努力办好教育事业。科技兴则民族兴，科技强则国家强。抓创新就是抓发展，谋创新就是谋未来。处于前列的各个城市人均教育经费和人均科技经费支出相差较大，排名处于中后位的城市差距较小，说明城市的经济发展水平高，更加看重科技、教育，人均教育经费和人均科技经费支出更多，因此，各个城市需要加大科技经费和教育经费的支出，鼓励创新，加强教育。

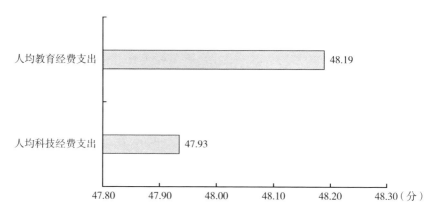

图4 城市健康生活文化评价文化投入三级指标均值

2. 教育水平三级指标均值分析

教育水平的三级指标有万人拥有大学生人数，其平均得分为47.62分。目前，我国拥有2688所高等院校，人们想要接受优质教育的愿望也越来越强烈，获得教育的机会也越来越多，同时通过普惠性幼儿园快速增加，义务教育普及水平保持高位，高中基本办学条件进一步改善，高等教育规模稳步发展，结构进一步优化等手段，我国大学生数越来越多，教育事业向前发展，让我国在教育强国的道路上走得更远。

3. 文化设施三级指标均值分析

文化设施三级指标包括人均公共图书馆藏书数、万人拥有的剧场与影剧院数、万人拥有国际互联网用户数、人均移动电话年末用户数，其中人均移动电话年末用户数这一指标的平均分数最高，为48.21分，接下来是万人拥有的剧场与影剧院数、万人拥有国际互联网用户数、人均公共图书馆藏书数，分别为48.14分、48.13分、48.08分，但这四个指标的总体差距不大（见图5）。书籍是人类进步的阶梯，阅读使人眼界开阔，胸襟豁达，素质能力提升。公共图书馆拥有大量藏书供社会人士阅读，提供了免费借阅开放、资源整合、基层延伸、数字化建设等服务，有利于丰富阅读服务内容，创新阅读服务方式，满足人们日益增长的精神文化需求。随着社会的快速发展，人们在精神层面的需求越来越多，除了大量阅读书籍，人们的生活娱乐方式也有很多种，其中看电影和戏剧是一重大休闲方式，正是这种方式使城市电影院、戏剧院的数量大幅度增加。2018年，国家出台了《关于加快电影院建设，促进电影市场繁荣发展的意见》，旨在推动中国电影在新时代迈上新台阶，促进电影市场繁荣发展。与此同时，政府陆续出台了一系列政策扶持电影产业的发展，电影业的快速发展也带动着城市电影院的快速增加，影剧院可以放映电影、进行文艺汇演、宣传教育等，具有多种功能，利用影剧院可以在人们之间传播文明、普及教育、丰富精神文明等。电影院和影剧院是人们生活文化中必不可少的一部分。互联网的快速发展，便利了人们的生活，互联网已经全面重塑了衣食住行各个领域，人们可以利用互联网进行很多娱乐活动，各个行业也可以通过互联网来提高自身效率，促进中国经济发展。同时，科技的高速发展，人们生活中处处充满了智能手机的身影，人们

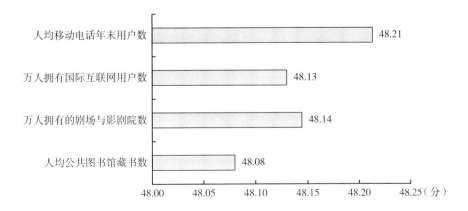

图5　城市健康生活文化评价文化设施三级指标均值

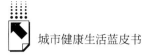

可以利用智能手机进行多种活动，如打电话、发信息、浏览网页、购买商品等，利用智能手机，人们可以从大千世界中获取海量的数据、信息，简化交流方式，提高生活、工作效率，大大改善人们的生活方式，使人们的生活变得越来越丰富多彩。

4. 二级指标均值分析

城市健康生活文化评价二级指标包括教育水平、文化投入、文化设施，其中文化设施指标的平均得分为48.16分，处于首位；接下来是文化投入指标，平均得分为48.05分；最后是教育水平指标，平均得分为47.62分，这三个二级指标总体相差不大，但仍存在微小差距（见图6）。社会的快速发展，让人们看到了教育的重要性，不断提升人口素质，增加教育投入，提升教育教师队伍，改变教育方式，将教育与信息化结合，丰富教育形式，提高教育水平。文化投入包括建设文化广场、图书馆，修建校园等，经济水平的提高让我国增加了文化这一板块的资金投入，增加我国人民的文化获得感。同时，社会的进步使我国越来越重视精神教育方面，不应将教育只局限于学校，因此，除了日益增加的学校数，各个地区也致力于建设图书馆、博物馆、青少年宫等可以提供各类文化的场所。无论是文化投入的增加，还是文化设施的投入，都在无形中提高了我国的教育水平。

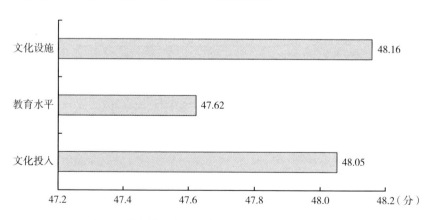

图6　城市健康生活文化评价二级指标得分均值

（二）地区差异分析

依照二八定律对各级指标的地区差距进行分析，首先从低到高对指标进行排序，其次计算前20%地区的总值占所有指标汇总值的百分比，得到该指标的地区差距系数。地区差距系数越小，则地区差距越大；反之，地区差距系数越大，则地区差距越小。

表8　城市健康生活文化评价二级指标和三级指标的地区差距系数

单位：%

一级指标	二级指标	地区差距系数	三级指标	地区差距系数
文化	A 文化投入	14.73	A1 人均科技经费支出	16.01
			A2 人均教育经费支出	12.67
	B 教育水平	14.35	B1 万人拥有大学生人数	14.35
	C 文化设施	14.87	C1 人均公共图书馆藏书数	15.01
			C2 万人拥有的剧场与影剧院数	13.83
			C3 万人拥有国际互联网用户数	12.60
			C4 人均移动电话年末用户数	13.88

文化投入指标的差距系数为14.73%，其三级指标人均科技经费支出的差距系数为16.01%，人均教育经费支出的差距系数为12.67%，这两个指标相差3.34个百分点。各个城市在人均科技经费方面比人均教育经费方面的差距小。科技是第一生产力，创新是引领科技发展的第一动力，中国也高度重视科技的发展，各个城市也相继增加科技资金的投入，鼓励大众创业、万众创新，拉动各地区经济发展。经济发展水平不同的地区在教育方面投入的资金也大不相同，经济落后的地区没有足够的教育经费，人们能够享受到的教育资源也有限，地区教育发展不平衡，各个地区的人均教育经费差距大。

教育水平指标的差距系数为14.35%，其三级指标万人拥有大学生人数的差距系数为14.35%。各个地区拥有的高等院校数量不一，人才拥有量也存在较大的差距，而其中影响城市发展的重要因素就是人才，对人才要素进

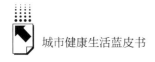
行合理分配等可以大大缩小地区之间的发展差距。

文化设施指标的差距系数为14.87%，其三级指标人均公共图书馆藏书数的差距系数为15.01%，万人拥有的剧场与影剧院数的差距系数为13.83%，万人拥有国际互联网用户数的差距系数为12.60%，人均移动电话年末用户数的差距系数为13.88%，其中人均公共图书馆藏书数与万人拥有国际互联网用户数的差距最大，相差2.41个百分点。各个地区拥有多家公共图书馆，图书馆是一个城市不可缺少的文化设施，人们可以在图书馆中学习交流感情。不同的城市由于经济发展水平的不同，智能手机、互联网的普及、使用也各不相同，导致各个地区在人均国际互联网用户数的差距大。

文化投入、教育水平、文化设施这三个二级指标的差距系数相差不大，处于基本均衡状态。国家也出台了一系列政策支持东部地区，扶持中西部地区，在东部地区与中西部地区的共同努力下，可以缩小各个城市之间的差距，共同促进全国经济发展。

（三）健康生活文化评价后50名城市分析

城市健康生活文化的后50名城市，最后一名为四川省的资阳市，后50名排名的平均分为36.48分，远远低于50强城市的70.95分。后50名城市中一半城市低于平均分，最高分为38.32分，最低分为33.78分，各个城市之间相差并不大，健康生活文化发展比较落后的城市，其文化发展水平相差不大。

排名后50位的城市中，四川省、广西壮族自治区、湖南省拥有数量最多，均为5个城市，包括贺州市、贵港市、怀化市、益阳市、巴中市、广安市等，其中排名最低的是四川省的资阳市，综合得分为33.78分，也是后50名城市中的最后一名。接下来是拥有4个后50名城市的河南省、安徽省、黑龙江省，各省排名最后的分别是第268位的周口市、第277位的阜阳市和第280位的伊春市。吉林省、辽宁省各有3个城市，甘肃省、广东省、湖北省、江西省、宁夏回族自治区、陕西省、云南省各有2个城市，河北省、山东省、山西省各有 1 个城市（见图 7）。对比后 50 名城市的数量，广西壮族自治区、湖南省、四川省数量最多，说明这些省区的各个地区的城市健康生活文化发展水平不平衡，存在较大的差距，政府应该采取相关举措来缩小自身各个地区的差距，提高城市健康生活的文化水平。除此之外，北京市、上海市、浙江省、江苏省等其他 17 个省、自治区、直辖市未有后 50 名城市，表明各个地区的城市健康生活文化程度较平衡。需要对后 50 名的城市加大文化建设力度，加快缩小与其他城市的差距。

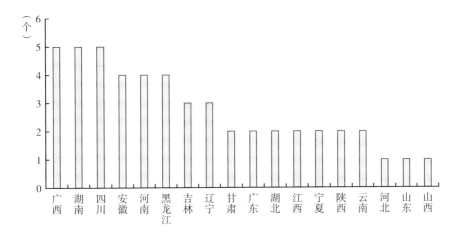

图 7　城市健康生活文化评价后 50 名城市的省际分布

对后 50 名城市进行东、中、西部划分，其中东部地区包括河北省、辽宁省、广东省、广东省，有阳江市、揭阳市、邯郸市等 7 个城市，中部地区包括吉林省、山西省、湖南省等 8 个省，有商丘市、宣城市、宿州市、亳州市等 25 个城市。除此之外，西部地区有甘肃省、四川省、陕西省等 6 个省区，有定西市、陇南市、贺州市等 18 个城市，这三个地区的平均得分分别是 36.75 分、36.82 分、35.92 分，得分比较均衡，差距较小，但仍可以看出西部地区的城市健康生活文化水平与东部地区和中部地区还是存在差距的，西部地区对于发展城市健康生活文化水平的能力还有待提高，需大力支持西部地区的文化发展。

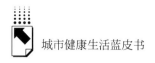

表9 城市健康生活文化评价后 50 名城市的地区分布

单位：分

地区分类	省（区）	城市	平均得分
东部	河北省、辽宁省、广东省、山东省	阳江市、揭阳市、邯郸市、朝阳市、葫芦岛市、铁岭市、菏泽市 7 个城市	36.75
中部	吉林省、山西省、湖南省、河南省、黑龙江省、江西省、安徽省、湖北省	宣城市、宿州市、亳州市、阜阳市、商丘市、漯河市、信阳市、周口市、鹤岗市、黑河市、鸡西市、伊春市等 25 个城市	36.82
西部	甘肃省、陕西省、宁夏回族自治区、广西壮族自治区、四川省、云南省	定西市、陇南市、钦州市、贺州市、河池市、来宾市、贵港市、吴忠市、固原市、渭南市等 18 个城市	35.92

参考文献

［1］范柏乃：《我国城市居民生活质量评价体系的构建与实际测度》，《浙江大学学报》（人文社会科学版）2006 年第 4 期。

［2］郑胜华、刘嘉龙：《城市休闲发展评估指标体系研究》，《自然辩证法研究》2006 年第 3 期。

［3］李海龙、于立：《中国生态城市评价指标体系构建研究》，《城市发展研究》2011 年第 7 期。

［4］侯惠勤、辛向阳、易定宏：《中国城市基本公共服务力评价（2012）》，社会科学文献出版社，2012。

［5］武占云、单菁菁、耿亚男：《中国城市健康发展评价》，《区域经济评论》2015 年第 1 期。

［6］潘家华、魏后凯：《中国城市发展报告（2014）》，科学出版社，2015。

［7］郑春东、马珂、苏敬瑞：《基于居民满意度的生态宜居城市评价》，《统计与决策》2014 年第 5 期。

［8］李娟、梅国宏：《公共文化服务水平评价指标体系的构建》，《华北理工大学学报》（社会科学版）2016 年第 5 期。

［9］黄昌勇、解学芳：《中国城市文化指标体系的构建与实践》，《学术月刊》2017 年第 5 期。

城市健康生活医疗卫生服务评价

黄 钢 吴孟华 吴思慈*

摘 要： 医疗卫生与人民群众身心健康息息相关，科学评价城市医疗
卫生服务状况对于保障城市居民健康生活具有重要意义。本
报告阐述了医疗卫生的概念、重要性及医疗卫生服务评价的
意义，在借鉴国内外现有评价指标的基础上，从医疗资源和
医疗投入两个方面选取6个指标，构建了我国城市居民健康
生活医疗卫生服务评价指标体系，对全国289个城市居民医
疗卫生状况进行评价，并对评价结果进行了深度分析。

关键词： 医疗卫生 健康生活 医疗资源 医疗投入

一 医疗卫生服务概述

（一）医疗卫生服务的重要地位

欧美国家早在19世纪末就开始积极倡导并推进公共服务。20世纪末，
世界银行在《世界发展报告》中首次提出了"基本医疗卫生服务"，美国政
府在《未来的公共卫生》的报告中研究了公共卫生的地位，在《基本公共

---

* 黄钢，博士，上海健康医学院校长，教授，博士生导师，主要从事核医学、健康管理研究；
吴孟华，上海健康医学院特聘专家，上海浦江健康科学研究院副院长，主要从事心内科与健
康管理研究；吴思慈，浙江工商大学管理工程与电子商务学院硕士研究生，主要从事技术经
济、科技评价等领域的研究。

卫生服务》中详细描述了基本公共卫生服务应该包括的几个方面。英国政府发布了政府白皮书《公平与优越，解放国家公共卫生服务机构》，该报告明确讲述了对卫生机构进行改革的方法，以提高医疗卫生服务水平，改善医疗保健效果，提高医疗卫生服务效率。各个国家都十分注重医疗卫生服务，各个国家都在积极做好医疗卫生服务工作，为人们提供高效有用的医疗卫生服务信息，同时发布相关的信息鼓励人们积极关注自身医疗卫生，保持身体、心理健康，能够及时察觉自身的不良状况。建立一个与各自国家情况相符合的多方面医疗卫生服务体系，以实现城市居民的医疗保障，降低城市居民的医疗负担，促进国家整体快速发展。

我国的医疗卫生事业正在快速发展。国家相继颁布了《"健康中国2030"规划纲要》《"十三五"卫生与健康规划》《"十三五"深化医药卫生体制改革规划》等相关政策，这些都为医疗改革奠定了坚实的基础。2015年，国务院颁布了《全国医疗卫生服务体系规划纲要（2015～2020年)》，提出对医疗卫生资源进行合理配置，构建各方面相配的整合型医疗卫生服务体系，争取2020年实现基本覆盖城乡居民的医疗卫生资源基础。2017年4月，国务院发布了《关于推进医疗联合体建设和发展的指导意见》，开展医疗联合体建设，以政府为主导，进行统筹规划，建立较为完整的医疗联合体政策体系和评价体系，推动我国医疗卫生体系改革。党的十九大报告提出将健康中国作为我国的发展战略，为人们提供更加全面的医疗健康服务。2018年，国务院发布了《医疗卫生领域中央与地方财政事权和支出责任划分改革方案》，指出要将人民健康放在优先发展的战略地位，对医疗卫生体制进行深化改革，使医疗卫生体制能够保持长效稳定的运行。同时也要积极推动医疗卫生改革，使人们得到高效的医疗卫生服务，加快推进医疗卫生事业的发展。

（二）医疗卫生界定

基本医疗卫生服务概念在2008年得到了基本定论，主要包括两大部分：一是公共卫生服务范围，即计划免疫、卫生监督、急救等12个基础医疗卫生领域；二是基本医疗，包括医疗技术、医疗诊断、提供医疗康复等基础医疗服务。同时基本医疗服务费用是由政府、个人和社会三方通过合理分摊进行支付。在社会的不同时期，人们对于医疗卫生服务的需求也不相同，基本医疗卫生服务的概念也会相应地发生变化，主要从界定基本医疗保险范围、确保基本医疗保险基金支出的有效控制和强化医疗服务的管理来明确基本医疗服务的范围，制定其服务标准。2017 年，国家卫生计生委、财政部、国家中医药局联合印发了《关于做好 2017 年国家基本公共卫生服务项目工作的通知》，提出了 14 项目标任务，包括老年人健康管理率达到 67% 以上；电子健康档案建档率保持在 75% 以上，稳步提高使用率；老年人、儿童中医药健康管理率分别达到 45% 以上；居民健康素养水平较上年度提高不少于 2 个百分点；等等。

综上，医疗卫生服务总的可以概括为：一个国家和有关机构根据一国当下经济以及社会总体发展水平，在公平公正原则的基础上，制定适宜的制度保障措施，在财政能力允许的范围内，依靠一定的医疗服务能力，建立基本医疗服务设施，采用科学药物、运用适宜医疗技术，为居民身体健康需要提供基本的医疗保障服务，更加有效地发挥其作用。

二 医疗卫生服务与健康生活

世界卫生组织在健康这一概念中提出通过基本卫生保健实现"人人享有健康"，接着又提出了"全民健康覆盖"的概念。《中国的医疗卫生事业》认为，"健康是促进人的全面发展的必然要求，有效地疾病预防、控制及治疗，提高健康水平，是全人类社会的共同理想追求"。同样，《"十三五"规划纲要》提出，"推进健康中国建设、深化医药卫生体制改革，坚持预防为主的方针，建立健全基本医疗卫生制度，实现人人享有基本医疗卫生服务，推广全民健身，提高人民健康水平"。

医疗卫生服务时刻影响着人们的健康生活，高水平的医疗卫生服务可以保障城市居民拥有健康的城市生活，有效防范医患纠纷，提升疾病预防控制

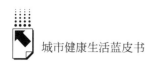

和公共卫生应急应对能力，人才队伍得到重视，各项医疗卫生工作得到进一步加强，使城市居民生活在一个健康的城市环境中。

（一）医疗卫生是决定健康生活的重要前提

随着时间的流逝，生老病死是人们不可避免的一个问题，人们开始积极地寻找保持健康的方法，同时，社会的快速发展使得医疗卫生服务需求急速增加，但随之而来的就是各种挑战，如慢性疾病发病率、人口老龄化加快、人们对健康的更高要求等，同时医疗卫生服务方面的成本也会越来越高，其中包括了医疗人才培养、医疗基础设施建设、医疗体制改革等，因此，做好医疗卫生服务是目前我国的一个工作重心，我们要提高医疗卫生服务的整体效率，形成健康生活。进入 21 世纪以后，许多国家和地区从自身医疗卫生服务情况出发，进行了各种形式的医疗卫生服务改革，使医疗卫生服务不断发展并日渐趋于成熟。

（二）医疗卫生是保障健康生活的重要条件

2017 年，我国城市居民主要疾病前十位分别是恶性肿瘤、心脏病、脑血管瘤、呼吸系病、损伤及中毒、内分泌营养和代谢病、消化系病、神经系病、泌尿生殖系病、传染病，其死亡率分别为 160.04/10 万、142.99/10 万、126.48/10 万、67.68/10 万、35.88/10 万、20.56/10 万、14.66/10 万、7.73/10 万、6.74/10 万、6.24/10 万，占比分别为 25.97%、23.2%、20.52%、10.98%、5.82%、3.34%、2.38%、1.25%、1.09%、1.01%。从 2016 年到 2017 年，居民人均预期寿命由 76.5 岁提高到 76.7 岁，孕产妇死亡率从 19.9/10 万下降到 19.6/10 万，婴儿死亡率从 7.5‰下降到 6.8‰。2017 年末，全国医疗卫生机构总数达 986649 个，比上年增加 0.3%，其中专业公共卫生机构 19896 个，医院 31056 个，基层医疗卫生机构 933024 个；全国医疗卫生机构床位 794.0 万张，比上年增加 53.0 万张，其中医院 612.0 万张，基层医疗卫生机构 152.9 万张；全国卫生人员总数达 1174.9 万人，比上年增加 57.6 万人，全国卫生总费用达 51598.8 亿元，包括个人卫生支出 14874.8 亿元，政府卫生支出 15517.3 亿元，社会卫生支出 21206.8 亿元。从中可以看出，每年政府在医疗卫生事业方面投入的资源在增加，使医疗卫生服务水平大幅度提高，城市居民死亡率不断下降。医疗卫生服务给予人们健康生活重要保障，使人们拥有现在的健康生活。

（三）医疗卫生有效促进健康生活

随着社会和经济的快速发展，人们对于健康也越来越看重。国家也愈发重视医疗卫生服务体系的建设，增加医疗卫生费用投入，加快基础设施和人才队伍建设，增加医疗设备配置，不断发展完善各类医疗机构，加强医疗人才队伍建设，我国的医疗卫生服务质量在不断地提高，由此提高了城市居民的健康素质，改善了居民的生活质量，预防和减少疾病的发生，降低社会成本，提高社会资源的配置效率，也能带动相关的医疗行业的发展，促进我国的整体经济发展，使之产生一个良性的循环，促进城市居民健康生活。

三　城市健康生活医疗卫生服务评价研究意义

目前，我国各地的医疗卫生服务水平参差不齐，同时，我国也在面临经济转型升级，社会多层次多结构的现实，医药卫生体制改革也已进入关键期。政府出台了《"十三五"卫生与健康规划》《"十三五"深化医药卫生体制改革规划》《关于进一步深化基本医疗保险支付方式改革的指导意见》《关于全面推开公立医院综合改革的通知》《关于推进医疗联合体建设和发展的指导意见》等大量相关政策，旨在进行深化医改，推动经济持续增长，推动健康与医疗卫生事业的发展，提高我国在医疗卫生方面的国际话语权。

随着社会的发展，我国人口老龄化程度加剧，人均寿命增加，但随之而来的是各种疾病的爆发，城市居民对医疗卫生服务的需求不断提高，医疗成本的增加，医疗人才的缺失等，这些都是我们需要考虑的问题。本书构建了

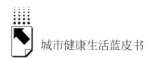

城市健康生活医疗卫生服务评价体系，这有利于提高医疗卫生服务水平，有利于加快中国城市健康生活的建设，对于帮助建设综合监管、医药保障、分级诊疗、现代医疗机构管理等基本制度，推进医疗卫生改革，具有重要意义。

第一，明确医疗卫生服务，加快医疗卫生改革。1994年，我国首先在镇江进行医疗改革试点，从此开始了第一次医改。2019年，我国再次进入了新一轮的医疗改革，中共中央、国务院发布了《关于卫生改革与发展的决定》，提出构建与国民经济和社会发展水平相适应、与居民健康需求相匹配、体系完整、分工明确、功能互补、密切协作的整合型医疗卫生服务体系。本书依照评价指标体系，对各个城市进行评价分析，找出各个城市目前存在的医疗卫生服务问题，同时明确需要加强哪方面的医疗服务，加快推动医疗体制改革，有利于加强全行业、全流程、综合协同监管，有利于加强医疗服务质量和安全等重点领域监管等。

第二，缩小各个城市差距，推动全民健康生活。经过多次医疗改革，我国在医疗卫生方面取得了较大的成绩，但是不同城市在医疗卫生经费、卫生人力资源等方面仍存在较大的差距，医疗卫生服务水平落后的城市面临较多的困境。本书全面评价了289个城市的医疗卫生服务水平，分析了目前的服务状况，分析了城市之间差距存在的原因，采取针对性措施以缩小城市之间的差距，各个城市取长补短，提高各个城市的医疗卫生服务体系的效率，致力于推动全民健康生活。

第三，优化医疗资源配置，提高医疗服务效率。经过长期发展，我国医疗卫生资源平均年增长率均保持在10%左右，但与发达国家相比仍处于落后状态，医疗卫生资源总量不足，结构与布局不合理，基层服务能力薄弱等问题仍然存在，优化医疗资源配置，平衡各方面资源，使医疗卫生服务体制合理发展。本书从医疗资源和医疗投入两方面来评价各个城市的医疗卫生服务水平，了解各个城市目前存在的短板以及医疗需求的变化，从而重新调增和配置我国医疗卫生资源，提高我国城市健康生活医疗卫生服务水平，推进我国城市健康生活建设。

四 评价指标体系构建与数据选取

（一）国内外医疗卫生服务评价指标体系

世界卫生组织对城市健康生活中的医疗卫生服务方面进行评价，相关指标有 5 岁以下儿童死亡率、患重病住院率、期望寿命、围产期死亡率、死胎率等。

《中国城市基本公共服务力评价》中建立了相关的医疗卫生评价指标体系，包括 4 个二级指标、10 个三级指标，二级指标有财政投入、防疫活动、医院、卫生院建设等，三级指标包括每万人执业（助理）医师数、财政投入占 GDP 比重、每万人医院拥有数、每万人床位数、人均财政投入等。

《健康北京"十二五"发展建设规划》中构建了"十二五"时期建设健康北京的相关指标体系，其中医疗卫生服务指标主要包括 2 个二级指标、20 个三级指标。二级指标是健康人群和健康服务，三级指标则包括脑血管病年龄别死亡率、城乡期望寿命差距、每千常住人口执业医生数、恶性肿瘤年龄别死亡率、孕产妇死亡率、成人吸烟率、出生期望寿命等。

余澄（2011）构建了我国各地区医疗卫生服务水平评价指标体系，选取了相关指标，其中二级指标 2 个，分别为服务条件、服务效果；三级指标 7 个，为每万人拥有的医疗卫生机构床位数、病床使用率、出院者平均住院日、每万人拥有的医疗卫生人员数、医师日均担负诊疗人次等。

李海龙、于立（2010）采用德尔菲意见征询、专家小组讨论、案例城市调研等多种方法确定评价体系，其中关于城市健康生活医疗卫生服务这一板块主要涉及医疗水平主题，将每千人拥有执证医师数、每千名老年人拥有养老床位数作为评价指标。

于海宁、成刚等（2012）主要研究了已有的我国健康城市建设指标体系，并对这些指标进行比较分析，其中城市健康生活医疗卫生服务指标中，

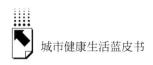

选取了三项指标，分别为每千人拥有床位数、每千人拥有执证医师（助理）数、重性精神疾病患者管理治疗率。

孙德超（2013）构建了地区医疗卫生服务均等化评价指标体系，其中有 3 个二级指标涉及医疗卫生服务，分别为投入、产出、结果。有 8 个三级指标，为婚前检查率、医师人均每日担负住院床数、卫生人员平均负担住院人数、人均卫生技术人员数、人均医疗卫生支出等。

常敬一（2013）在中国医疗卫生服务水平评价研究中认为可以用 2 个二级指标、13 个三级指标来表示医疗卫生服务水平，其中二级指标有投入、产出，用每千人口医疗机构床位数、卫生机构数量、治愈率、人均卫生费用、每千人口卫生人员数、人均医疗保健支出等表示三级指标。

郑春东、马珂等（2014）提出了客观评价指标与主观评价指标，其中相关指标为每万人拥有的医院床位数、每万人拥有的医生数，主观评价二级指标为居民对医疗水平的满意率。

阮师漫（2015）在国家卫生城市创建综合评价研究方面涉及健康医疗卫生服务的主要指标分为核心指标、主要指标、一般指标，共 10 个，有肠道传染病报告发病率、法定传染病报告发病率、病媒和自然疫源性疾病报告发病率、居民健康基本知识知晓率、中小学生健康知识知晓率、居民健康生活方式与行为形成率等。

许燕、郭俊香等（2016）构建了国家卫生城市综合评价指标体系，包括 5 个一级指标、22 个二级指标和 85 个三级指标，其中 3 个二级指标和 13 个三级指标涉及医疗卫生服务的指标，包括人群健康状况、传染病预防与控制、计划免疫安全注射率、儿童窝沟封闭率、平均期望寿命、孕产妇死亡率、医疗保险覆盖率、5 岁以下儿童死亡率等。

张晓溪、宗莲、王海银和金春林（2018）在专家咨询的基础上，设计构建适用于我国超大城市的卫生体系绩效评价的四级指标体系，一级指标为投入、过程、结果，二级指标为卫生筹资、卫生人力、机构配置、医疗服务体系、公共卫生服务体系、医疗保障体系、人群健康状况、筹资风险保护，三级指标包括卫生机构、卫生配置、健康教育、综合指标、卫生人力薪酬、卫生人力数量、服务费用等，四级指标包括每千人口护士数、每千人口执证医师数、每万人口全科医师数、卫生总费用占国内生产总值的比例、每千人口卫生技术人员数与医院数、每千人口医疗卫生机构床位数、康复床位数、出院人次数、病床使用率等。

国内外医疗卫生服务评价指标体系具体如表1所示。

表1　国内外医疗卫生服务评价指标体系

作者	来源	相关指标
	WHO 健康城市指标	期望寿命、年龄校正的总死亡率、婴儿死亡率、围产期死亡率、5岁以下儿童死亡率、死胎率、低出生体重婴儿死亡率、患重病住院率、不同性别及重性疾病发病率、儿童完成所有法定预防接种的比率、平均每位基层健康照护专业人员服务的人口数、每位护理人员服务的人口数、有健康保险的人口百分比、每年市议会审查有关健康议题的案数
	中国城市基本公共服务力评价	包括财政投入占 GDP 比重、人均财政投入、每万人医院拥有数、每万人执业（助理）医师、每万人床位数、每万人防疫站拥有数
	健康北京"十二五"发展建设规划	城乡期望寿命差距，婴儿死亡率，孕产妇死亡率，损伤和中毒年龄别死亡率，恶性肿瘤年龄别死亡率，心脏病年龄别死亡率，脑血管病年龄别死亡率，成人吸烟率，中小学生肥胖率控制比例，每千常住人口实有床位数，每千常住人口执业（助理）医生数，平均急救反应时间，城镇职工、居民医疗保险参保率，城镇居民健康档案建档率，中性精神疾病规范管理率，0～6岁儿童系统管理率，居民基本健康知识知晓率，药品抽样合格率
余澄（2011）	我国各地区医疗卫生服务水平评价研究——基于因子分析和聚类分析方法	每万人拥有的医疗卫生人员数、每万人拥有的医疗卫生机构床位数、出院者平均住院日、医师日均担负诊疗人次、病床使用率、孕产妇死亡率、平均期望寿命
李海龙、于立（2010）	中国生态城市评价指标体系构建研究	每千人拥有执证医师数、每千名老年人拥有养老床位数
于海宁、成刚等（2012）	我国健康城市建设指标体系比较分析	每千人拥有床位数、每千人拥有执证医师（助理）数、重性精神疾病患者管理治疗率

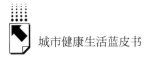

续表

作者	来源	相关指标
孙德超(2013)	地区医疗卫生服务均等化评价指标体系的构建	人均医疗卫生支出、人均卫生技术人员数、人均医疗机构床位数、医师人均每日担负诊疗人次、卫生人员平均负担住院人数、医师人均每日担负住院床数、甲乙类法定报告传染病病死率、婚前检查率
常敬一(2013)	基本医疗服务与基本公共卫生服务在"保基本"中的同质性分析	人均卫生费用、人均医疗保健支出、每千人口医疗机构床位数、每千人口卫生人员数、卫生机构数量、等级医院所占比重、治愈率、平均每日诊疗人次、医师日均担负诊疗人次、病床使用率、危重病人抢救成功率、入院人数比例、入院与出院诊断符合率
郑春东、马珂、苏敬瑞(2014)	基于居民满意度的生态宜居城市评价	每万人拥有的医院床位数、每万人拥有的医生数、居民对医疗水平的满意率
阮师漫(2015)	国家卫生城市创建综合评价研究	肠道传染病报告发病率、病媒和自然疫源性疾病报告发病率、法定传染病报告发病率、中小学生健康知识知晓率、居民健康基本知识知晓率、居民健康生活方式与行为形成率、肿瘤报告发病率、平均期望寿命、婴儿死亡率、孕产妇死亡率
许燕、郭俊香等(2016)	国家卫生城市综合评价指标体系研究	儿童窝沟封闭率、孕产妇死亡率、5岁以下儿童死亡率、平均期望寿命、每千人拥有执证医师(助理)数、每千人拥有床位数、医疗保险覆盖率、儿童计划免疫"五苗"全程接种率、居住期限3个月以上流动人口儿童建卡、建证率、计划免疫安全注射率、甲、乙类传染病报告发病率、医疗机构法定传染病漏报率、临床用血来自无偿献血比例
张晓溪、宗莲、王海银、金春林(2018)	超大城市卫生体系绩效评价框架构建	每千人口护士数、每千人口执证医师数、每万人口全科医师数、卫生总费用占国内生产总值的比例、每千人口卫生技术人员数与医院数、每千人口医疗卫生机构床位数等

（二）城市健康生活医疗卫生服务评价指标体系构成

医疗卫生事业的发展程度，是一个国家人民幸福指数最直接的体现。社会的不断进步，带来的是人们生活水平的提高，与此同时，人们对于健康的认知也越来越高，提高我国的医疗卫生服务水平也变得十分重要。

本书从医疗资源和医疗投入这两方面出发，结合相关文献，确定影响城市健康生活医疗卫生服务水平的相关三级指标，构建了城市健康生活医疗卫生服务水平的评价指标体系。其中两个二级指标为医疗资源和医疗投入，代表医疗资源的三级指标为万人医院数、每千人拥有医院床位、每千人拥有执证医师、每千人拥有卫生技术人员、每千人拥有注册护士，医疗投入的三级指标为卫生事业经费占财政支出的比重。这套评价体系从一定程度上代表了我国目前医疗卫生服务的发展现状。

1. 医疗资源

医疗资源，通俗地讲就是跟医疗有关的一切东西，包括医疗费用、医疗基础设施、医疗床位、医疗人员、医疗知识等。我国在医疗资源方面较发达国家仍有较大差距，习近平总书记在党的十九大报告中提出实施健康中国战略，指出人民健康是十分重要的一个指标，并强调要完善相关医疗健康政策，最重要的是为人民群众提供全面的健康服务。

本书选取万人医院数、每千人拥有医院床位数、每千人拥有注册护士数、每千人拥有执证医师数、每千人拥有卫生技术人员数作为医疗资源的三级指标。

2. 医疗投入

我国医疗卫生事业发展始终坚持供需兼顾，但目前我国还存在一些医疗投入上的问题，如药品、耗材价格虚高，医疗费用快速增长等。中国作为世界第一人口大国，庞大的人口数量和人口老龄化问题带来了医疗卫生服务需求的增加，医疗投入的持续增加可以满足城市居民日益提高的医疗卫生服务需求，使医疗资源分布平衡，可以优化医疗卫生资金结构，推动医疗卫生服务体系的变革，满足城市居民多元化、多层次、动态化的医疗卫生服务需求，促进我国医疗卫生服务水平的提高。

本书选取卫生事业经费占财政支出的比重作为医疗投入的三级指标。各项指标介绍如下。

（1）医疗资源

①万人医院数：

$$万人医院数 = \frac{医院总数}{城市总人口数} \times 10000$$

②每千人拥有医院床位数：

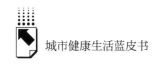

$$千人床位数 = \frac{床位总数}{城市总人口数} \times 1000$$

③每千人拥有执证医师数：

$$每千人拥有执证医师 = \frac{执政医生总数}{城市总人口数} \times 1000$$

④每千人拥有卫生技术人员数：

$$每千人拥有卫生技术人员 = \frac{卫生技术人员总数}{城市总人口数} \times 1000$$

⑤每千人拥有注册护士数：

$$每千人拥有注册护士 = \frac{注册护士人员总数}{城市总人口数} \times 1000$$

（2）医疗投入

卫生事业经费占财政支出的比重：

$$卫生事业经费占财政支出的比重 = \frac{卫生事业经费}{财政总支出} \times 100\%$$

将以上指标按照一、二、三级指标进行汇总，构建健康生活医疗卫生服务评价指标体系，如表2所示。

表2 城市健康生活医疗卫生服务评价指标体系

一级指标	二级指标	权重	三级指标	权重
医疗卫生服务	A 医疗资源	0.629	A1 万人医院数	0.225
			A2 每千人拥有医院床位数	0.275
			A3 每千人拥有执证医师数	0.175
			A4 每千人拥有卫生技术人员数	0.125
			A5 每千人拥有注册护士数	0.200
	B 医疗投入	0.371	B1 卫生事业经费占财政支出的比重	1.000

（三）城市健康生活医疗卫生服务评价指标数据来源

本报告以包含我国大多数人口的289个城市（地级市及以上）作为研

究对象，并根据选取的相关指标建立中国城市健康生活医疗卫生服务评价体系。相关数据主要来源于《中国城市统计年鉴2018》、《中国统计年鉴》、各地市统计公报等，部分地区、年份的相关指标存在数据缺失的问题，本文依照相关的计算方式对缺失数据进行了估算及补齐。

五 城市健康生活医疗卫生服务评价结果

本文分别对城市健康生活医疗卫生服务的各项指标进行权重赋值，再通过线性加权法，最后得到289个城市的综合得分并进行排序，并将这289个城市分为50强城市和其他城市进行分析，同时，也对31个省份进行分析，在此基础上，将31个省份分为东、中、西部进行排序，并评价分析。

（一）城市健康生活医疗卫生服务城市排名

先对289个城市中的50强城市进行城市健康生活医疗卫生服务评价分析，具体结果如表3所示。

表3 城市健康生活医疗卫生服务评价50强城市

单位：分

总排名	城市	所属省（区、市）	得分
1	海口市	海南省	87.19
2	咸阳市	陕西省	76.14
3	昆明市	云南省	71.71
4	太原市	山西省	67.73
5	三亚市	海南省	67.11
6	鄂尔多斯市	内蒙古自治区	66.85
7	东莞市	广东省	66.70
8	郑州市	河南省	66.40
9	呼和浩特市	内蒙古自治区	65.90
10	怀化市	湖南省	65.25
11	兰州市	甘肃省	64.53
12	乌鲁木齐市	新疆维吾尔自治区	64.17

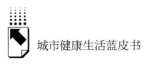

续表

总排名	城市	所属省(区、市)	得分
13	晋城市	山西省	64.06
14	杭州市	浙江省	63.85
15	贵阳市	贵州省	63.36
16	惠州市	广东省	63.31
17	河源市	广东省	62.89
18	长沙市	湖南省	62.84
19	北京市	北京市	62.61
20	株洲市	湖南省	62.47
21	银川市	宁夏回族自治区	61.87
22	青岛市	山东省	61.86
23	广州市	广东省	61.67
24	衡阳市	湖南省	61.27
25	济南市	山东省	61.15
26	黄冈市	湖北省	60.95
27	六盘水市	贵州省	60.26
28	拉萨市	西藏自治区	59.98
29	大庆市	黑龙江省	59.97
30	武汉市	湖北省	59.94
31	西宁市	青海省	59.90
32	深圳市	广东省	59.81
33	呼伦贝尔市	内蒙古自治区	59.34
34	乌海市	内蒙古自治区	59.09
35	泉州市	福建省	59.00
36	佳木斯市	黑龙江省	58.89
37	合肥市	安徽省	58.87
38	嘉峪关市	甘肃省	58.70
39	漳州市	福建省	58.44
40	大同市	山西省	58.35
41	佛山市	广东省	58.29
42	丽江市	云南省	58.28
43	长治市	山西省	58.24
44	沈阳市	辽宁省	58.19
45	郴州市	湖南省	58.16

续表

总排名	城市	所属省(区、市)	得分
46	包头市	内蒙古自治区	58.15
47	濮阳市	河南省	58.06
48	邢台市	河北省	58.03
49	丽水市	浙江省	57.71
50	温州市	浙江省	57.15
平均得分	—	—	62.29

从评价结果可以看出，50强城市健康生活医疗卫生服务的平均得分为62.29分，其中有20个城市超过了该平均分。排名第一位的是海南省的海口市，综合得分为87.19分；排名第二位的是陕西省的咸阳市，综合得分为76.14分；排名第三位的是云南省的昆明市，综合得分为71.71分。前三名城市的分数存在不小的差距，第一名与第二名综合得分相差较大，为11.05分；第二名与第三名相差4.43分，从第四名开始，接下来的城市之间差距并不是很明显，基本为0～1分，说明50强城市的健康生活医疗卫生服务差距不大，总体在医疗卫生服务方面比较均衡。

将50强城市根据所属省份进行分类并统计，结果如图1所示。

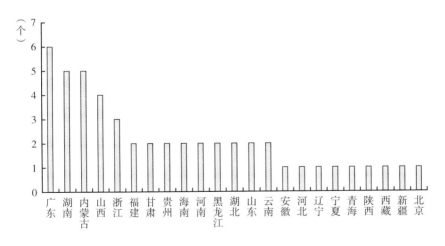

图1　城市健康生活评价50强城市省际分布

广东省拥有 50 强城市的数量最多，为 6 个，分别是东莞市、惠州市、河源市、广州市、深圳市、佛山市，排名第一位的是东莞市，总排名为第 7 位，综合得分为 66.70 分。接下来是湖南省和内蒙古自治区，各拥有 5 个城市，包括怀化市、衡阳市、包头市、乌海市等，这两个地区的第一位分别是综合得分为 65.25 分的怀化市和综合得分为 66.85 分的鄂尔多斯市。山西省拥有 4 个 50 强城市，分别是太原市、晋城市、大同市、长治市，排名第一位的是综合得分 67.73 分的太原市。浙江省拥有 3 个 50 强城市，分别为杭州市、丽水市、温州市，杭州市排名第一位，综合得分为 63.85 分。福建省、甘肃省、贵州省、海南省、河南省、黑龙江省、湖北省、山东省、云南省这 9 个省各拥有 2 个 50 强城市，安徽省、河北省、辽宁省、宁夏回族自治区、青海省、陕西省、西藏自治区、新疆维吾尔自治区、北京市这 9 个地区各自拥有 1 个 50 强城市。

将 50 强城市按照东部、中部、西部地区进行分类，结果如表 4 所示。

表 4　城市健康生活评价 50 强城市的地区分布

单位：分

地区分类	主要省(区、市)	代表城市	平均得分
东部	广东省、山东省、海南省、河北省、北京市、福建省、浙江省、辽宁省	泉州市、漳州市、东莞市、惠州市、河源市、广州市、深圳市、佛山市、海口市等 18 个城市	62.50
中部	湖南省、黑龙江、河南省、山西省、湖北省、安徽省	太原市、晋城市、大同市、长治市、合肥市、郑州市、濮阳市、大庆市、佳木斯市等 16 个城市	61.34
西部	内蒙古自治区、贵州省、青海省、宁夏回族自治区、甘肃省、陕西省、西藏自治区、新疆维吾尔自治区、云南省	兰州市、嘉峪关市、贵阳市、六盘水市、鄂尔多斯市、呼和浩特市、呼伦贝尔市等 16 个城市	63.01

从地区分布的结果可以看出，在 50 强城市中，东部地区 18 个城市，平均得分为 62.50 分；中部地区 16 个城市，平均得分为 61.34 分；西部地区 16 个城市，平均得分为 63.01 分，东部地区排名第一位的是海南省的海口市，综合得分为 87.19 分；中部地区排名第一位的是山西省的太原市，综合

得分为 67.73 分；西部地区排名第一位的是陕西省的咸阳市，综合得分为
76.14 分，这三个城市的得分差距较大，说明中西部地区与东部地区还是存
在一定差距的。从整体来看，三个地区的得分差距小，其中西部地区的得分
最高，因为政府大力扶持医疗卫生事业的发展，给每个地区拨了相应的卫生
经费，每个城市每年都会进行医疗卫生建设，医疗机构数增加，但是西部地
区的很多城市居民选择向东部地区发展，使得西部地区的人口数下降，导致
西部地区的医疗卫生服务平均得分偏高。其次是东部地区。东部地区总体发
展均衡，发展潜力明显，东部地区和西部地区的平均得分都高于 50 强城市
的平均得分。中部地区的平均分最低，在医疗卫生服务方面有较大的发展
空间。

表5　城市健康生活医疗卫生服务评价其他城市

单位：分

总排名	城市	所属省(区、市)	得分
51	牡丹江市	黑龙江省	57.10
52	临汾市	山西省	57.06
53	铜川市	陕西省	56.90
54	宝鸡市	陕西省	56.68
55	济宁市	山东省	56.56
56	普洱市	云南省	56.56
57	玉溪市	云南省	56.42
58	辽阳市	辽宁省	56.41
59	洛阳市	河南省	56.24
60	阜新市	辽宁省	56.20
61	承德市	河北省	56.17
62	宜昌市	湖北省	56.11
63	榆林市	陕西省	56.01
64	焦作市	河南省	55.87
65	无锡市	江苏省	55.87
66	攀枝花市	四川省	55.78
67	石嘴山市	宁夏回族自治区	55.24
68	沧州市	河北省	55.20
69	湘潭市	湖南省	55.20

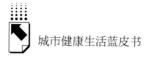
续表

总排名	城市	所属省(区、市)	得分
70	双鸭山市	黑龙江省	55.18
71	珠海市	广东省	54.75
72	新乡市	河南省	54.60
73	随州市	湖北省	54.45
74	阳泉市	山西省	54.31
75	周口市	河南省	54.30
76	聊城市	山东省	54.30
77	广元市	四川省	54.23
78	东营市	山东省	54.21
79	巴彦淖尔市	内蒙古自治区	54.21
80	雅安市	四川省	54.21
81	滨州市	山东省	54.16
82	十堰市	湖北省	54.15
83	安阳市	河南省	54.02
84	潍坊市	山东省	54.00
85	鹤岗市	黑龙江省	53.82
86	苏州市	江苏省	53.52
87	西安市	陕西省	53.34
88	吉林市	吉林省	53.27
89	宁波市	浙江省	53.21
90	柳州市	广西壮族自治区	53.14
91	金华市	浙江省	52.99
92	中山市	广东省	52.96
93	铜仁市	贵州省	52.92
94	平顶山市	河南省	52.89
95	哈尔滨市	黑龙江省	52.89
96	嘉兴市	浙江省	52.86
97	营口市	辽宁省	52.81
98	三明市	福建省	52.81
99	南昌市	江西省	52.71
100	娄底市	湖南省	52.64
101	淄博市	山东省	52.59
102	宜宾市	四川省	52.54
103	泸州市	四川省	52.22

续表

总排名	城市	所属省（区、市）	得分
104	通化市	吉林省	52.17
105	赤峰市	内蒙古自治区	52.14
106	厦门市	福建省	52.09
107	烟台市	山东省	51.99
108	邵阳市	湖南省	51.74
109	吕梁市	山西省	51.70
110	福州市	福建省	51.65
111	白银市	甘肃省	51.61
112	石家庄市	河北省	51.30
113	鹰潭市	江西省	51.07
114	南京市	江苏省	51.05
115	盘锦市	辽宁省	51.03
116	朝阳市	辽宁省	50.97
117	荆门市	湖北省	50.61
118	荆州市	湖北省	50.58
119	安庆市	安徽省	50.42
120	南宁市	广西壮族自治区	50.41
121	酒泉市	甘肃省	50.28
122	大连市	辽宁省	50.25
123	四平市	吉林省	49.85
124	梧州市	广西壮族自治区	49.81
125	德阳市	四川省	49.79
126	金昌市	甘肃省	49.65
127	湛江市	广东省	49.60
128	本溪市	辽宁省	49.35
129	黄山市	安徽省	49.34
130	达州市	四川省	49.33
131	江门市	广东省	49.25
132	齐齐哈尔市	黑龙江省	49.13
133	平凉市	甘肃省	49.04
134	乐山市	四川省	48.95
135	泰安市	山东省	48.89
136	临沧市	云南省	48.72
137	南阳市	河南省	48.66

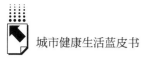
城市健康生活蓝皮书

续表

总排名	城市	所属省(区、市)	得分
138	锦州市	辽宁省	48.46
139	衢州市	浙江省	48.44
140	芜湖市	安徽省	48.34
141	鞍山市	辽宁省	48.30
142	岳阳市	湖南省	48.17
143	秦皇岛市	河北省	48.09
144	庆阳市	甘肃省	48.04
145	遵义市	贵州省	47.94
146	百色市	广西壮族自治区	47.93
147	龙岩市	福建省	47.80
148	威海市	山东省	47.80
149	桂林市	广西壮族自治区	47.78
150	景德镇市	江西省	47.73
151	湖州市	浙江省	47.59
152	舟山市	浙江省	47.36
153	三门峡市	河南省	47.27
154	上海市	上海市	47.05
155	韶关市	广东省	46.97
156	德州市	山东省	46.96
157	长春市	吉林省	46.91
158	临沂市	山东省	46.77
159	张掖市	甘肃省	46.73
160	丹东市	辽宁省	46.43
161	南充市	四川省	46.32
162	成都市	四川省	46.28
163	天津市	天津市	46.26
164	鹤壁市	河南省	46.07
165	克拉玛依市	新疆维吾尔自治区	46.01
166	梅州市	广东省	46.00
167	萍乡市	江西省	45.98
168	晋中市	山西省	45.87
169	肇庆市	广东省	45.86
170	自贡市	四川省	45.85
171	白山市	吉林省	45.84

总排名	城市	所属省(区、市)	得分
172	南通市	江苏省	45.77
173	乌兰察布市	内蒙古自治区	45.75
174	眉山市	四川省	45.72
175	马鞍山市	安徽省	45.67
176	绍兴市	浙江省	45.57
177	阳江市	广东省	45.56
178	淮北市	安徽省	45.51
179	绵阳市	四川省	45.42
180	永州市	湖南省	45.38
181	常州市	江苏省	45.32
182	开封市	河南省	45.26
183	鸡西市	黑龙江省	45.23
184	蚌埠市	安徽省	45.17
185	常德市	湖南省	45.14
186	菏泽市	山东省	45.12
187	忻州市	山西省	45.05
188	九江市	江西省	45.00
189	许昌市	河南省	45.00
190	汉中市	陕西省	44.61
191	防城港市	广西壮族自治区	44.38
192	延安市	陕西省	44.34
193	襄阳市	湖北省	44.26
194	七台河市	黑龙江省	44.25
195	内江市	四川省	44.24
196	镇江市	江苏省	44.15
197	益阳市	湖南省	44.12
198	曲靖市	云南省	43.85
199	重庆市	重庆市	43.83
200	辽源市	吉林省	43.81
201	孝感市	湖北省	43.80
202	抚顺市	辽宁省	43.61
203	咸宁市	湖北省	43.30
204	驻马店市	河南省	43.24
205	吉安市	江西省	43.10

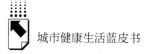

续表

总排名	城市	所属省（区、市）	得分
206	铜陵市	安徽省	43.08
207	玉林市	广西壮族自治区	43.06
208	淮南市	安徽省	43.05
209	漯河市	河南省	43.02
210	通辽市	内蒙古自治区	42.89
211	台州市	浙江省	42.77
212	遂宁市	四川省	42.75
213	商洛市	陕西省	42.65
214	莱芜市	山东省	42.61
215	资阳市	四川省	42.57
216	定西市	甘肃省	42.56
217	徐州市	江苏省	42.53
218	河池市	广西壮族自治区	42.45
219	阜阳市	安徽省	42.45
220	滁州市	安徽省	42.34
221	赣州市	江西省	42.06
222	清远市	广东省	41.97
223	潮州市	广东省	41.86
224	枣庄市	山东省	41.85
225	黑河市	黑龙江省	41.84
226	白城市	吉林省	41.83
227	邯郸市	河北省	41.76
228	上饶市	江西省	41.37
229	松原市	吉林省	41.33
230	渭南市	陕西省	41.30
231	日照市	山东省	41.27
232	信阳市	河南省	41.24
233	毕节市	贵州省	41.07
234	云浮市	广东省	40.90
235	安康市	陕西省	40.73
236	宁德市	福建省	40.72
237	张家口市	河北省	40.58
238	廊坊市	河北省	40.48
239	盐城市	江苏省	40.39

续表

总排名	城市	所属省(区、市)	得分
240	黄石市	湖北省	40.37
241	朔州市	山西省	40.36
242	保定市	河北省	40.29
243	北海市	广西壮族自治区	40.27
244	吴忠市	宁夏回族自治区	40.07
245	揭阳市	广东省	39.53
246	南平市	福建省	39.45
247	泰州市	江苏省	39.44
248	伊春市	黑龙江省	39.42
249	安顺市	贵州省	39.41
250	宿州市	安徽省	39.34
251	扬州市	江苏省	39.29
252	汕尾市	广东省	38.79
253	汕头市	广东省	38.73
254	张家界市	湖南省	38.57
255	茂名市	广东省	38.21
256	贵港市	广西壮族自治区	38.08
257	宣城市	安徽省	38.07
258	广安市	四川省	38.07
259	唐山市	河北省	37.86
260	淮安市	江苏省	37.84
261	天水市	甘肃省	37.73
262	衡水市	河北省	37.48
263	商丘市	河南省	37.47
264	运城市	山西省	37.36
265	莆田市	福建省	37.29
266	葫芦岛市	辽宁省	37.26
267	池州市	安徽省	37.17
268	巴中市	四川省	36.97
269	连云港市	江苏省	36.94
270	鄂州市	湖北省	36.68
271	六安市	安徽省	36.41
272	钦州市	广西壮族自治区	36.38
273	新余市	江西省	36.33

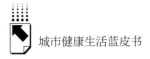

续表

总排名	城市	所属省(区、市)	得分
274	崇左市	广西壮族自治区	36.28
275	武威市	甘肃省	36.13
276	亳州市	安徽省	36.02
277	宿迁市	江苏省	35.69
278	宜春市	江西省	35.50
279	来宾市	广西壮族自治区	35.27
280	保山市	云南省	34.96
281	昭通市	云南省	34.51
282	抚州市	江西省	34.34
283	绥化市	黑龙江省	34.29
284	铁岭市	辽宁省	32.85
285	陇南市	甘肃省	31.86
286	贺州市	广西壮族自治区	31.46
287	中卫市	宁夏回族自治区	29.65
288	固原市	宁夏回族自治区	27.48
289	海东市	青海省	24.21
平均得分	—	—	45.94

从表5可以看出,第51名牡丹江市到第289名海东市的平均得分为45.94分,有117个城市的综合得分高于该平均分,占比49.0%。第51名至第286名之间的城市综合得分差距基本都在0~1分,最后三名分别为中卫市、固原市、海东市,综合得分分别为29.65分、27.48分、24.21分,相差2.17分和3.27分,差距稍微有点大。从整体来看,我国城市健康生活医疗卫生服务有待提高,整体的评价结果并不如意,有很大的提升空间,政府可以出台一系列医疗卫生服务方面的政策,以此扶持城市医疗卫生服务的发展。

(二)城市健康生活医疗卫生服务的省际分析

为对中国31个省份的城市健康生活医疗卫生服务评价有一个更加清晰的了解,本文将同一省份的所有城市相关医疗卫生指数综合得分相加求平均值,将其代表各个省份的健康生活医疗卫生服务水平,结果如表6所示。

表6　我国31个省（区、市）健康生活医疗卫生服务评价平均得分及排名

单位：分

排名	省(区、市)	平均得分	排名	省(区、市)	平均得分
1	海南省	77.15	17	福建省	48.81
2	北京市	62.61	18	辽宁省	48.72
3	西藏自治区	59.98	19	四川省	47.29
4	内蒙古自治区	56.04	20	甘肃省	47.24
5	新疆维吾尔自治区	55.09	21	上海市	47.05
6	湖南省	53.15	22	吉林省	46.88
7	山西省	52.74	23	天津市	46.26
8	浙江省	51.77	24	河北省	46.11
9	陕西省	51.27	25	重庆市	43.83
10	贵州省	50.82	26	安徽省	43.83
11	山东省	50.71	27	江苏省	43.68
12	云南省	50.63	28	江西省	43.20
13	河南省	49.98	29	宁夏回族自治区	42.86
14	广东省	49.70	30	广西壮族自治区	42.62
15	湖北省	49.60	31	青海省	42.06
16	黑龙江省	49.33	平均值	—	50.03

从表6可以看出，海南省的平均分数最高，为77.15分。接下来是北京市，综合得分为62.61分，与海南省相差14.54分。第三位的是西藏自治区，平均得分为59.98分。31个省份的平均得分为50.03分，有12个省份高于该平均分，占比38.7%。靠后的省份之间的平均得分差基本在0～1分，说明大多省份的城市健康生活医疗卫生服务水平差距较小，有较大的发展空间。

为了更加清楚地分析各个城市的医疗卫生水平，将表的评价结果画成条形图，如图2所示。

图2的结果表明，海南省和北京市的平均得分差距呈断崖式下降，差距较大，后面的整体平稳下降，其中有10个省份分值分布在50～60分，19个省份的分值分布在40～50分。海南省出台了《海南省医疗卫生服务体系规划（2015～2020年）》，加快推进海南省医疗卫生服务体系建设，提高海

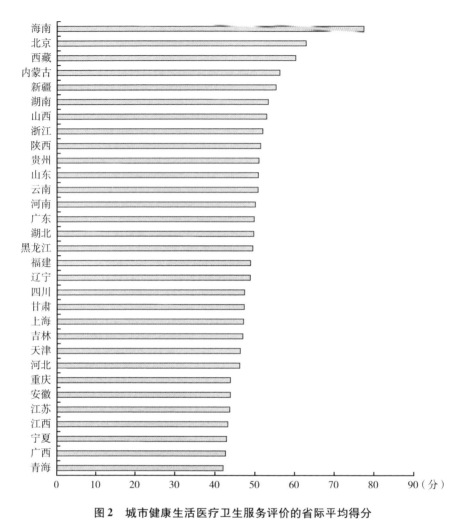

图 2　城市健康生活医疗卫生服务评价的省际平均得分

南省城市健康生活医疗服务水平。从整体来看，各省份的医疗卫生服务水平不高，有较大的提升空间，需加强城市健康医疗卫生服务方面的管理，提高医疗卫生服务水平。

（三）城市健康生活医疗卫生服务的区域分析

将我国 31 个省份划分为东部、西部和中部地区，从这三大区域对我国城市健康生活医疗卫生服务进行评价并排序，最后结果如表 7 所示。

表7 我国东、中、西部地区健康生活医疗卫生评价平均得分及排名

单位：分

排名	区域	地区	组合得分	平均得分
1	东部地区	海南省	77.15	52.05
		北京市	62.61	
		浙江省	51.77	
		山东省	50.71	
		广东省	49.70	
		福建省	48.81	
		辽宁省	48.72	
		上海市	47.05	
		天津市	46.26	
		河北省	46.11	
		江苏省	43.68	
2	中部地区	湖南省	53.15	49.14
		山西省	52.74	
		河南省	49.98	
		湖北省	49.60	
		黑龙江省	49.33	
		吉林省	46.88	
		安徽省	43.83	
		江西省	43.20	
3	西部地区	西藏自治区	59.98	48.59
		内蒙古自治区	56.04	
		新疆维吾尔自治区	55.09	
		陕西省	51.27	
		贵州省	50.82	
		云南省	50.63	
		四川省	47.29	
		甘肃省	47.24	
		重庆市	43.83	
		宁夏回族自治区	42.86	
		广西壮族自治区	42.62	
		青海省	42.06	
平均值	—	—	—	49.93

其中东部地区包括北京市、天津市、河北省、辽宁省、上海市、江苏省、浙江省、福建省、山东省、广东省和海南省11个省市，其中海南省的平均得分最高，为77.15分；中部地区包括8个省，分别是山西省、吉林省、黑龙江省、安徽省、江西省、河南省、湖北省、湖南省，中部地区中，湖南省排名第一位，平均得分为53.15分；西部地区包括12个省（区、市），分别是四川省、重庆市、贵州省、云南省、西藏自治区、陕西省、甘肃省、青海省、宁夏回族自治区、新疆维吾尔自治区、广西壮族自治区、内蒙古自治区，西部地区中，排名第一位的是平均得分为59.98分的西藏自治区。

为了对各个城市的医疗卫生水平有一个更清晰的了解，将表7的评价结果画成柱状图，如图3所示。

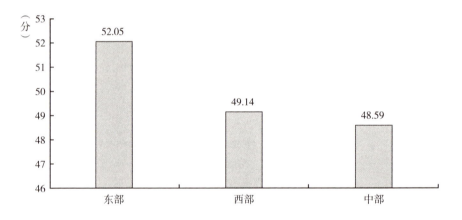

图3　我国东、中、西部地区健康生活医疗卫生服务评价平均得分情况

从上述结果可以看出，这三个地区的总体平均分值为49.93分，其中东部地区的综合得分最高，为52.05分；其次是中部地区，平均得分为49.14分；最后是西部地区，平均得分为48.59分，这三个地区的分值总体相差不大，但西部地区与东部地区仍有不小差距，分值相差3.46分。我国东部地区整体经济发展好，在医疗卫生服务方面更先进，大量的医学人才涌向东部地区，故东部地区较中部地区和西部地区处于前列。为了西部地区的发展，政府出台了一系列的人才扶持政策，吸引了大量人才包括医学人才前往西部

地区支援，共同促进西部地区城市健康生活医疗卫生服务水平的发展。中部地区总体来说资源均衡，但三个地区的城市健康生活医疗卫生服务仍有大量的提升空间，我国可以整合各级各类医疗卫生机构的服务功能，提升我国的城市健康生活医疗卫生服务水平。

六　城市健康生活医疗卫生服务评价深度分析

（一）指标深度分析

1. 医疗资源三级指标均值分析

从上述分析可以看出，东部、中部、西部地区的城市健康医疗卫生服务水平相差不大，但不同的城市之间仍存在发展不平衡的情况，故对医疗资源三级指标进行均值分析。医疗资源三级指标包括万人医院数、每千人拥有医院床位数、每千人拥有执证医师数、每千人拥有卫生技术人员数、每千人拥有注册护士数5个指标，首先进行标准化处理，其次再对标准化数据进行平均求值，得到二级指标均值，结果如图4所示。

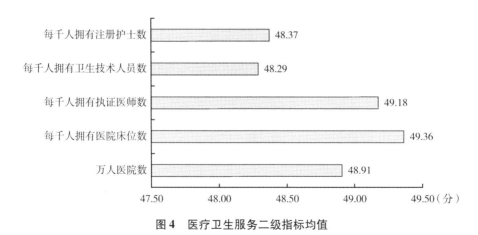

图 4　医疗卫生服务二级指标均值

图4结果表明，三级指标中排在首位的是每千人拥有医院床位数这一指标，平均得分为49.36分；接下来是每千人拥有执证医师数，平均得分为

49.18 分；然后是万人医院数，平均得分为 48.91 分，每千人拥有注册护士数，平均得分为 48.37 分；最后是每千人拥有卫生技术人员数，平均得分为 48.29 分，这 5 个指标的平均分值相差不大，说明医疗卫生服务方面的资源分配比较平衡。目前，我国的卫生事业得到了快速发展，每年都会增加大量的各类医院，医疗资源规模扩张，执证医师、护士、医院床位等需求也在快速扩张。但随着医疗资金的投入、医疗规模的扩大等，我国的每千人拥有医院床位数、万人医院数、每千人拥有注册护士数等的平均分值仍不高，各个城市之间也存在明显的差距，一些城市尽管经济发达，但有限的医疗资源和医疗设备依旧负担不起过于密集的人口，导致个别城市的二级指标的分值较低，而有些城市的人口过于稀疏，但医院规模的扩张使这些三级指标的分值偏高。因此，我国要多方面进行考虑，多地区进行考察，综合各方面因素，合理安排医疗资源分配。我国医疗资源总体均值偏低，在城市健康生活医疗卫生服务方面有着巨大的发展和改进空间。

2. 医疗投入三级指标均值分析

医疗卫生事业经费占财政支出的比重是医疗投入的三级指标，其平均分值为 48.57 分。目前，我国医疗卫生事业经费投入不断增加，基本医疗保障体系不断完善，个人卫生支出占卫生总费用的比重也逐渐下降，发展出了一个很好的态势。我国统筹城乡医疗卫生发展，制定各个方面的相关政策，加强医疗人才队伍建设，推动城市健康生活医疗卫生服务水平朝更好的方向发展。为了提高我国城市健康生活医疗卫生服务水平，可以加快实施改革措施，优化医疗卫生事业经费结构，加强绩效管理。

3. 医疗卫生服务二级指标均值分析

医疗投入和医疗资源这两个二级指标代表医疗卫生服务这个一级指标，对其进行标准化处理后加权得分，得到相关的平均得分，结果如图 5 所示。

计算结果表明医疗投入与医疗资源的平均得分相差并不大，医疗投入的平均得分为 48.57 分，医疗资源的平均得分为 48.90 分。我国坚持把人民健康放在优先发展的战略地位，不断加大投入、完善制度、扩展服务、提高质量，将医疗卫生事业当作长远目标进行发展，但总体上，我国的城市健康生

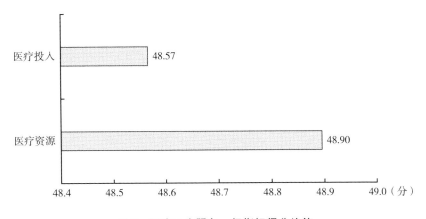

图5 医疗卫生服务一级指标得分均值

活医疗卫生服务水平处于中等程度，存在卫生事业发展和经济社会发展与人民基本需求相比还存在很大差距，公共卫生体系不健全，不同地区之间的卫生事业发展不协调，各个地区拥有的卫生医疗资源不平衡等问题，这些都影响了城市健康生活医疗卫生服务评价的综合分值。我国可以采取一些举措，如出台医疗卫生管理各类政策，进一步加大财政对各类医疗卫生事业的资金投入等，使我国城市健康医疗卫生服务水平能够得到大幅度提高。

（二）地区差距分析

为更加清晰地了解各个地区在城市健康生活医疗卫生服务水平方面的差距，本文采用二八定律，第一步是将289个城市的综合得分从低到高依次进行排序，第二步是计算出前20%城市的各个指标的得分占289个城市该指标总值的百分比，得到指标差距系数。差距系数越大，则表明在该指标方面地区之间的差距越小；反之，差距系数越小，则表明在该指标方面地区之间的差距越大。最后得到的地区差距系数结果如表8所示。

医疗资源指标的地区差距系数为11.70%，其三级指标万人医院数的地区差距系数为10.22%，每千人拥有医院床位数的地区差距系数为9.07%，每千人拥有执证医师数的地区差距系数为9.36%，每千人拥有卫生技术人员数的地区差距系数为11.89%，每千人拥有注册护士数的地区差距系数为

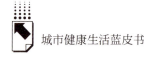
表8　城市健康生活各级指标及综合指数的地区差距系数

单位：%

一级指标	二级指标	差距系数	三级指标	差距系数
医疗卫生服务	A 医疗资源	11.70	A1 万人医院数	10.22
			A2 每千人拥有医院床位数	9.07
			A3 每千人拥有执证医师数	9.36
			A4 每千人拥有卫生技术人员数	11.89
			A5 每千人拥有注册护士数	11.58
	B 医疗投入	14.37	B1 卫生事业经费占财政支出的比重	14.37

11.58%，这5个三级指标存在一定的差距，每千人拥有卫生技术人员数的地区差距系数最大，每千人拥有医院床位数的地区差距系数最小，二者相差2.82个百分点，5个指标总体地区差距系数相差不明显，说明各个城市之间在这几个指标方面的地区差距较小。随着社会的发展，我国人口增多，各个地区的经济发展状况不同，医疗资源分配不均匀，经济落后的城市在医疗资源方面也比发达地区少，尽管落后地区的人口少于经济发达地区，但各个城市的每千人拥有医院床位等指标依旧存在不小的差距。医疗投入指标的地区差距系数为14.37%，其三级指标卫生事业经费占财政支出的比重的地区差距系数为14.37%。

在总的三级指标中，卫生事业经费占财政支出的比重的地区差距系数最大，每千人拥有医院床位的地区差距系数最小，这两者相差5.30个百分点。说明各个地区在医疗卫生方面最注重的是卫生事业经费支出，人们对于身体健康的要求越来越高，健康均等化意识也越发明显。医疗资源与医疗投入地区差距系数相差2.67个百分点，相差不是很大。总体来说，我国在城市医疗卫生服务方面还有很大的发展空间，但需要逐步解决医疗资源供需不平衡、分布不均衡，结构分布不合理等问题，提高我国城市健康医疗卫生服务水平。

（三）健康生活评价后50名城市分析

后50名城市主要从第240名的湖北省黄石市到第289名的青海省海东

市，后 50 名城市的平均得分为 36.67 分，其中有 31 个城市的综合得分高于该平均值，总体差异较小。

另外，各省份后 50 名城市中所占份额也各有不同，如图 6 所示。

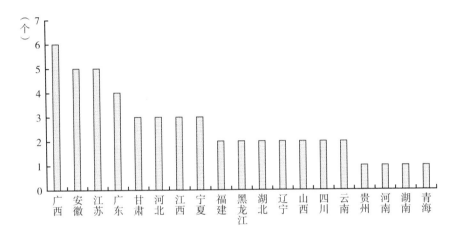

图6　城市健康生活评价后 50 名城市的省际分布

从图 6 可以看出，广西壮族自治区拥有后 50 名城市的数量最多，包括北海市、贵港市、钦州市等 6 个城市，其中北海市是广西排名第一位的城市，综合得分为 40.27 分。安徽省和江苏省各有 5 个后 50 名城市，包括宣城市、池州市、泰安市、扬州市等，其中宿州市是安徽省排名第一位的城市，综合分数为 39.34 分，泰州市是江苏省排名第一位的城市，综合得分为 39.44 分。广东省拥有 4 个后 50 名城市，分别是揭阳市、汕尾市、汕头市、茂名市。甘肃省、河北省、江西省、宁夏回族自治区各有 3 个城市上榜，福建省、黑龙江省、湖北省、辽宁省、山西省、四川省、云南省各有 2 个城市位于后 50 名，贵州省、河南省、湖南省、青海省则各有 1 个城市位于后 50 名。其中，以广东省为例，广东省在 50 强城市中有 6 个城市上榜，而在后 50 名也有 4 个城市，说明同一省份的不同城市在城市健康医疗卫生方面存在较大的差距，城市之间应相互帮助交流，促进各省份城市健康医疗卫生水平进步。

为了进一步分析各个后 50 名城市的健康生活医疗卫生服务水平，将这后 50 名城市按照东部、中部、西部地区进行分类，结果如表 9 所示。

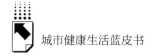

表9 城市健康生活医疗卫生服务评价后50名城市的地区分布

单位：分

地区分类	主要省（区）	代表城市	平均得分
东部	江苏省、辽宁省、河北省、福建省、广东省	南平市、莆田市、揭阳市、汕尾市、汕头市、茂名市、保定市、唐山市等16个城市	37.93
中部	湖北省、安徽省、江西省、黑龙江、山西省、河南省、湖南省	宿州市、宣城市、池州市、六安市、亳州市、商丘市、伊春市、绥化市等16个城市	37.36
西部	云南省、广西壮族自治区、青海省、宁夏回族自治区、内蒙古自治区、甘肃省、四川省	天水市、武威市、陇南市、北海市、贵港市、钦州市、崇左市、来宾市等18个城市	34.93

从地区角度出发，在后50名城市中，东部地区有南平市、莆田市、保定市、唐山市等16个城市，平均得分为37.93分，排在首位；中部地区包括宿州市、亳州市、伊春市、商丘市等16个城市，平均得分为37.36分，排在第二位；西部地区包括天水市、钦州市、来宾市、北海市等18个城市，平均得分为34.93分，排在末位。西部地区与中部地区、东部地区仍存在较大的差距，且后50名城市上榜数量最多。西部地区在城市健康生活医疗卫生服务方面有较大的提升空间，国家要加大对西部地区的扶持力度，争取赶上东部地区和中部地区。

参考文献

［1］余澄：《我国各地区医疗卫生服务水平评价研究——基于因子分析和聚类分析方法》，《经济》（下）2011年第12期。

［2］李海龙、于立：《中国生态城市评价指标体系构建研究》，《城市发展研究》2011年第7期。

［3］于海宁、成刚、徐进、王海鹏、常捷、孟庆跃：《我国健康城市建设指标体系比较分析》，《中国卫生政策研究》2012年第12期。

［4］孙德超：《地区医疗卫生服务均等化评价指标体系的构建》，《中国行政管理》2013年第9期。

［5］常敬一：《中国医疗卫生服务水平评价研究》，《石家庄经济学院学报》2013年

第 3 期。

［6］郑春东、马珂、苏敬瑞：《基于居民满意度的生态宜居城市评价》，《统计与决策》2014 年第 5 期。

［7］阮师漫：《国家卫生城市创建综合评价研究》，硕士学位论文，山东大学，2015。

［8］许燕、郭俊香、夏时畅、胡伟、陈士华、叶真：《国家卫生城市综合评价指标体系研究》，《浙江预防医学》2016 年第 3 期。

［9］张晓溪、宗莲、王海银、金春林：《超大城市卫生体系绩效评价框架构建》，《中国卫生资源》2018 年第 2 期。

专　题　篇

Special Topics

B.7

环保重点城市健康生活综合评价

施毓凤　程洪涛　韩亚茹　罗宇舟　张　霞*

摘　要： 空气质量对居民的生存和健康至关重要，空气污染问题已经
对城市居民的健康生活造成严重威胁，建立基于空气质量的
城市健康生活评价体系对于提高城市空气质量及居民健康生
活具有重要意义。本报告阐述了空气质量对居民健康生活的
重要影响，着重以全国 113 个环保重点城市为研究对象，特
别在环境健康一级指标中加入细颗粒物（PM2.5）年平均浓
度、可吸入颗粒物（PM10）年平均浓度、空气质量达到及好
于二级的天数三个反映空气质量的指标，构建了基于空气质

* 施毓凤，博士，上海健康医学院护理与健康管理学院副教授，主要从事健康管理研究；程洪
涛，博士，上海健康医学院发展规划处信息统计科科长，主要从事健康产业研究；韩亚茹，
浙江工商大学管理工程与电子商务学院硕士研究生，主要从事技术经济、科技评价等领域的
研究；罗宇舟，复旦大学博士后，广西高校引进海外高层次人才"百人计划"，主要从事机
器学习研究；张霞，上海健康医学院科技处成果转化科科长，主要从事健康环境研究。

量的城市健康生活评价指标体系，对 113 个环保重点城市进行了综合评价，并对评价结果进行了深度分析。

关键词： 空气质量 PM2.5 PM10 环保重点城市

一 空气质量对居民健康生活的影响

空气是人类生存必不可少的东西，良好的空气质量更是关乎人类的健康发展。人们无时无刻不在呼吸，每个人呼吸空气的频率远比摄取食物和水分的频率要高得多。现代医学研究表明，呼吸自然新鲜的空气能促进血液循环，增强免疫能力，有益于人体神经系统功能，提高工作效率。更有研究表明，受到污染的空气严重威胁到了人体的健康状况，造成了某些疾病发病率和死亡率的上升。据世界卫生组织统计，每年有 420 多万人死于空气污染引起的呼吸系统疾病、心脏病等。

当前，我国环境污染形势依然严峻，尤以大气污染最为广泛。雾霾天气越来越多，许多省份都创下了雾霾天气历史新高，雾霾问题俨然已成为大众最为关注的热点问题之一。城市化程度的提高和工业化进程的加快，都对我国大气污染的类型产生了深刻的影响，传统大气污染物包含二氧化硫（SO_2）、悬浮物（TSP）和可吸入颗粒物（PM10），但是在如今的情形下，又添加了新的威胁，例如细颗粒物（PM2.5）、氮氧化物（NO_x）。据研究表明，颗粒物是造成城市空气质量下降的主要污染物，其中可吸入颗粒物是危害人类健康的最主要物质，细颗粒物因能够进入人体肺部导致肺部疾病而具有更大的危害性。在污染物呈现复杂化特征的情况下，造成大气污染的原因也是多种多样的。长期以来，我国的能源结构都存在一定的问题，特别是以重化工企业为主的能源消费结构会对环境产生严重影响，这首先是因为我国能源的利用率较低，其次是在我国所使用的能源中，化石燃料占据很大一部分比例，可再生能源占比相对较少，这使得空气中的二氧化碳、二氧化硫排放量增多。随着居民经济水平的提升，汽车保有量也大幅度增加，汽车尾气中含有的一氧化碳和二氧化硫给大气污染带来更大的压力。此外还有农业面源氨排放、法律标准体系不完善、环境监管能力不足等原因。而我国大气污染随着社会经济的发展已由传统的煤烟型污染转变为更具现代化特点的机动车尾气等多种污染源并存的大气复合污染，呈现出多污染物共存、多污染源叠加、多尺度关联、多过程耦合、多介质影响的特征。近年来，大气污染问题受到了高度关注，党中央一再强调大气污染防治工作，并在党的十九大报告中指出，要着力解决环境问题，推进大气污染防治工作，打赢蓝天保卫战。但是污染源多样化、污染程度不一等复杂的污染形势，导致治理大气污染的工作困难重重，因此，我国空气质量的改善还需付出更多的努力。

据《中国环境公报》统计，自 2015 年起我国共有 338 个地级及以上城市参与空气质量新标准监测，空气质量达标的城市逐渐增加，由 2015 年的 73 个城市增加到 2017 年的 99 个，相应的，空气质量超标的城市由 2015 年的 265 个减少到 2017 年的 239 个，总体趋势向好（见图 1）。但不可否认的是，空气质量超标的城市仍占据大部分比例。图 2 是空气质量新标准监测实施的 74 个城市（包括京津冀、长三角、珠三角等重点区域地级城市及直辖市、省会城市和计划单列市）中 PM2.5、PM10、二氧化硫和二氧化氮超标城市所占比例，除二氧化氮呈波动趋势外，其他均有所下降。此外，还可以看到 2015 ~ 2017 年 74 城中 PM2.5 超标的城市分别占比 83.8%、81.1%、74.3%，而 PM10 占比则分别为 71.6%、62.2%、56.8%。有关研究表明，中国 PM10 浓度远远高于欧美发达国家的浓度，PM2.5 污染更为严重，其浓度已是全球最高的区域之一。

目前，包含可吸入颗粒物和可入肺颗粒物这两种主要污染物的雾霾污染已经对城市居民健康生活甚至生命造成严重威胁。世界卫生组织估计，每年大约有 700 万人因接触污染空气中可渗透到肺部和心血管系统的细微颗粒而死亡，导致中风、心脏病、肺癌、慢性阻塞性肺病等疾病，以及包括肺炎在内的呼吸道感染。此外《世界卫生组织空气质量准则》估计，许多发展中城市的 PM2.5 浓度如果可以从每立方米 35 微克有效降低到世界卫生组织指

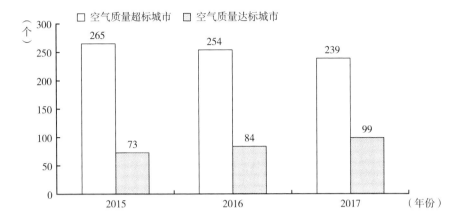

图1   2015～2017年全国338个城市中空气质量达标城市及超标城市数量

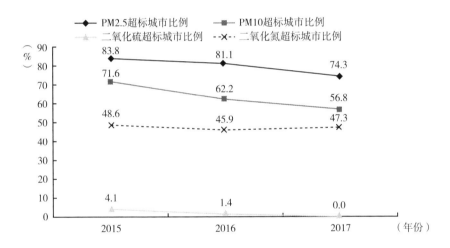

图2   2015～2017年全国74城市中空气质量超标城市数量占比

导水平的每立方米10微克，这将会产生巨大的影响，即大约可以降低15%的与空气污染相关的死亡人口。然而问题并非就此解决，即使城市的PM2.5浓度达到世界卫生组织的指导水平，但暴露在颗粒物污染的环境下，平均期望寿命仍会减少8.6个月。据统计，我国至少30%的国土、近8亿人口承受着不同程度的雾霾困扰，雾霾天气区域性特征明显。经济发达地区存在更为严峻的雾霾问题，长三角、珠三角、京津冀地区作为我国的三大经济区，同时也是我国雾霾天气最为严重的三大区域。2013 年《全球疾病负担评估》认为，当年影响中国人健康的三大风险因素是饮食习惯、高血压和空气污染，2013 年暴露在环境中的细颗粒物（PM2.5）导致中国有 91.6 万人过早死亡。而到了 2015 年，《全球疾病负担评估》报告显示，我国约有 110 万人因细颗粒物（PM2.5）死亡，空气颗粒物污染治理刻不容缓。根据《移动互联网网民科普行为大数据》的报告，雾霾成为 2015 年的年度关键词，其成因和危害被公众高度关注，因此以新浪微博为代表的新媒体便成为人民发声的平台，这说明雾霾已严重影响人们的正常生活。

雾霾污染对我国的经济发展也造成了一定的影响。对工业而言，由于频发的雾霾天气，政府不得不加强对实体工业的监督管理，雾霾重灾区的大量工厂，尤其是化工产业被勒令停顿整改，有些企业甚至面临亏损破产的风险，而其他行业，如钢铁行业、铜矿石行业等也都会遭受不同程度的打击。对于农业而言，空气中颗粒物浓度的增加，使得光照减少、温度降低，从而导致农作物的生长环境质量下降，生长缓慢，产量骤减，直接造成了农民的损失，长此以往，必将影响整个农业经济的发展。除此之外，农作物产量下降也会导致供不应求，影响民生。对于旅游业而言，雾霾天气直接影响游客的观景体验，降低人们对旅游的吸引力，"避霾游"受到欢迎，这对于那些将旅游业作为支柱产业的城市来说，雾霾对于城市的经济发展几乎是"灭顶之灾"，而且雾霾不仅会影响当时的经济发展，同时也会给城市形象蒙上阴影，带来后续的不良反应。雾霾也导致我国的入境旅游市场规模萎缩，据统计，2014 年初的雾霾天气导致我国第一季度来华旅游人数同比下降10.1%，外国旅游者过夜人数同比下降 10.4%。对于交通运输业而言，雾霾天气下，能见度低，导致很多航班取消、铁路运输延误、高速公路封闭，这不仅给乘客出行带来不便，也会给航空公司等带来巨大的经济损失。相关部门权威数据统计显示，2013 年 1 月份的雾霾天气导致我国 346 条高速公路路段封闭，直接造成了 1.88 亿元的经济损失。对于医疗业而言，因雾霾天气诱发的呼吸道疾病患者剧增，虽然会给医院带来更多的经济利益，但是这也使得更多不必要的医疗资源被浪费。此外，据在日本影响力较大的媒体

《产经新闻》报道，空气污染可能导致日本对华投资成本增加，为避免风险，日企会加快向东南亚国家的迁移速度。《纽约时报》的文章《雾霾是否会导致北京人才流失》写道："雾霾污染带来的不便使得人们已经失去耐心，再加上对长期利益的考虑，离开或将成为唯一正确的选择。"更有研究已经表明，只有积极治理雾霾污染，建设环境质量良好的城市，才能增加生源，吸引更多高学历人才就业，减少人才流出。

综上所述，可以看出以雾霾为主要表现形式的大气污染不仅直接影响城市居民的健康，更是从众多方面影响了城市经济的健康发展，因此，雾霾指标应是评价城市居民健康生活的重要指标之一。由于缺少全部 289 个地级及以上城市关于空气质量相关指标的数据，下文将以 113 个环保重点城市作为评价对象，比较分析空气质量对各城市健康生活综合指数及排名的影响。

二　空气质量的评价对象及评价指标

我国经济社会发生了翻天覆地的变化，在这个过程中，快速发展的市场经济创造了更多机遇和条件。工业化进程加快，人民生活水平提高，导致我国煤炭资源需求增长，私家车等交通工具急剧增加，氮氧化物、臭氧、PM2.5 等大气污染物在空气中的浓度骤升，此外还有早就纳入空气质量检测指标的 PM10 和总悬浮颗粒物，环境污染形势严峻。随着空气污染状况的复杂多变，已有的《环境空气质量标准》面临着监测指标数目少、限值低的问题，必须加以修改以适应目前我国空气质量管理的要求。因此，2012年我国颁布了新的《环境空气质量标准》，其中 PM2.5 被纳入监测标准项目，并选取京津冀、长三角、珠三角等重点区域及直辖市、省会城市和计划单列市共 74 个城市作为新标准第一阶段监测试点实施城市，于 2013 年正式开始使用新环境空气质量标准进行监测。截至目前，我国环保重点城市已增加到 113 个。因此选取这 113 个环保重点城市作为评价对象，可以更精确、客观地分析雾霾对居民健康生活、城市健康生活的影响。

基于相关文献的研究及数据的可得性，我们选取可吸入颗粒物（PM10）

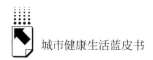
年平均浓度（μg/m³）、细颗粒物（PM2.5）年平均浓度（μg/m³）和空气质量达到及好于二级天数的年占比（％）作为影响居民健康的空气质量指标，数据主要来源于《中国统计年鉴（2018）》。

可吸入颗粒物，即 PM10，它是指颗粒直径在 10 微米以下的固态和液态颗粒物，由于其长期在空气中飘浮，输送距离远，又称为"飘尘"。PM10 对人体危害巨大，可随着人的呼吸沉积肺部，甚至进入肺泡、血液，损伤肺泡和黏膜，引起肺组织的慢性纤维化，导致肺心病、加重哮喘等，引起一系列病变，尤其对儿童和老人危害更大。此外，可吸入颗粒物还具有很强的吸附能力，与其他污染物一起进入人体，成为多种污染物的集合体，诱发各种疾病。

细颗粒物，即 PM2.5，是指空气中动力学当量直径小于或等于 2.5 微米的悬浮颗粒物。与 PM10 相比，PM2.5 的直径更小，在大气中停留时间更长，输送距离更远，易直接吸入肺部，因此对人体的危害更为严重。它可以使呼吸道受刺激、咳嗽、加重哮喘、呼吸困难、降低肺功能、心律失常、导致慢性支气管炎、非致命性的心脏病、心脏病患者的过早死等。更为严重的是，它可以携带空气中的多环芳烃、多环苯类等致癌物质，使癌症的发病率升高。

研究表明，粒径大小与其对人体的危害程度密切相关。颗粒物进入人体，首先危害到的器官就是呼吸道，不同粒径的颗粒物又得以继续深入其他器官，同时由于颗粒物黏附物质的成分不同和浓度高低以及停留在体内的时间长短决定其危害程度。粗颗粒物 PM10 可以到达人体的口腔、鼻腔、气管和支气管部位，这些粗颗粒大部分沉积到气管和支气管。细颗粒 PM2.5 不止到达气管、支气管，还能到达肺部等其他脏器，这类颗粒物沉积在肺部深层，少部分可以通过血液循环系统而危害人体其他脏器，造成肺部损伤、肝肾病变、胃肠炎和心血管等疾病。更有研究表明，室外大气中 PM2.5 对人体危害较 PM10 更大，后者的浓度每增加 10ug/m³，短期暴露导致的全因死亡率增加 0.12％~0.84％；而前者浓度每增加 10ug/m³ 所导致的全因死亡率增加 0.29％~1.21％。

空气质量达到及好于二级即空气质量达到国家质量二级标准，是指空气污染指数小于等于100。空气污染指数是根据环境空气质量标准和各项污染物对人体健康和生态环境的影响来确定污染指数的分级及相应的污染物浓度值。具体评估标准涉及 PM2.5、PM10、二氧化硫、一氧化碳、二氧化痰等。我国目前采用的空气污染指数（API）分为五个等级，对应着空气质量状况的六个层次。API 值处于 0~50，说明空气质量为优，不存在空气污染问题；API 值处于 51~100，表明空气质量良好，此时空气质量可接受，对公众健康基本没有危害；API 值处于 101~200，表明空气质量为轻度污染，对儿童、老人以及呼吸道或者心脏病患者健康有影响；API 值处于 201~300，表明空气质量差，称之为中度污染，每个人的健康都会受到比较严重的影响；API 大于 300，表明空气质量极差，已严重污染，此时所有人的健康都会受到严重影响。因此，空气质量达到及好于二级天数的全年比重是一个对城市空气质量评价的综合指标。

三　基于空气质量的城市健康生活评价指标体系

考虑到数据的可获得性，本章节选取 113 个环保重点城市为评价对象，新增可吸入颗粒物（PM10）年平均浓度（μg/m³）、细颗粒物（PM2.5）年平均浓度（μg/m³）和空气质量达到及好于二级天数占全年比重（%）作为衡量空气质量的指标，由于指标体系的变化，权重也发生了变化，基于专家意见对上述指标分别赋予 0.130、0.250、0.400 的权重，得到新的环境健康指标体系，如表 1 所示。

表1　113 个环保重点城市的健康生活指标体系

一级指标	权重	二级指标	权重	三级指标	权重
A 经济保障	0.220	A1 经济基础	0.543	A1-1 人均国内生产总值	0.196
				A1-2 人均可支配收入	0.394
				A1-3 人均储蓄年末余额	0.326
				A1-4 人均公共财政支出	0.084

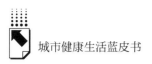

续表

一级指标	权重	二级指标	权重	三级指标	权重
	0.220	A2 生活消费	0.457	A2－1 人均住房面积	0.280
				A2－2 人均生活用水量	0.170
				A2－3 人均生活用电量	0.130
				A2－4 人均人工、天然气用量	0.090
				A2－5 人均液化石油气家庭用量	0.100
				A2－6 人均社会消费品零售总额	0.230
B 公共服务	0.150	B1 社会保障	0.471	B1－1 城市养老保险覆盖率	0.335
				B1－2 城市医疗保险覆盖率	0.393
				B1－3 城市失业保险覆盖率	0.272
		B2 社会稳定	0.286	B2－1 城市登记失业率	0.448
				B2－2 在岗人均平均工资	0.552
		B3 基础设施	0.243	B3－1 人均拥有铺装道路面积	0.224
				B3－2 城市环境基础设施投资额占 GDP 的比重	0.259
				B3－3 每万人拥有公共汽车辆数	0.235
				B3－4 每万人地铁里程	0.141
				B3－5 每万人建成区面积	0.141
C 环境健康	0.183	C1 城市生态环境质量	0.427	C1－1 建成区绿化覆盖率	0.100
				C1－2 人均园林绿地面积	0.120
				C1－3 细颗粒物（PM2.5）年平均浓度	0.250
				C1－4 可吸入颗粒物（PM10）年平均浓度	0.130
				C1－5 空气质量达到及好于二级天数占全年比重	0.400
		C2 城市污染治理状况	0.324	C2－1 工业固体废物综合利用率	0.208
				C2－2 城市污水处理率	0.112
				C2－3 生活垃圾处理率	0.293
				C2－4 二氧化硫排放量	0.152
				C2－5 工业粉尘排放量	0.235
		C3 城市环境基础设施	0.249	C3－1 每万人拥有排水管道长度	1.00
D 文化健康	0.100	D1 文化投入	0.371	D1－1 人均科技经费支出	0.540
				D1－2 人均教育经费	0.460
		D2 教育水平	0.350	D2－1 万人拥有大学生人数	1.000
		D3 文化设施	0.279	D3－1 人均公共图书馆藏书数	0.130
				D3－2 万人剧场影院数	0.170
				D3－3 万人拥有国际互联网用户数	0.320
				D3－4 人均移动电话年末用户数	0.380

一级指标	权重	二级指标	权重	三级指标	权重
E 医疗卫生	0.347	E1 医疗资源	0.629	E1－1 万人医院数	0.225
				E1－2 每千人拥有医院床位数	0.275
				E1－3 每千人拥有执证医师数	0.175
				E1－4 每千人拥有卫生技术人员数	0.125
				E1－5 每千人拥有注册护士数	0.200
		E2 医疗投入	0.371	E2－1 卫生事业经费占财政支出的比重	1.000

四　基于空气质量的城市健康生活评价结果

环保重点城市的健康评价指标体系与 289 个城市的健康生活指标体系有所差异，为更客观地突出环保城市的属性，指标体系额外加入了三项指标，即可吸入颗粒物（PM10）年平均浓度、细颗粒物（PM2.5）年平均浓度和空气质量达到及好于二级天数占全年比重，因此，基于新的健康生活指标体系计算 113 个环保重点城市的环境健康得分及排名，如表 2 所示。

表 2　113 个环保重点城市包含空气质量评价的环境健康得分及排名

单位：分

城市	所属省（区、市）	最终环境健康得分	排名
深圳市	广东省	78.45	1
珠海市	广东省	72.23	2
北京市	北京市	72.13	3
广州市	广东省	71.18	4
海口市	海南省	71.13	5
杭州市	浙江省	67.64	6
厦门市	福建省	66.72	7
苏州市	江苏省	66.11	8
昆明市	云南省	65.58	9
上海市	上海市	64.44	10
长沙市	湖南省	63.69	11
青岛市	山东省	63.52	12

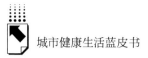

续表

城市	所属省(区、市)	最终环境健康得分	排名
拉萨市	陕西省	62.60	13
南京市	江苏省	62.08	14
乌鲁木齐市	新疆维吾尔自治区	62.03	15
武汉市	湖北省	61.97	16
宁波市	浙江省	61.71	17
无锡市	江苏省	61.56	18
克拉玛依市	新疆维吾尔自治区	61.24	19
呼和浩特市	内蒙古自治区	60.08	20
郑州市	河南省	59.84	21
济南市	山东省	58.92	22
成都市	四川省	58.87	23
合肥市	安徽省	58.48	24
温州市	浙江省	58.46	25
太原市	山西省	58.32	26
包头市	内蒙古自治区	57.43	27
贵阳市	贵州省	57.23	28
银川市	宁夏回族自治区	57.19	29
大连市	辽宁省	56.22	30
株洲市	湖南省	56.13	31
沈阳市	辽宁省	56.04	32
烟台市	山东省	56.00	33
福州市	福建省	55.58	34
攀枝花市	四川省	55.13	35
天津市	天津市	54.90	36
泉州市	福建省	54.73	37
西宁市	青海	54.46	38
绍兴市	浙江省	54.36	39
兰州市	甘肃省	54.29	40
湖州市	浙江省	54.18	41
南昌市	江西省	53.52	42
常州市	江苏省	53.37	43
南通市	江苏省	52.91	44
镇江市	江苏省	52.50	45
西安市	陕西省	50.86	46

城市	所属省(区、市)	最终环境健康得分	排名
咸阳市	陕西省	50.77	47
柳州市	广西壮族自治区	50.01	48
湘潭市	湖南省	49.89	49
淄博市	山东省	49.89	50
长春市	吉林省	49.45	51
芜湖市	安徽省	49.44	52
南宁市	广西壮族自治区	49.40	53
秦皇岛市	河北省	48.92	54
宜昌市	湖北省	48.29	55
桂林市	广西壮族自治区	47.86	56
玉溪市	云南省	47.74	57
潍坊市	山东省	47.71	58
北海市	广西壮族自治区	47.57	59
本溪市	辽宁省	47.51	60
岳阳市	湖南省	47.31	61
绵阳市	四川省	47.31	62
九江市	江西省	46.91	63
金昌市	甘肃省	46.79	64
哈尔滨市	黑龙江省	46.74	65
韶关市	广东省	46.66	66
洛阳市	河南省	46.59	67
大同市	山西省	46.54	68
石家庄市	河北省	46.38	69
济宁市	山东省	46.37	70
德阳市	四川省	46.29	71
铜川市	陕西省	46.22	72
泰安市	山东省	46.19	73
石嘴山市	宁夏回族自治区	46.13	74
马鞍山市	安徽省	45.66	75
牡丹江市	黑龙江省	45.43	76
锦州市	辽宁省	45.37	77
湛江市	广东省	45.17	78
泸州市	四川省	44.99	79
吉林市	吉林省	44.90	80

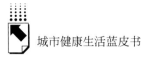
续表

城市	所属省(区、市)	最终环境健康得分	排名
长治市	山西省	44.87	81
宝鸡市	陕西省	44.80	82
鞍山市	辽宁省	44.60	83
扬州市	江苏省	44.59	84
焦作市	河南省	44.49	85
抚顺市	辽宁省	44.45	86
阳泉市	山西省	44.38	87
遵义市	贵州省	43.99	88
南充市	四川省	43.89	89
日照市	山东省	43.55	90
赤峰市	内蒙古自治区	43.31	91
平顶山市	河南省	43.28	92
宜宾市	四川省	43.25	93
荆州市	湖北省	42.93	94
临汾市	山西省	42.68	95
连云港市	江苏省	42.62	96
重庆市	四川省	42.56	97
常德市	湖南省	42.54	98
唐山市	河北省	42.42	99
汕头市	广东省	41.80	100
三门峡市	河南省	41.77	101
安阳市	河南省	41.58	102
齐齐哈尔市	黑龙江省	41.39	103
徐州市	江苏省	40.81	104
自贡市	四川省	40.77	105
开封市	河南省	40.59	106
延安市	陕西省	40.37	107
枣庄市	山东省	40.35	108
张家界市	湖南省	40.05	109
曲靖市	云南省	39.52	110
保定市	河北省	38.69	111
渭南市	陕西省	38.08	112
邯郸市	河北省	37.53	113

　　排名在前10位的城市中，广东省摘得"最佳省份"，占据了三个名额，分别为深圳市、珠海市、广州市，而海南的海口市、浙江的杭州市、福建的厦门市、江苏的苏州市、云南的昆明市分别排在第5~9位，北京为第3位，上海则为前10位的最后一位。排名后10位的城市中，陕西省和河北省分别占据两个名额，其他省有江苏省、四川省、河南省、山东省、湖南省和云南省。作为一线城市的"北上广深"均进入前10名的行列，但是上海排名相对较落后，因此，对于上海来说，经济与环境统筹兼顾还需进一步加强。

　　在原有指标体系的基础上，新增了衡量空气质量的三项指标，为进一步分析空气质量指标对健康生活的影响，利用修改前后的两套指标体系分别对113个环保重点城市打分，最终结果和排名如表3所示。

表3　113个环保重点城市包含空气质量评价的健康生活综合得分及排名

单位：分

城市	所属省份	最终得分	排名	原得分	原排名	排名变化
深圳市	广东省	78.45	1	78.54	1	0
珠海市	广东省	72.23	2	72.93	3	+1
北京市	北京市	72.13	3	74.21	2	-1
广州市	广东省	71.18	4	71.28	4	0
海口市	海南省	71.13	5	68.38	5	0
杭州市	浙江省	67.64	6	66.56	6	0
厦门市	福建省	66.72	7	65.71	7	0
苏州市	江苏省	66.11	8	65.22	8	0
昆明市	云南省	65.58	9	63.46	9	0
上海市	上海市	64.44	10	62.90	10	0
长沙市	湖南省	63.69	11	61.99	14	+3
青岛市	山东省	63.52	12	62.59	12	0
拉萨市	陕西省	62.60	13	57.84	25	+12
南京市	江苏省	62.08	14	62.03	13	-1
乌鲁木齐市	新疆维吾尔自治区	62.03	15	62.60	11	-4
武汉市	湖北省	61.97	16	59.90	19	+3
宁波市	浙江省	61.71	17	59.78	20	+3
无锡市	江苏省	61.56	18	61.47	15	-3
克拉玛依市	新疆维吾尔自治区	61.24	19	60.16	18	-1

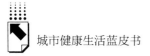

续表

城市	所属省份	最终得分	排名	原得分	原排名	排名变化
呼和浩特市	内蒙古自治区	60.08	20	60.33	17	−3
郑州市	河南省	59.84	21	61.33	16	−5
济南市	山东省	58.92	22	58.98	23	+1
成都市	四川省	58.87	23	58.72	24	+1
合肥市	安徽省	58.48	24	59.58	21	−3
温州市	浙江省	58.46	25	56.27	28	+3
太原市	山西省	58.32	26	59.50	22	−4
包头市	内蒙古自治区	57.43	27	57.61	27	0
贵阳市	贵州省	57.23	28	55.52	31	+3
银川市	宁夏回族自治区	57.19	29	57.83	26	−3
大连市	辽宁省	56.22	30	55.25	32	+2
株洲市	湖南省	56.13	31	55.93	29	−2
沈阳市	辽宁省	56.04	32	54.72	33	+1
烟台市	山东省	56.00	33	55.56	30	−3
福州市	福建省	55.58	34	54.19	35	+1
攀枝花市	四川省	55.13	35	52.71	43	+8
天津市	天津市	54.90	36	54.08	36	0
泉州市	福建省	54.73	37	53.51	38	+1
西宁市	青海	54.46	38	53.34	39	+1
绍兴市	浙江省	54.36	39	52.95	41	+2
兰州市	甘肃省	54.29	40	54.01	37	−3
湖州市	浙江省	54.18	41	54.54	34	−7
南昌市	江西省	53.52	42	52.26	45	+3
常州市	江苏省	53.37	43	52.73	42	−1
南通市	江苏省	52.91	44	52.49	44	0
镇江市	江苏省	52.50	45	53.07	40	−5
西安市	陕西省	50.86	46	51.00	48	+2
咸阳市	陕西省	50.77	47	51.48	46	−1
柳州市	广西壮族自治区	50.01	48	49.18	50	+2
湘潭市	湖南省	49.89	49	49.65	49	0
淄博市	山东省	49.89	50	51.06	47	−3
长春市	吉林省	49.45	51	48.11	53	+2
芜湖市	安徽省	49.44	52	49.02	51	−1
南宁市	广西壮族自治区	49.40	53	47.36	57	+4

续表

城市	所属省份	最终得分	排名	原得分	原排名	排名变化
秦皇岛市	河北省	48.92	54	48.08	54	0
宜昌市	湖北省	48.29	55	47.79	56	+1
桂林市	广西壮族自治区	47.86	56	45.68	66	+10
玉溪市	云南省	47.74	57	43.85	82	+25
潍坊市	山东省	47.71	58	47.92	55	-3
北海市	广西壮族自治区	47.57	59	44.67	74	+15
本溪市	辽宁省	47.51	60	46.86	61	+1
岳阳市	湖南省	47.31	61	45.53	67	+6
绵阳市	四川省	47.31	62	45.41	69	+7
九江市	江西省	46.91	63	46.45	63	0
金昌市	甘肃省	46.79	64	44.90	72	+8
哈尔滨市	黑龙江省	46.74	65	44.34	78	+13
韶关市	广东省	46.66	66	45.45	68	+2
洛阳市	河南省	46.59	67	47.36	58	-9
大同市	山西省	46.54	68	44.64	75	+7
石家庄市	河北省	46.38	69	48.16	52	-17
济宁市	山东省	46.37	70	46.95	60	-10
德阳市	四川省	46.29	71	45.30	70	-1
铜川市	陕西省	46.22	72	44.80	73	+1
泰安市	山东省	46.19	73	47.26	59	-14
石嘴山市	宁夏回族自治区	46.13	74	46.58	62	-12
马鞍山市	安徽省	45.66	75	45.89	65	-10
牡丹江市	黑龙江省	45.43	76	41.69	95	+19
锦州市	辽宁省	45.37	77	44.22	79	+2
湛江市	广东省	45.17	78	42.70	90	+12
泸州市	四川省	44.99	79	43.90	80	+1
吉林市	吉林省	44.90	80	42.80	87	+7
长治市	山西省	44.87	81	45.90	64	-17
宝鸡市	陕西省	44.80	82	43.90	81	-1
鞍山市	辽宁省	44.60	83	43.24	85	+2
扬州市	江苏省	44.59	84	44.40	77	-7
焦作市	河南省	44.49	85	45.00	71	-14
抚顺市	辽宁省	44.45	86	43.44	83	-3
阳泉市	山西省	44.38	87	44.44	76	-11

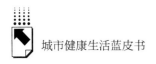

续表

城市	所属省份	最终得分	排名	原得分	原排名	排名变化
遵义市	贵州省	43.99	88	41.66	96	+8
南充市	四川省	43.89	89	42.76	88	-1
日照市	山东省	43.55	90	43.42	84	-6
赤峰市	内蒙古自治区	43.31	91	41.16	98	+7
平顶山市	河南省	43.28	92	43.23	86	-6
宜宾市	四川省	43.25	93	41.88	94	+1
荆州市	湖北省	42.93	94	40.75	101	+7
临汾市	山西省	42.68	95	42.74	89	-6
连云港市	江苏省	42.62	96	40.47	102	+6
重庆市	四川省	42.56	97	40.95	100	+3
常德市	湖南省	42.54	98	41.93	93	-5
唐山市	河北省	42.42	99	42.27	91	-8
汕头市	广东省	41.80	100	39.34	106	+6
三门峡市	河南省	41.77	101	41.10	99	-2
安阳市	河南省	41.58	102	42.02	92	-10
齐齐哈尔市	黑龙江省	41.39	103	38.51	109	+6
徐州市	江苏省	40.81	104	41.48	97	-7
自贡市	四川省	40.77	105	40.30	103	-2
开封市	河南省	40.59	106	39.33	107	+1
延安市	陕西省	40.37	107	37.97	110	+3
枣庄市	山东省	40.35	108	40.20	104	-4
张家界市	湖南省	40.05	109	37.22	112	+3
曲靖市	云南省	39.52	110	35.03	113	+3
保定市	河北省	38.69	111	39.46	105	-6
渭南市	陕西省	38.08	112	37.77	111	-1
邯郸市	河北省	37.53	113	39.13	108	-5

注："+"表示排名上升，"-"表示排名下降，"0"表示排名不变。

基于原健康生活指标评价体系计算的环保重点城市得分及排名结果显示，排名在前10的城市依然是广东省的深圳市、珠海市、广州市，海南省的海口市，浙江省的杭州市，福建省的厦门市，江苏省的苏州市，云南省的昆明市以及北京市和上海市。其中排名发生变化的只有珠海市和北京市，珠海市上升了一个名次，而北京市则下降了一个名次，说明北京的空气质量是城市健康发展的短板。排名在后10位的城市总体变化幅度较大，广东省的汕头市、黑龙江省的齐齐哈尔市出列，江苏省的徐州市、四川省的自贡市入列，其余省份的城市没有发生变化，但是城市排名均有变动，河北省的保定市、邯郸市分别下降6个、5个位次，这与河北工业大省的身份吻合，空气质量限制了城市的发展。

由于不同城市空气质量的差异，113个环保重点城市中，排名未发生变化的城市只有15个，其余98个城市的名次均发生了不同程度的变化，其中名次上升的城市有51个，名次下降的城市有47个。在名次上升的所有城市中，云南省的玉溪市上升幅度最大，从第82位上升到第57位。而在所有名次下降的城市中，山西省的长治市和河北省的石家庄市下降幅度最大，均下降了17个名次，可见，两省在发展经济的同时，更应该注重环境污染问题。

京津冀区域、长三角区域、珠三角区域是我国经济发展的代表性区域，彰显我国经济发展的最高水平，也担负着率先实现现代化的重任，环境健康对其发展具有重要意义。113个环保重点城市中，京津冀区域的城市主要有北京市、天津市、石家庄市等7个城市，这7个城市中，除天津市和秦皇岛市名次未发生变化，其余5个城市的排名均有不同程度的下降，石家庄下降幅度最大，为17个位次。长三角区域的上海市、江苏省、浙江省包含的15个城市中，有7个城市排名下降，下降幅度最大的为浙江省的湖州市、江苏省的扬州市和徐州市，均为7个位次。珠三角区域的6个城市中，深圳市和广州市的排名未变化，其他均有所上升。由此可见，京津冀区域和长三角区域的大气污染形势依然严峻，空气质量的改善还需进一步加大力度。

参考文献

［1］阿子雅、韩柱：《空气污染的健康效应及经济损失研究——以2014年亚太经济合作组织会议期间为例》，《内蒙古民族大学学报》（社会科学版）2019年第2期。

［2］姜少睿、薛志钢等：《我国环境空气质量状况及大气污染对健康的影响》，《华北电力技术》2015年第8期。

［3］吴先华、孙伟恒等：《我国大气污染物排放管控困境与大数据优化管控系统构

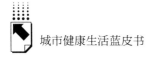
建》，《阅江学刊》2019 年第 2 期。

[4] 唐德才、李智江等：《雾霾治理文献综述与有效性分析》，《生态经济》2017 年
第 33 期。

[5] 李明德、张玥等：《2014～2017 年雾霾网络舆情现状特征及发展态势研究——
以新浪微博的内容与数据为例》，《情报杂志》2018 年第 12 期。

[6] 于浩、冯利红等：《中国空气颗粒物污染改善背景下的人群健康收益研究进
展》，《公共卫生与预防医学》2018 年第 5 期。

[7] 刘爱明、杨柳等：《城市区域大气颗粒物的健康效应研究》，《中国环境监测》
2012 年第 5 期。

[8] 王子天：《探讨我国城市雾霾天气的生成原因与经济治理机制》，《科技经济市
场》2018 年第 11 期。

[9] 祝茜茜：《穹庐之下，概莫能外——雾霾经济的得与失》，《现代经济信息》
2019 年第 10 期。

[10] 李婷、梁帆等：《"雾霾经济"的经济学讨论》，《合作经济与科技》2018 年
第 14 期。

[11] 张凌宇：《防治雾霾与经济增长的关联性探究》，《经济视角》2017 年第 1 期。

[12] 魏晓博、杨南等：《浅谈雾霾天气下的经济发展》，《全国商情·理论研究》
2016 年第 14 期。

[13] 刘灿灿、樊晓阳等：《浅谈雾霾与经济发展的关系》，《中国集体经济》2017
年第 8 期。

[14] 冷强、王益谦：《试述雾霾天气对我国社会的影响及治理措施》，《绿色环保
建材》2017 年第 11 期。

[15] 唐承财、刘霄泉等：《雾霾对区域旅游业的影响及应对策略探讨》，《地理与
地理信息科学》2016 年第 5 期。

[16] 王丽霞、缪文贤等：《雾霾对社会经济发展的影响及治理对策——基于无锡地
区的探索》，《市场周刊》（理论研究）2016 年第 6 期。

[17] 姜春海、宋志永等：《雾霾治理及其经济社会效应：基于"禁煤区"政策的
可计算一般均衡分析》，《中国工业经济》2017 年第 9 期。

[18] 姜磊、周海峰等：《中国城市空气质量指数（AQI）的动态变化特征》，《经济
地理》2018 年第 9 期。

[19] 曾维思、孟柳等：《雾霾对呼吸系统影响的研究进展》，《临床肺科杂志》
2018 年第 1 期。

[20] 刘爱明、杨柳等：《城市区域大气颗粒物的健康效应研究》，《中国环境监测》
2012 年第 5 期。

[21] 陶燕、刘亚梦等：《大气细颗粒物的污染特征及对人体健康的影响》，《环境
科学学报》2014 年第 3 期。

B.8
省际城市健康生活指数综合评价

钱芝网 张矿伟 吴 萍*

摘　要：　对289个城市的健康生活评价反映了单个城市的健康生活质量，基于省际视角研究不同省份的健康生活状况对于缩小健康生活区域差距，提高我国整体健康生活质量具有重要意义。本报告不局限于单个城市，着重以我国31个省（区、市）作为研究对象，评价指标也有所不同，在原指标体系的基础上特别加入了人口发展作为一级指标，构建了省际城市健康生活评价指标体系，在对我国31个省（区、市）健康生活综合评价的基础上，还分别进行了各个一级指标的评价，综合反映不同省（区、市）的健康生活质量，并对评价结果进行了深度分析。

关键词：　省际评价　健康生活　人口发展

一　省际城市健康生活评价指标体系

（一）评价指标体系

前几章关于省级的评价其实反映的是辖内各城市的平均水平，而不是该地区健康生活评价的综合水平。因此，为了解不同省（区、市）健康生活

---

* 钱芝网，博士，上海健康医学院发展规划处处长，上海浦江健康科学研究院院长，教授，硕士生导师，主要从事健康管理研究；张矿伟，浙江工商大学管理工程与电子商务学院硕士研究生，主要从事技术经济、科技评价等领域的研究；吴萍，上海健康医学院发展规划处规划科科长，主要从事健康教育研究。

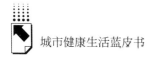

的发展情况，从经济保障、公共服务、环境健康、文化健康、医疗卫生及人口发展这6个方面，构建省际健康生活评价指标体系。该体系共由6个一级指标、14个二级指标及47个三级指标构成。各指标权重采用专家会议法确定，具体权重设置如表1所示。

表1 城市健康生活综合评价指标体系及权重设置

一级指标	权重	二级指标	权重	三级指标	权重
A 经济保障	0.20	A1 经济基础	0.56	A1-1 人均国内生产总值	0.23
				A1-2 人均可支配收入	0.41
				A1-3 人均储蓄年末余额	0.37
		A2 生活消费	0.44	A2-1 人均住房面积	0.18
				A2-2 人均生活用水量	0.13
				A2-3 人均生活用电量	0.10
				A2-4 人均煤气用量	0.08
				A2-5 人均液化石油气家庭用量	0.08
				A2-6 人均社会消费品零售总额	0.17
				A2-7 恩格尔系数	0.27
B 公共服务	0.13	B1 社会保障	0.38	B1-1 城市养老保险覆盖率	0.33
				B1-2 城市医疗保险覆盖率	0.39
				B1-3 城市失业保险覆盖率	0.28
		B2 社会稳定	0.32	B2-1 城市登记失业率	0.24
				B2-2 社会救济补助比重	0.46
				B2-3 在岗人均平均工资	0.30
		B3 基础设施	0.30	B3-1 人均拥有铺装道路面积	0.19
				B3-2 城市环境基础设施投资占GDP比重	0.22
				B3-3 常住人口城镇化率	0.14
				B3-4 每万人拥有公共交通车辆数	0.22
				B3-5 每万人地铁里程	0.11
				B3-6 每万人建成区面积	0.11
C 环境健康	0.17	C1 城市生态 环境质量	0.53	C1-1 建成区绿化覆盖率	0.50
				C1-2 人均园林绿地面积	0.50
		C2 城市污染 治理状况	0.47	C2-1 工业固体废物综合利用率	0.19
				C2-2 城市污水处理率	0.13
				C2-3 生活垃圾处理率	0.27
				C2-4 二氧化硫浓度	0.16
				C2-5 工业粉尘浓度	0.25

一级指标	权重	二级指标	权重	三级指标	权重
D 文化健康	0.09	D1 文化投入	0.30	D1－1 人均科技经费支出	0.53
				D1－2 人均教育经费	0.47
		D2 教育水平	0.38	D2－1 平均教育年限	0.48
				D2－2 万人拥有大学生人数	0.52
		D3 文化设施	0.32	D3－1 人均公共图书馆藏书数	0.28
				D3－2 万人剧场影院数	0.30
				D3－3 万人拥有国际互联网用户数	0.42
E 人口发展	0.08	E1 人口信息	0.46	E1－1 人均预期寿命	0.56
				E1－2 总抚养比	0.44
		E2 人口健康	0.54	E2－1 孕妇死亡率	0.40
				E2－2 传染病发病率	0.60
F 医疗卫生	0.33	F1 医疗资源	0.67	F1－1 万人医院数	0.23
				F1－2 每千人拥有医院床位数	0.24
				F1－3 每千人拥有执证医师数	0.24
				F1－4 每千人拥有卫生技术人员数	0.14
				F1－5 每千人拥有注册护士数	0.15
		F2 医疗投入	0.33	F2－1 人均医疗保健支出	0.55
				F2－2 卫生事业经费占财政支出的比重	0.45

（二）评价指标数据来源

本报告选取了中国 31 个省（区、市）作为研究对象，根据表 1 指标体系选取各个指标的相关数据。原始数据来源于《中国统计年鉴（2018）》、《中国城市统计年鉴》、国家统计局、中国科技数据库、中国卫生数据库等。

二 省际城市健康生活指数综合评价

根据表 1 中健康生活综合评价指标体系及权重设置，计算各省（区、市）健康生活各个一级指标的得分及健康生活指数综合得分，并根据综合得分将各个省（区、市）进行排名，如表 2 所示。

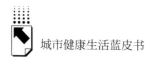
表2　31个省（区、市）城市健康生活评价的综合得分及排名

单位：分

排名	省份	经济保障	公共服务	环境健康	文化健康	人口发展	医疗卫生	综合得分
1	北京	86.83	66.77	86.20	88.32	92.64	76.30	81.24
2	上海	84.00	56.85	59.84	80.67	91.20	56.71	67.63
3	浙江	72.04	57.55	62.19	62.11	85.32	59.16	64.40
4	江苏	64.84	55.16	62.86	60.97	84.91	50.85	59.89
5	辽宁	53.71	53.77	54.76	53.18	80.95	61.12	58.47
6	内蒙古	55.04	50.02	63.53	44.61	73.06	58.09	57.34
7	天津	62.11	55.60	52.72	69.77	92.00	45.32	57.21
8	山东	53.48	49.77	66.27	42.83	80.28	52.54	56.05
9	宁夏	46.91	49.98	61.09	52.45	69.62	58.37	55.77
10	广东	66.46	57.74	75.26	56.13	74.69	32.77	55.43
11	陕西	46.55	43.82	50.60	53.65	76.76	61.39	54.83
12	重庆	43.78	55.63	69.20	49.85	69.53	48.59	53.83
13	新疆	56.69	46.34	53.58	38.39	42.12	61.71	53.66
14	湖北	48.75	51.73	53.56	50.24	72.94	51.59	52.96
15	四川	47.14	53.53	53.08	39.46	73.58	51.08	51.71
16	吉林	46.16	46.72	44.31	49.57	84.01	48.32	49.96
17	海南	58.31	50.92	55.14	46.16	65.78	38.83	49.89
18	山西	49.23	46.19	39.05	47.25	75.62	51.02	49.63
19	青海	47.11	50.90	40.64	36.58	48.28	59.15	49.62
20	湖南	49.65	45.79	54.43	38.43	69.54	45.94	49.32
21	黑龙江	42.91	51.34	41.61	45.13	81.57	49.19	49.15
22	福建	58.64	43.03	60.78	53.23	74.78	30.06	48.35
23	河南	43.03	48.86	53.52	37.88	72.03	40.72	46.67
24	河北	45.35	44.36	46.08	38.37	76.19	41.03	45.76
25	贵州	40.44	32.75	40.65	37.13	58.76	48.58	43.33
26	云南	42.19	45.18	44.21	31.66	64.65	40.49	43.21
27	甘肃	35.37	49.69	47.11	41.62	69.29	35.64	42.59
28	安徽	41.38	41.36	57.36	42.08	70.03	26.53	41.55
29	广西	40.15	44.74	47.92	37.27	68.21	30.70	40.94
30	江西	41.08	44.51	56.02	41.90	70.08	23.74	40.74
31	西藏	55.54	42.23	38.20	39.88	37.65	32.28	40.35
平均得分	—	52.42	49.45	54.57	48.61	72.43	47.35	51.98

　　从评价结果可知，综合得分排名前五位的省（区、市）为北京、上海、浙江、江苏和辽宁，其得分分别为81.24分、67.63分、64.40分、59.89

分和 58.47 分，综合得分后五位的省（区、市）为甘肃、安徽、广西、江西和西藏，其得分分别为 42.59 分、41.55 分、40.94 分、40.74 分和 40.35 分，且排名第一位的北京与排名最后一位的西藏相差 40.89 分。综合得分前五位的省（区、市）差距较大，北京以 81.24 分的绝对优势遥遥领先于其他省（区、市），与排名第二位的上海相差了 13.61 分，与排名第五位的辽宁相差了 22.77 分，而其他排名相邻省（区、市）的得分差距较小，呈现出缓慢递减的趋势。整体来看，健康生活指数综合得分的均值为 51.98 分，共有 14 个省（区、市）的得分超过了平均值，占总数的 45.16%。从各个指标的均值来看，人口发展指数的得分均值为 72.43 分，稳居第一位，遥遥领先于其他指标。环境健康指数的得分均值为 54.57 分，居第二位。经济保障、公共服务和文化健康的表现一般，均值分别为 52.42 分、49.45 分和 48.61 分，而医疗卫生指数的表现最差，得分均值仅为 47.35 分。总的来说，我国各省（区、市）健康生活水平存在明显的区域差距，且不同指标的发展也同样存在不协调。健康生活综合指数具体的得分范围分布情况如图 1 所示。

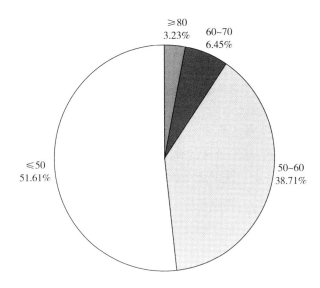

图 1　31 个省（区、市）城市健康生活综合指数
具体的得分范围分布

由图 1 可知，只有 1 个省（区、市）的综合得分在 80 分以上，占总数的 3.23%；有 2 个省（区、市）的综合得分在 61～70 分区间，占总数的 6.45%；有 12 个省（区、市）的健康生活指数综合得分在 51～60 分区间，占总数的 38.71%；有 16 个省（区、市）的健康生活指数综合得分在 40～50 分区间，占总数的 51.61%；没有任何省（区、市）的综合得分在 71～79 分区间，出现了断层的现象，且仅有 3 个省（区、市）的健康生活指数综合得分超过了 60 分，占总数的 9.68%，整体表现不够理想。进一步将 31 省（区、市）划分为东部、中部及西部，其综合得分均值及排名如图 2 所示。

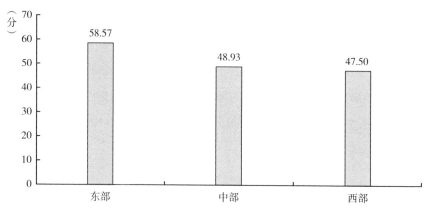

图 2 东、中、西部地区城市健康生活综合指数平均得分情况

由图 2 可知，东部、中部、西部地区的平均得分分别为 58.57 分、47.50 分及 48.93 分，东部地区的健康生活指数综合得分均值最高，其次为西部，最后为中部，东部地区的健康生活质量明显优于中西部地区，大部分东部地区的健康生活综合指数得分较高，排名较靠前，如综合得分前五位的 5 个省（区、市）均位于东部地区。总的来说，东部地区健康生活质量显著高于其他地区，而中、西地区差距不大。

本节主要分析了不同省（区、市）的健康生活综合指数得分及排名，但是难以判断各个地区的"短板"在何处。因此，接下来将会对 6 个一级指标分别进行评价。

三　城市健康生活经济保障指数评价

表3　经济保障评价指标体系及权重设置

一级指标	二级指标	权重	三级指标	权重
A 经济保障	A1 经济基础	0.56	A1－1 人均国内生产总值	0.23
			A1－2 人均可支配收入	0.41
			A1－3 人均储蓄年末余额	0.37
	A2 生活消费	0.44	A2－1 人均住房面积	0.18
			A2－2 人均生活用水量	0.13
			A2－3 人均生活用电量	0.10
			A2－4 人均煤气用量	0.08
			A2－5 人均液化石油气家庭用量	0.08
			A2－6 人均社会消费品零售总额	0.17
			A2－7 恩格尔系数	0.27

根据经济保障评价指标体系，计算了31个省（区、市）的经济保障指数得分及排名，如表4所示。

由表4可知，共有6个省（区、市）的经济保障指数在60分以上，占总数的19.35%。经济保障指数排名前5位的省（区、市）是北京、上海、浙江、广东和江苏，其得分分别为86.83分、84.00分、72.04分、66.46分和64.84分；排名靠后的省（区、市）是贵州、广西和甘肃，其得分分别为40.44分、40.15分和35.37分，其中排名第一位的北京和排名最后一位的甘肃之间相差了51.46分。排名靠前的省（区、市）中具有断层现象，如排名第二位的上海和排名第三位的浙江之间相差了11.96分，排名第三位的浙江和排名第四位的广东之间相差了5.58分，而排名最后两位的广西和甘肃之间也出现了4.78分的差距。整体来看，经济保障指数得分均值为52.42分，共有13个省（区、市）的得分超过了平均分，占总数的41.94%。具体经济保障指数得分范围分布如图3所示。

表4　31个省（区、市）经济保障指数得分及排名

单位：分

排名	省（区、市）	得分	排名	省份	得分
1	北京	86.83	17	四川	47.14
2	上海	84.00	18	青海	47.11
3	浙江	72.04	19	宁夏	46.91
4	广东	66.46	20	陕西	46.55
5	江苏	64.84	21	吉林	46.16
6	天津	62.11	22	河北	45.35
7	福建	58.64	23	重庆	43.78
8	海南	58.31	24	河南	43.03
9	新疆	56.69	25	黑龙江	42.91
10	西藏	55.54	26	云南	42.19
11	内蒙古	55.04	27	安徽	41.38
12	辽宁	53.71	28	江西	41.08
13	山东	53.48	29	贵州	40.44
14	湖南	49.65	30	广西	40.15
15	山西	49.23	31	甘肃	35.37
16	湖北	48.75	平均得分	—	52.42

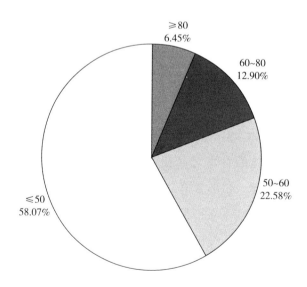

图3　31个省（区、市）城市健康生活经济保障
指数得分分布范围

由图 3 可知，有 58.07% 省（区、市）的得分分布在 50 分以下，超过总数的一半，有 22.58% 省（区、市）的得分在 50～59 分区间，有 12.90% 省（区、市）的得分在 60～79 分之间，有 6.45% 省（区、市）的得分在 80 及以上。整体来看，经济保障指数表现欠佳，只有北京、上海等少数几个省（区、市）得分较高，其他大部分省（区、市）得分均在 50 分以下，还存在很大的进步空间。

四 城市健康生活公共服务指数评价

表 5 公共服务评价指标体系及权重设置

一级指标	二级指标	权重	三级指标	权重
B 公共服务	B1 社会保障	0.38	B1-1 城市养老保险覆盖率	0.33
			B1-2 城市医疗保险覆盖率	0.39
			B1-3 城市失业保险覆盖率	0.28
	B2 社会稳定	0.32	B2-1 城市登记失业率	0.24
			B2-2 社会救济补助比重	0.46
			B2-3 在岗人均平均工资	0.3
	B3 基础设施	0.3	B3-1 人均拥有铺装道路面积	0.19
			B3-2 城市环境基础设施投资占 GDP 比重	0.22
			B3-3 常住人口城镇化率	0.14
			B3-4 每万人拥有公共交通车辆数	0.22
			B3-5 每万人地铁里程	0.11
			B3-6 每万人建成区面积	0.11

根据公共服务评价指标体系，计算了 31 个省（区、市）的公共服务指数得分及排名，如表 6 所示。

由表 6 可知，公共服务指数前五位的省（区、市）为北京、广东、浙江、上海及重庆，其得分分别为 66.77 分、57.74 分、57.55 分、56.85 分及 55.63 分；排名靠后的省（区、市）有西藏、安徽及贵州，其得分分别为 42.23 分、41.36 分及 32.75 分，其中排名第一位的北京与排名最后一位的贵州相差了 34.02 分。在排名靠前的省（区、市）中，排名第一位的北京

表6 31个省（区、市）公共服务指数得分及排名

单位：分

排名	省(区、市)	得分	排名	省份	得分
1	北京	66.77	17	甘肃	49.69
2	广东	57.74	18	河南	48.86
3	浙江	57.55	19	吉林	46.72
4	上海	56.85	20	新疆	46.34
5	重庆	55.63	21	山西	46.19
6	天津	55.60	22	湖南	45.79
7	江苏	55.16	23	云南	45.18
8	辽宁	53.77	24	广西	44.74
9	四川	53.53	25	江西	44.51
10	湖北	51.73	26	河北	44.36
11	黑龙江	51.34	27	陕西	43.82
12	海南	50.92	28	福建	43.03
13	青海	50.90	29	西藏	42.23
14	内蒙古	50.02	30	安徽	41.36
15	宁夏	49.98	31	贵州	32.75
16	山东	49.77	平均得分	—	49.45

与排名第二位的广东相差9.03分，而排名最后两位的安徽和贵州之间相差了8.61分，其他排名相邻的省（区、市）之间得分差距较小，呈现出稳步递减的趋势。整体来看，公共服务指数得分的均值为49.45分，共有17个省（区、市）的得分超过了平均分。各地区公共服务指数得分范围分布情况如图4所示。

由图4可知，有17个省（区、市）的得分分布在50分及以下，占总数的54.83%；有13个省（区、市）的得分分布在51～59分区间，占总数的41.94%；仅有北京的公共服务指数得分在60分及以上，占总数的3.23%。总的来说，公共服务指数的表现较差，排名第一位的北京仅为66.77分，其他省（区、市）的得分均在60分以下，各个省（区、市）必须更加重视公共服务建设，以满足人民群众日益增长的美好生活需要。

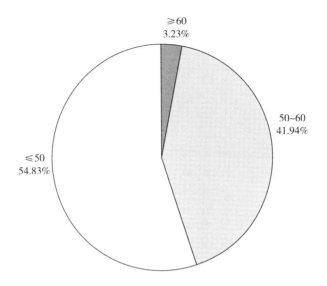

图4 31个省（区、市）城市健康生活公共服务指数得分分布范围

五 城市健康生活环境健康指数评价

表7 环境健康评价指标体系及权重设置

一级指标	二级指标	权重	三级指标	权重
C 环境健康	C1 城市生态环境质量	0.53	C1-1 建成区绿化覆盖率	0.5
			C1-2 人均园林绿地面积	0.5
	C2 城市污染治理状况	0.47	C2-1 工业固体废物综合利用率	0.19
			C2-2 城市污水处理率	0.13
			C2-3 生活垃圾处理率	0.27
			C2-4 二氧化硫浓度	0.16
			C2-5 工业粉尘浓度	0.25

根据环境健康评价指标体系，各省（区、市）的环境健康指数得分及排名如表8所示。

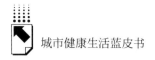

表8　31个省（区、市）环境健康指数得分及排名

单位：分

排名	地区	得分	排名	地区	得分
1	北京	86.20	17	湖北	53.56
2	广东	75.26	18	河南	53.52
3	重庆	69.20	19	四川	53.08
4	山东	66.27	20	天津	52.72
5	内蒙古	63.53	21	陕西	50.60
6	江苏	62.86	22	广西	47.92
7	浙江	62.19	23	甘肃	47.11
8	宁夏	61.09	24	河北	46.08
9	福建	60.78	25	吉林	44.31
10	上海	59.84	26	云南	44.21
11	安徽	57.36	27	黑龙江	41.61
12	江西	56.02	28	贵州	40.65
13	海南	55.14	29	青海	40.64
14	辽宁	54.76	30	山西	39.05
15	湖南	54.43	31	西藏	38.20
16	新疆	53.58	平均得分	—	54.57

　　由表8可以看出，有9个省（区、市）的环境健康指数得分在60分以上，占总数的29%。环境健康指数排名前五位的省（区、市）分别是北京、广东、重庆、山东及内蒙古，其得分分别为86.20分、75.26分、69.20分、66.27分及63.53分；排名靠后的省（区、市）有青海、山西、西藏，其得分分别为40.64分、39.05分及38.20分，且排名第一位的北京与排名最后一位的西藏相差了48分。对比各省（区、市）的得分可以发现，排名靠前省（区、市）的得分差距比较大，如排名第一位的北京与排名第二位的广东相差了10.94分，排名第二位的广东与排名第三位的重庆相差了6.06分，存在断层现象，而其他排名相邻的省（区、市）得分差距较小，呈现出缓慢递减的趋势。整体来看，环境健康指数得分的均值为54.57分，有14个省（区、市）的得分超过了平均水平，环境健康指数的得分总体上比较均衡，除排名靠前的几个省（区、市）

外，各省（区、市）之间差距很小。具体的得分范围分布情况如图 5 所示。

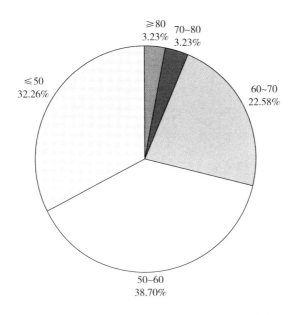

**图 5　31 个省（区、市）城市健康生活环境健康
指数得分分布范围**

由图 5 可知，38.70% 的省（区、市）的环境健康指数得分集中在 50～60 区间，32.26% 的省（区、市）的环境健康指数得分集中在 50 分及以下，22.58% 的省（区、市）的环境健康指数得分集中在 60～70 分区间，70～80 分和 80 分及以上的省（区、市）各占总数的 3.23%。总的来看，大部分省（区、市）环境健康指数的得分分布在 60 分以下，环境健康指数的整体表现一般，还存在一定的上升空间。

六　城市健康生活文化健康指数评价

根据文化健康评价指标体系，各省（区、市）的文化健康指数得分及排名如表 10 所示。

表 9 文化健康评价指标体系及权重设置

一级指标	二级指标	权重	三级指标	权重
D 文化健康	D1 文化投入	0.3	D1-1 人均科技经费支出	0.53
			D1-2 人均教育经费	0.47
	D2 教育水平	0.38	D2-1 平均教育年限	0.48
			D2-2 万人拥有大学生人数	0.52
	D3 文化设施	0.32	D3-1 人均公共图书馆藏书数	0.28
			D3-2 万人剧场影院数	0.3
			D3-3 万人拥有国际互联网用户数	0.42

表 10 31 个省（区、市）文化健康指数得分及排名

单位：分

排名	地区	得分	排名	地区	得分
1	北京	88.32	17	内蒙古	44.61
2	上海	80.67	18	山东	42.83
3	天津	69.77	19	安徽	42.08
4	浙江	62.11	20	江西	41.90
5	江苏	60.97	21	甘肃	41.62
6	广东	56.13	22	西藏	39.88
7	陕西	53.65	23	四川	39.46
8	福建	53.23	24	湖南	38.43
9	辽宁	53.18	25	新疆	38.39
10	宁夏	52.45	26	河北	38.37
11	湖北	50.24	27	河南	37.88
12	重庆	49.85	28	广西	37.27
13	吉林	49.57	29	贵州	37.13
14	山西	47.25	30	青海	36.58
15	海南	46.16	31	云南	31.66
16	黑龙江	45.13	平均得分	—	48.61

由表 10 可知，仅有 5 个省（区、市）的文化健康指数得分在 60 分以上，占总数的 16.13%。文化健康指数排名前五位的省（区、市）分别为北京、上海、天津、浙江和江苏，其得分分别为 88.32 分、80.67 分、69.77 分、62.11 分和 60.97 分；排名靠后的省（区、市）分别为贵州、青海和云

南，其得分分别为 37.13 分、36.58 分和 31.66 分，且排名第一位的北京与排名最后一位的云南相差了 56.66 分。在排名靠前的省（区、市）中，得分差异较大并且具有断层现象，排名第一位的北京与排名第二位的上海相差了 7.65 分，排名第二位的上海与排名第三位的天津出现断层现象，两者之间相差了 10.09 分，排名第三位的天津与排名第四位的浙江相差了 7.66 分。排名靠后的省（区、市）同样存在得分差异较大的现象，排名最后两位的青海与云南之间相差了 4.92 分，而处在中间分数段相邻排名省（区、市）的得分差距较小，分布比较均匀，也未出现断层现象。整体来看，文化健康指数的得分均值为 48.61 分，共有 13 个省（区、市）的得分超过了平均值，文化健康指数的表现不够理想。各省（区、市）文化健康指数得分范围分布情况如图 6 所示。

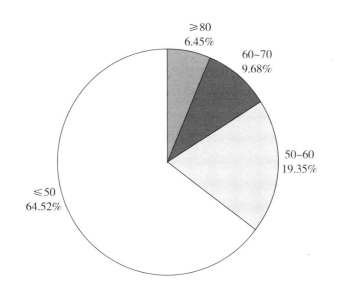

图 6 31 个省（区、市）健康生活文化健康指数得分分布情况

由图 6 可知，低于 50 分的省（区、市）占总数的 64.52%，19.35% 的省（区、市）集中在 50~60 分区间，9.68% 的省（区、市）集中在 60~70 区间，6.45% 的省（区、市）集中在 80 分及以上，没有省（区、市）的得分分布在 70~80 区间，出现了断层。总的来看，文化健康指数的整体水平偏低，除了少数几个省（区、市）的得分相对理想之外，其他大部分省（区、市）的得分都分布在较低的水平，呈现出不均衡以及断层的特点。

七 城市健康生活人口发展指数评价

表11 人口发展评价指标体系及权重设置

一级指标	二级指标	权重	三级指标	权重
E 人口发展	E1 人口信息	0.46	E1-1 人均预期寿命	0.56
			E1-2 总抚养比	0.44
	E2 人口健康	0.54	E2-1 孕妇死亡率	0.40
			E2-2 传染病发病率	0.60

根据人口发展指标体系，各省（区、市）的人口发展指数得分及排名如表12所示。

表12 31个省（区、市）人口发展指数得分及排名

单位：分

排名	地区	得分	排名	地区	得分
1	北京	92.64	17	湖北	72.94
2	天津	92.00	18	河南	72.03
3	上海	91.20	19	江西	70.08
4	浙江	85.32	20	安徽	70.03
5	江苏	84.91	21	湖南	69.54
6	吉林	84.01	22	重庆	69.53
7	黑龙江	81.57	23	甘肃	69.29
8	辽宁	80.95	24	宁夏	69.02
9	山东	80.28	25	广西	68.21
10	陕西	76.76	26	海南	65.78
11	河北	76.19	27	云南	64.65
12	山西	75.62	28	贵州	58.76
13	福建	74.78	29	青海	48.28
14	广东	74.69	30	新疆	42.12
15	四川	73.58	31	西藏	37.65
16	内蒙古	73.06	平均得分	—	72.43

由表 12 可知，共有 27 个省（区、市）的人口发展指数得分在 60 分以上，占总数的 87.10%。人口发展指数排名前五位的省（区、市）分别为北京、天津、上海、浙江和江苏，其得分分别为 92.64 分、92.00 分、91.20分、85.32 分和 84.91 分；排名靠后的省（区、市）为青海、新疆和西藏，其得分分别为 48.28 分、42.12 分和 37.65 分，排名第一位的北京与排名最后一位的西藏相差了 54.99。排名前三位的省（区、市）分数差距比较小，排名第三位的上海和排名第四位的浙江差距略大，相差了 5.88 分；排名靠后的省（区、市）的分数差距也比较大，云南和贵州相差了 5.89 分，青海和新疆相差了 6.16 分，新疆和西藏相差了 4.47 分，其他大部分排名相邻省（区、市）的分数差距均较小。总的来看，人口发展指数的整体表现较好，整体得分较高，其均值为 72.43 分，远高于 60 分的及格线，并且有 17 个省（区、市）的得分超过了平均值。各省（区、市）得分的范围分布情况如图7 所示。

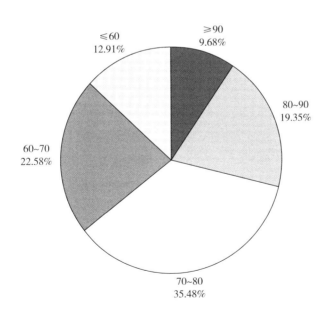

图 7　31 个省（区、市）城市健康生活人口发展
指数得分分布情况

由图 7 可知，有 3 个省（区、市）的得分在 90 分及以上，占总数的
9.68%；有 6 个省（区、市）的得分在 80 ~ 90 分区间，占总数的 19.35%；
有 11 个省（区、市）的得分在 70 ~ 80 分区间，占总数的 35.48%；有 7 个
省（区、市）的得分在 60 ~ 70 分区间，占总数的 22.58%；仅有 4 个省
（区、市）的得分低于 60 分及以下，占总数的 12.91%。相对来说，人口发
展指数总体上处于较高的水平，大部分省（区、市）在人口发展指数上表
现较好。

八　城市健康生活医疗卫生指数评价

表 13　医疗卫生评价指标体系及权重设置

一级指标	二级指标	权重	三级指标	权重
F 医疗卫生	F1 医疗资源	0.67	F1 – 1 万人医院数	0.23
			F1 – 2 每千人拥有医院床位数	0.24
			F1 – 3 每千人拥有执证医师数	0.24
			F1 – 4 每千人拥有卫生技术人员数	0.14
			F1 – 5 每千人拥有注册护士数	0.15
	F2 医疗投入	0.33	F2 – 1 人均医疗保健支出	0.55
			F2 – 2 卫生事业经费占财政支出的比重	0.45

根据医疗卫生指标体系，各省（区、市）的医疗卫生指数得分及排名
如表 14 所示。

由表 14 可知，仅有 4 个省（区、市）的医疗卫生指数得分超过了 60
分，占总数的 12.90%。医疗卫生指数排名前五位的省（区、市）为北京、
新疆、山西、辽宁和浙江，其得分分别为 76.30 分、61.71 分、61.39 分、
61.12 分和 59.16 分；排名靠后的省（区、市）为福建、安徽和江西，其得
分分别为 30.06 分、26.53 分和 23.74 分，且排名第一位的北京与排名最后
一位的江西相差了 52.56 分。排名靠前的省（区、市）和排名靠后的省
（区、市）均出现了得分差距较大的情况，如排名第一位的北京与排名第二

表14　31个省（区、市）医疗卫生指数得分及排名

单位：分

排名	地区	得分	排名	地区	得分
1	北京	76.30	17	贵州	48.58
2	新疆	61.71	18	吉林	48.32
3	陕西	61.39	19	湖南	45.94
4	辽宁	61.12	20	天津	45.32
5	浙江	59.16	21	河北	41.03
6	青海	59.15	22	河南	40.72
7	宁夏	58.37	23	云南	40.49
8	内蒙古	58.09	24	海南	38.83
9	上海	56.71	25	甘肃	35.64
10	山东	52.54	26	广东	32.77
11	湖北	51.59	27	西藏	32.28
12	四川	51.08	28	广西	30.70
13	山西	51.02	29	福建	30.06
14	江苏	50.85	30	安徽	26.53
15	黑龙江	49.19	31	江西	23.74
16	重庆	48.59	平均得分	—	47.35

位的新疆相差了14.59分，北京在医疗卫生指数上明显优于其他省（区、市），排名靠后的福建与安徽相差了3.53分，安徽与江西相差了2.79分。总的来看，医疗卫生指数的表现不容乐观，最高分仅为70多分。医疗卫生指数的得分均值为47.35分，共有18个省（区、市）的得分大于均值。各省（区、市）得分的范围分布情况如图8所示。

由图8可知，有54.83%的省（区、市）的医疗卫生指数得分分布在50分及以下，有32.26%的省（区、市）的医疗卫生指数得分分布在50～60分区间，有9.68%的省（区、市）的医疗卫生指数得分分布在60～70分区间，只有一个省（区、市）的得分在70分及以上，占总数的3.23%。总的来说，医疗卫生指数的得分整体处于较低水平，并且有些省（区、市）的差异较大，医疗卫生质量有待进一步提高。

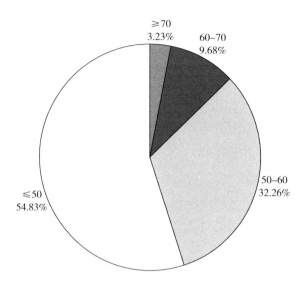

图8　31个省（区、市）医疗卫生指数得分分布情况

参考文献

［1］ 张秋蕾：《国务院印发〈国家环境保护"十二五"规划〉》，《造纸信息》2012年第1期。

［2］ Duhl. L. J. *The Healthy City*：*Its Function and Its Future.* Ealth Promotion International，1986，1（1）：55 – 60.

［3］ 陈柳钦：《健康城市建设及其发展趋势》，《中国市场》2010年第33期。

［4］ 陈钊娇、许亮文：《健康城市评估与指标体系研究》，《健康研究》2013年第1期。

［5］ 单卓然、张衔春、黄亚平：《健康城市系统双重属性：保障性与促进性》，《规划师》2012年第4期。

［6］ 任苒：《健康城市建设的新理念及其导向》，《医学与哲学（A）》2012年第4期。

［7］ 唐燕、梁思思、郭磊贤：《通向"健康城市"的邻里规划——〈塑造邻里：为了地方健康和全球可持续性〉引介》，《国际城市规划》2014年第6期。

［8］ 许艳：《健全我国"健康城市"体育评价指标体系学理性研究》，硕士学位论文，集美大学，2014。

［9］于海宁、成刚、徐进、王海鹏、常捷、孟庆跃:《我国健康城市建设指标体系比较分析》,《中国卫生政策研究》2012 年第 12 期。

［10］郭亚军、易平涛:《一种基于整体差异的客观组合评价法》,《中国管理科学》2006 年第 3 期。

［11］王慧英:《新时期我国健康城市化的经济学解释及发展重点分析》,《城市发展研究》2009 年第 2 期。

［12］Braveman P, Egerter S, Williams DR. *The Social Determinants of Health: Coming of Age.* Annual Review of Public Health, 2011, 32: 381–398.

［13］Marmot M, Allen J, Bell R, Bloomer E, Goldblatt P. *WHO European Review of Social Determinants of Health and the Health Divide.* Lancet, 2012, 380 (9846): 1011–1029.

案例篇：政府视角

Cases Study：Government Perspective

B.9

上海：出台全国首个省级
中长期健康行动方案

钱芝网 整理*

摘　要：　本案例介绍了全国首个省级中长期健康行动方案——《健康
　　　　　上海行动（2019～2030 年）》的基本原则、18 个重大专项行
　　　　　动内容、主要特色及上海健康治理的特点，将健康融入所有
　　　　　政策，在全国率先建立起重大项目、重要政策健康影响评价
　　　　　机制。

关键词：　上海　健康行动　健康服务

---

* 钱芝网，博士，上海健康医学院发展规划处处长，上海浦江健康科学研究院院长，教授，硕
士生导师，主要从事健康管理研究。

一 方案出台

党的十九大提出实施健康中国战略，2019 年 7 月 15 日国务院印发《关于实施健康中国行动的意见》。根据国家部署，结合实施《健康上海 2030 规划纲要》，上海按照"健康融入万策"和"健康上海，人人参与，人人受益"的理念，由市卫生健康委牵头，启动编制了《健康上海行动（2019～2030 年）》，并于 2019 年 9 月 10 日正式向社会发布，这是全国首个省级中长期健康行动方案。

《健康上海行动（2019～2030 年）》坚持"健康优先、预防为主、共建共享、促进公平"的基本原则，巩固健康城市建设成果，提升健康上海能级，对标国际一流标准，着眼民生健康福祉，到 2030 年，使上海市居民主要健康指标在已达到世界发达国家先进水平的基础上有更大的提升，率先实现可持续健康发展目标，加快建成具有全球影响力的健康科技创新中心和全球健康城市典范。

《健康上海行动（2019～2030 年）》在对照国家 15 个行动任务的基础上，按照中央对上海的战略定位和要求，增加了健康服务体系优化和长三角健康一体化、健康信息化、健康国际化等内容，最终形成 18 个重大专项行动 100 条举措，按照 2022 年和 2030 年两个时间节点，分步推进实施。其中，18 个重大专项行动是：健康知识普及行动、合理膳食行动、全民健身行动、控烟行动、心理健康促进行动、人群健康促进行动、慢性病防治行动、传染病及地方病防控行动、公共卫生体系提升行动、医疗服务体系优化行动、社区健康服务促进行动、中医药促进健康行动、健康保障完善行动、健康环境促进行动、健康服务业发展行动、健康信息化行动、长三角健康一体化行动、健康国际化行动。每一个行动都包含丰富的内容和切实的措施，事关每一位上海市民的健康。

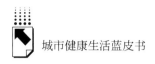

二 四个特色

（一）保持居民健康管理全国领先

《健康上海行动（2019～2030年）》提出开展全民健康教育，倡导健康生活方式。实施减盐、减油、减糖、限酒等营养干预措施，明显减缓居民超重、肥胖和慢性病发病的增长速度，到2030年，居民健康素养水平达到40%，参与居民健康自我管理小组的人数达到120万人，保持全国领先水平。

（二）为慢性病设立精准防治目标

针对妇幼、中小学、职业、老年、残疾人等重点人群的健康需求，《健康上海行动（2019～2030年）》将有的放矢地进行健康管理和服务。以妇幼人群为例，全市将进一步完善危重孕产妇、新生儿"7＋6"会诊抢救网络，建成50个综合医院标准化示范儿科门急诊，建设18个儿童早期发展基地，组织开发儿童早期发展服务包。

全市将开展健康学校建设，加强生命教育，把学生体质健康状况纳入对学校的绩效考核，构建健康教育课程体系。至2022年，儿童青少年总体近视率在2018年的基础上力争每年降低0.5～1个百分点以上；至2030年，学生体质健康标准优良率达到60%及以上。

慢性非传染性疾病给市民健康、社会经济发展造成重大负担，《健康上海行动（2019～2030年）》对此明确防治行动。全市将推进癌症的早筛查、早诊断、早治疗，2030年常见癌症诊断时早期比例不低于40%。针对心脑血管疾病、糖尿病、慢性呼吸系统疾病，向居民提供风险评估、健康教育、疾病及其并发症筛查等服务。至2030年，心脑血管疾病死亡率下降到160/10万及以下；糖尿病治疗控制率达到45%；70岁及以下人群慢性呼吸系统疾病死亡率稳定在6.2/10万及以下。

（三）将社区健康"六个一"纳入其中

为让市民享受便捷可及的诊疗服务，《健康上海行动（2019～2030年)》将社区健康服务"六个一"纳入其中，具体包括：一张社区健康服务清单，一个人人拥有的健康账户，一套多层次的社区健康宣教体系，一套多元参与的供给机制，一个统一的社区健康智慧平台，一套社区健康评估监测机制。至2030年，实现每个市民都有自己的家庭医生。

（四）推动长三角高端优质医疗卫生资源统筹布局

长三角健康一体化行动中，将推动长三角高端优质医疗卫生资源统筹布局，打造标准规范互认、信息互联互通、服务便利有序、医学科技发达的"健康长三角"。上海也将着力培育社会办医品牌，有序发展前沿医疗服务。发展中医药健康服务业。加快生物医药科技研发及成果转化应用。至2030年，建成亚太地区生物医药产业高端产品研发中心等，健康服务业增加值占全市生产总值比重达到7.5%左右，建成具有全球影响力的健康科技创新中心。

三 四个特点

《健康上海行动（2019～2030年)》凸显了上海健康治理的四个特点。

一是更加重视体系建设。聚焦市民在医疗服务、公共卫生、社区健康、中医药服务及健康保障领域的需求，构建完善的健康服务体系，筑牢织密一张守护2400万市民的"生命健康网"。

二是更加注重改革创新。发挥科技创新和信息化支撑作用，加快健康重点领域和关键环节的改革开放，增强健康领域制度供给能力。

三是更加强调社会共治。强调社区、企事业单位、社会组织、家庭、个人共同的健康责任和义务，全社会动员，激发全民热情，培育健康文化。

四是更加突出部门联动。组织市委市政府40多个部门共同编制、推动

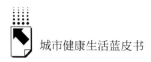
实施《健康上海行动（2019～2030年）》，形成"大健康"格局。将健康融入所有政策，在全国率先建立重大项目、重要政策健康影响评价机制。把健康中国战略纳入领导干部专题培训，把健康上海行动执行情况纳入各级党委和政府考核内容。

参考文献

［1］顾泳：《2030年，上海率先实现可持续健康发展》，《解放日报》2019年8月29日。

［2］陶婷婷：《〈健康上海行动〉多角度关注市民健康》，《上海科技报》2019年8月30日。

［3］邬惊雷：《推进健康上海行动 建设健康城市典范》，《上海预防医学》2020年第1期。

［4］唐闻佳：《织就一张守护2400万市民的"生命健康网"》，《文汇报》2019年8月29日。

［5］宋琼芳：《上海全方位打造健康之城》，《健康报》2019年8月29日。

［6］杨联民、李刚：《〈健康上海行动〉出台》，《中华工商时报》2019年8月29日。

［7］《上海市人民政府印发〈关于推进健康上海行动的实施意见〉的通知》，《上海市人民政府公报》2019年10月5日。

B.10
上海：全面实施生活垃圾强制分类管理

莫国民 整理*

摘　要： 本案例简要总结了上海市全面实施生活垃圾强制分类后的效
　　　　 果，从全面实行生活垃圾强制分类、着力提升生活垃圾分类
　　　　 投放质量、严格执行生活垃圾分类收运、大力增强生活垃圾
　　　　 末端分类处理能力四个方面阐述了上海市生活垃圾强制分类
　　　　 管理的主要做法：着力提升生活垃圾分类投放质量，全面实
　　　　 行生活垃圾强制分类，严格执行生活垃圾分类收运，大力增
　　　　 强生活垃圾末端分类处理能力。

关键词： 上海　生活垃圾　分类投放　分类收运

　　随着我国城市化的进程和人民生活水平的提高，各大城市生活垃圾产生
量逐年递增，例如上海、北京每天产生近 2.6 万吨的生活垃圾，且由于近年
来外卖、快递等行业的快速发展，人均产生量还在快速增长中，垃圾问题形
势严峻。更加棘手的是，随着人们对于环境健康问题的关注，由生活垃圾处
置设施引起的邻避现象常常发生，且易引起大规模群体事件，因此，各大城
市建设新的垃圾处置设施（填埋场、焚烧厂）正变得越来越困难，现有的
填埋场很多都面临即将饱和与封场的情况，越来越多的垃圾和城市生活垃圾
后端处置能力难以快速提升的矛盾正变得越来越突出。居民源头垃圾分类被
认为是解决"垃圾围城"问题的关键，2019 年 1 月 31 日，上海市十五届人

---

* 莫国民，上海健康医学院科技处处长，主要从事医学电子仪器研究。

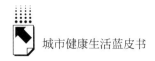

大二次会议表决通过《上海市生活垃圾管理条例》，并于 7 月 1 日正式开始实施，此举标志着上海垃圾分类进入强制时代。

一 上海市生活垃圾强制分类实施效果

上海是全国首个全面开展生活垃圾分类的城市，全面实施生活垃圾强制分类管理半年来，成效非常显著。截至 2019 年 11 月，上海市日均可回收物回收量较 2018 年 12 月增长了 3.7 倍，湿垃圾分出量增长 1 倍，干垃圾处置量减少 38%，有害垃圾分出量同步增长 13 倍多，源头分类精准率达 98%，垃圾无害化处理已达 100%。此外，在全市范围内，以居民主动参与为主要评价标准的居住区垃圾分类达标率已由 2018 年底的 15% 提升至 90%。

二 上海市生活垃圾强制分类管理的主要做法

（一）全面实行生活垃圾强制分类

1. 明确生活垃圾分类标准

上海市生活垃圾分类实行"有害垃圾、可回收物、湿垃圾和干垃圾"四分类标准。有害垃圾主要包括废电池，废荧光灯管，废温度计，废血压计，废药品及其包装物，废油漆、溶剂及其包装物，废杀虫剂、消毒剂及其包装物，废胶片及废相纸等。可回收物主要包括废纸、废塑料、废金属、废旧纺织物、废玻璃、废弃电器电子产品、废纸塑铝复合包装等适宜回收循环利用和资源化利用类的废弃物。湿垃圾主要包括日常生活食物残余和食物加工废料等易腐性垃圾，蔬菜瓜果垃圾、腐肉、碎骨、蛋壳、畜禽产品内脏等易腐性垃圾，食品加工、饮食服务、单位供餐等活动中的食物残余和食品加工废料等餐厨垃圾。干垃圾主要包括不宜回收利用的包装物、餐巾纸、厕纸、尿不湿、竹木和陶瓷碎片等。

2.规范生活垃圾分类收集容器设置

在全市范围内的居住小区、单位、公共场所设置分类收集和存储容器。根据居住小区实际，科学合理设置生活垃圾分类收集容器，收集容器设置符合四类垃圾投放需要。在办公和经营场所设置有害垃圾、干垃圾收集容器及可回收物收集容器或投放点，在道路、广场、公园、公共绿地、机场、客运站、轨道交通站点以及旅游、文化、体育、娱乐、商业等公共场所设置可回收物及其他类别垃圾"两桶式"收集容器。

3.稳步拓展强制分类实施范围

按照"先党政机关及公共机构，后全面覆盖企事业单位"的安排，分步推进生活垃圾强制分类。坚持党政机关及公共机构率先实施，加快推行单位生活垃圾强制分类。

（二）着力提升生活垃圾分类投放质量

1.逐步推行生活垃圾"定时定点"投放

结合住宅小区建设"美丽家园"行动，推行生活垃圾"定时定点"投放。以干湿垃圾分类投放为主要内容，根据不同类型居住小区实际，因地制宜确定定时定点投放的分类投放点设置、投放时间安排及分类投放规范等。

2.深化绿色账户正向激励机制

以"自主申领、自助积分、自由兑换"为方向，坚持完善绿色账户激励机制。拓展绿色账户开通渠道，不断拓展绿色账户覆盖面，完善绿色账户积分规则，发挥绿色账户在促进干湿分类、可回收物回收方面的激励作用。加大政府采购力度，引进第三方参与垃圾分类的宣传、指导、监督工作。完善绿色账户监管模式，提升绿色账户第三方服务质量。探索绿色账户市场化运作方式，坚持政府引导、市场参与，多渠道募集资源，增强绿色账户影响力和吸引力。"绿色账户"是上海市在垃圾分类激励机制上的创新，实际上按照互联网的思维，可以算得上是"互联网＋垃圾"分类，其模式就是鼓励居民垃圾投放时实施垃圾分类，干湿投放、分类投放可以扫二维码换取积分，积分兑换有价值商品。

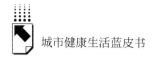
3. 加快推进"两网融合"

按照"有分有合、分类分段"的原则，进一步厘清再生资源回收管理职责，加快推进居住区再生资源回收体系与生活垃圾分类收运体系的"两网融合"。推进源头垃圾分类投放点和再生资源交投点的融合，促进环卫垃圾箱房、小压站复合再生资源回收功能。

4. 不断完善"大分流"体系

坚持"大分流、小分类"的基本路径，不断完善"大分流"体系。加强装修垃圾管理，规范居住小区装修垃圾堆放点设置，引导居民对装修垃圾开展源头分类及袋装堆放。鼓励通过交换、翻新等措施，实现木质家具等大件垃圾再利用；鼓励再生资源回收企业回收利用大件垃圾。结合建筑垃圾中转分拣设施建设，逐步建立大件垃圾破碎拆解体系。促进枯枝落叶的资源化利用，完善枯枝落叶单独收集体系。完善集贸市场垃圾分流体系，强化集贸市场垃圾的源头分类，鼓励有条件的集贸市场设置湿垃圾源头减量设施。

（三）严格执行生活垃圾分类收运

1. 全面实行分类驳运收运

明确各类生活垃圾分类收运要求，分类后的各类生活垃圾实行分类收运。有害垃圾交由环保部门许可的危险废弃物收运企业或环卫收运企业专用车辆进行分类收运。可回收物采取预约或定期协议方式，由经商务部门备案的再生资源回收企业或环卫收运企业收运后，进行再生循环利用。湿垃圾由环卫收运企业采用密闭专用车辆收运，严格落实作业规范，避免收集点对周边环境影响，避免运输过程滴漏、遗撒和恶臭。干垃圾由环卫收运企业采用专用车辆收运。

2. 建立完善分类转运系统

以确保全程分类为目标，建立和完善分类后各类生活垃圾转运系统。强化干垃圾转运系统，提升市属生活垃圾水陆集装联运系统能力。完善湿垃圾中转系统，推进市、区两级中转设施改造，配置湿垃圾专用转运设备及泊位。建设可回收物转运系统，合理布局建设可回收物中转站、集散场。

（四）大力增强生活垃圾末端分类处理能力

1. 加强生活垃圾处理设施的规划保障

结合空间规划总体布局，对生活垃圾无害化处理及资源化利用设施提早布局、明确厂址，破解"邻避"困局。按照"统筹功能、合理布局、节约土地"的原则，做好各类垃圾处理设施的总体规划布局，充分挖掘已建成的生活垃圾处理设施周边空间潜力。

2. 加快提升生活垃圾分类处理能力

建立完善垃圾无害化处理及资源化利用体系，形成生活垃圾全市"大循环"、区内"中循环"、镇（乡）"小循环"有机结合、良性互动的分类处理体系。建设老港再生能源利用中心（二期），推进上海各区新建或扩建垃圾处理设施，满足无害化处置需求。坚持"集中与分散相结合"的布局，加快推进湿垃圾处理利用建设。积极推进建立全市性的可回收物集散中心，在依托全国市场的基础上，结合循环利用产业园区建设，布局再生资源产业，提升资源利用水平。

参考文献

［1］《垃圾全程分类的上海模式》，《领导决策信息》2018 年 6 月 25 日。

［2］张仲超：《上海：到 2020 年居住区普遍推行垃圾分类》，《中国商报》2018 年 3 月 27 日。

［3］陈玺撼：《逐步彻底解决"混装混运"问题》，《解放日报》2018 年 3 月 17 日。

［4］陈玺撼：《上海：垃圾分类要来"硬"的》，《中国妇女报》2018 年 3 月 27 日。

［5］刘佳：《城市绿色发展的国际经验及上海对标分析》，《科学发展》2019 年第 9 期。

［6］《嘉定工业区生活垃圾全程分类体系建设》，百度文库，https：//wenku. baidu. com/view/bbf62a4ddc3383c4bb4cf7ec4afe04a1b171b029. html。

［7］《上海建立完善生活垃圾全程分类体系》，《政策瞭望》2018 年第 4 期。

B.11

深圳市：深耕五年
"医疗卫生三名工程"成绩显著

施毓凤 整理*

摘　要：　本案例用翔实的数据，从门急诊量、手术量、高层次医学团队、名医诊疗中心、名中医诊疗中心、学科排名、专科排名、新技术新项目等方面，系统介绍了深圳市实施"医疗卫生三名工程"五年来在医疗卫生临床和科研等方面所取得的成就。

关键词：　深圳　名医（名科）　名院　名诊疗中心

深圳市"医疗卫生三名工程"自 2014 年 9 月启动以来，已经走过满满的 5 年，五年来的深耕，取得了丰硕的成果。

在心血管病领域，位于北京的阜外医院如雷贯耳，是"国家队"的所在地。如今，这支国家队已在深圳安营扎寨。2018 年 10 月，深圳市政府正式将全市唯一的心血管病专科医院交给国家心血管病中心、中国医学科学院阜外医院运营，这就是中国医学科学院阜外医院深圳医院（简称深圳阜外医院）。目前深圳阜外医院引进的"三名工程"团队共有 7 个，其中，由胡盛寿院士牵头的"左心辅助及人工心脏"团队，具有国际领先的创新技术。这些团队通过"集体传帮带"，令医院整体的救治服务能力短时间内更上一层楼。目前，"三名工程"团队已完成外科手术 1000 余例，内科介入 5000 余例，开展了人工心脏植入、心脏移植、保留主动脉瓣的根部置换术等国际

---

* 施毓凤，博士，上海健康医学院护理与健康管理学院副教授，主要从事健康管理研究。

高水平、高难度手术，手术成功率达到国内先进水平。急性主动脉夹层的总住院时间已缩短至 10 天左右，手术例均用血量比上年同期节约了 85%。

2018 年 6 月开业的市属公立医院——深圳大学总医院，具有里程碑式的意义。这是深圳大学的第一所直属附属医院，也是第一家依托深圳本土高校建设的医院。该医院仅用了一年多的时间，就基本完成了 39 个学科的布局，目前门诊已开放 29 个专科门诊、57 个专病门诊和 10 个医技科室平台。住院部目前已开放了 20 个病区。截至 2019 年 9 月 20 日，门急诊量已达到 29.78 万，手术量已达到 4885 台，三、四级手术占比 55% 以上。医院已形成了以突出血液肿瘤科、骨科、器官移植中心三大主干学科，以及聚焦血管外科、神经外科、耳鼻喉头颈外科、口腔科、内分泌科五大特色学科的均衡发展的重点学科布局，医护人员多来自国内知名公立三甲医院，其中不乏各领域医学"大咖"。目前，深大总医院也通过"三名工程"引入天津大学灾难医学研究院郑静晨院士急救与灾难医学团队，该院已成为航空医疗救援试点医院，遇到突发情况，"空中—地面无缝救援"体系将为挽救生命争得黄金时间。在脊柱骨病方面，深大总医院则引进了空军军医大学脊髓损伤防治与功能重建研究团队，团队以中国科学院鞠躬院士为顾问，以教育部长江学者武胜昔教授为带头人。此外，深大总医院骨科团队骨干主要来自空军军医大学西京医院，学科带头人陶惠人教授在国内最早开展了全椎弓根螺钉技术治疗脊柱侧凸，是国内开展全脊椎截骨技术治疗极重度脊柱侧后凸例数最多、效果最好的专家之一，近 30 年来已主刀完成近万台各类脊柱外科手术。"惠人脊柱"的招牌落户深大总医院后，迅速吸引了五湖四海的疑难病人前来深圳求医。

深圳市宝安纯中医治疗医院，在全国率先树起了让中医"回归本源"的旗帜。这家医院于 2019 年 3 月 18 日开业，纯中医治疗率达 95% 以上。国医大师金世元、石学敏，全国名中医武连仲，省名中医符文彬、李赛美等纷纷在这里设立工作室，针灸科学科带头人张春红、药学部学科带头人梅全喜等也陆续被引进。美国贝勒医学院冠顶教授、复旦大学复杂体系多尺度研究院院长马剑鹏出任该院的中医药研究中心学科带头人，诺贝尔化学奖获得者

Michael Levitt 被特聘为医院的科研顾问。为了支撑"纯中医"医院的持续发展,深圳市宝安区成立了全市首个区级中医药发展基金会,目前已向社会筹集资金约 1.86 亿元,支持医院开展中医药科研、成果转化等。医院牵头联合粤港澳三地中医药院校、企业等单位,成立了粤港澳大湾区传统中医药联盟,并吸引了海内外包括美国、英国、日本、中国香港等国家和地区的中医师加入,成立了国际港澳台中医师诊疗部,推动纯中医治疗医院建设模式走向世界。

"三名工程"实施五年来,结出的硕果开始"挂满枝头"。全市已分五批共引进了 245 个高层次医学团队;香港大学深圳医院、南方医科大学深圳医院、中国医科院肿瘤医院深圳医院、中山大学附属第七医院、深圳市萨米医疗中心、中国医学科学院阜外医院深圳医院等名院相继开业;全市已挂牌成立 10 家名医诊疗中心(名诊所),其中,名医诊疗中心 3 家、名中医诊疗中心 7 家。

在"三名工程"的引擎推动下,深圳医疗卫生的临床、科研水平开始加速超车。

中国医学科学院医学信息研究所发布的"2018 年度中国医院科技量值排行榜"中,深圳市有 24 个学科进入所在学科全国排名前 100 名,其中,排名前 50 名的学科有 12 个。

2018 年 11 月,复旦大学医院管理研究所发布的"2017 年度中国医院专科声誉排行榜"上,深圳市精神卫生中心/深圳市康宁医院的精神医学专科排名全国第 10、华南第 2,深圳市儿童医院成为全国小儿外科专业声誉排行榜提名医院。

2018 年,各"三名工程"团队所在的依托科室,共开展新技术新项目536 项,其中国际先进项目 54 项,国内领先项目 396 项,华南领先项目 37项。深圳市人民医院手外科成功实施肩关节镜治疗臂丛神经损伤后冻结肩以及治疗肩周炎等国际高难度手术,心内科成功实施了十多例国际领先的经皮主动脉瓣置换术,肝胆外科联合清华大学长庚医院董家鸿院士利用 5G 技术联合开展了领先的 5G 远程手术。深圳市第二人民医院引入 ROSA 机器人开展了十多例脑深部手术。深圳市儿童医院癫痫中心成功实施了国际领先的1岁以下儿童植入深部电极手术，血液肿瘤科成功开展了国内领先的非血缘、半相合移植技术。中国医学科学院肿瘤医院（深圳市肿瘤医院）完成了国内领先的单孔肺段切除手术。中国医学科学院阜外深圳医院（深圳市孙逸仙心血管医院）成功为病人植入华南第一颗第三代全磁悬浮人工心脏。深圳市第三人民医院于2017年获得原国家卫计委颁发的肝肾移植"牌照"，目前已成功开展84例肝移植、37例肾移植、55例器官捐献获取手术。

参考文献

[1]《"三名工程"5年 深圳引进245个高层次医学团队》，深圳新闻网，http：//health. sznews. com/content/2019 – 09/24/content_ 22493283. htm。

[2]《深圳着力提升医疗水平打造民生幸福标杆》，《深圳特区报》2019年9月26日。

[3]《深圳：推动卫生健康事业改革发展 实现病有良医》，《深圳商报》2019年9月27日。

[4]《深圳"三名工程"5岁了! 引245个高层次医学团队提升大病救治能力》，深圳新闻网，http：//www. sznews. com/news/content/2019 – 09/21/content_ 22487941_ 0. htm。

[5] 余海蓉：《"三名工程"助推深圳医疗"弯道超车"》，《深圳特区报》2018年12月25日。

B.12
广州：打造大城市养老的"广州样本"

万广圣 整理*

摘　要：　本案例从满足老人多样化养老服务需求、鼓励社会力量进入养老服务市场、政府兜底特殊保障对象的养老三个方面介绍了广州市如何充分发挥市场在养老服务资源配置中的决定性作用，鼓励市场力量做好专业的事，将政府力量聚焦监管与兜底保障，多主体共同发力，完善了大城市养老模式，使老年人的获得感、幸福感、安全感正不断得到提升的经验做法。

关键词：　城市养老　社会力量　广州样本

随着我国快速进入老龄化社会，城市如何养老成了民生大事。作为特大城市，广州更是其中一个典型。早在 1992 年，广州就进入人口老龄化社会，到 2018 年底已拥有 169.3 万名户籍老年人，占户籍人口的 18.25%。在广州，老年人口基数较大，人口老龄化速度较快，高龄化程度不断加深，非户籍老人增加显著。因此，广州早早就感受到了人口老龄化"未来已来、将至已至"的压力，先后被确定为全国养老服务业综合改革、中央财政支持居家和社区养老服务改革、长期护理保险制度和医养结合试点城市。如何破解难题，满足全社会多样化的养老需求？如何发挥市场的调节配置作用？针对这些问题，近年来，广州一直在探索、实践，并打造出了大城市养老的

---

* 万广圣，博士，上海健康医学院护理与健康管理学院副院长、副教授，主要从事健康管理研究。

"广州样本"。

"广州样本"概括起来就是：充分发挥市场在养老服务资源配置中的决定性作用，将政府力量聚焦监管与兜底保障，创造了多层次、多样化的养老服务。

一 想方设法满足老人多样化的养老服务需求

老年人的状态与家庭的生活质量息息相关。对于老年人来说，大抵可分为能自理、部分失能、失能三类，处于不同状态的老年人，需求也不尽相同。助餐配餐、医养结合、生活照料，是其中最迫切的需求。

为此，广州市成立了服务中心，老年人可以到服务中心的食堂用餐，可以来服务中心打太极、听养生讲座、与老年人交流，遇到身体不舒服，还可以在中心的护理站看医生，甚至能够请护理人员上门提供生活照料、个人护理等个性化服务。

为了缓解中心城区养老床位"一床难求"的问题，广州市在中心城区设立了嵌入式养老服务机构，对老人的实际情况进行评估，再提供最合适的服务。如果老人还能自理，但害怕有意外发生，工作人员就会推荐安装家庭养老床位，对住家做适老化改造、安装智能设备，记录老人的生命体征和活动轨迹，一旦有异常，系统会自动报警。

目前，广州共有 11 个区级、153 个街镇级居家养老综合服务平台，全市社区养老服务设施覆盖率达 100%，能够为老人提供长期或临时托养、助餐配餐、上门照料、家庭养老床位等多种养老服务，超过 18.4 万名老年人能够享受社区居家养老服务，占老年人总数的 10.87%。

二 鼓励社会力量进入养老服务市场

这几年，广州市政府大力鼓励社会力量进入养老产业，取消了养老机构设立许可，精简了审批手续，在用地、床位等方面提供优惠、补贴等，充分

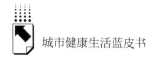

发挥市场在养老服务资源配置中的决定性作用，专业的事还是要交给专业的人去做。眼下，广州市 73% 的养老床位、85.5% 的居家养老服务综合体、91% 的长者饭堂，均由社会力量提供，民办养老床位占全市总床位的七成，社会力量已成为广州提供养老服务的主体。从养老机构的开办，到养老床位的完善，再到长者饭堂食材的供应等，社会力量的进入，意味着政府力量能够有效解放出来，更多地放在兜底保障与引导监管方面。

三 政府兜底特殊保障对象的养老

为了避免因市场失灵而带来的养老公平问题，广州市明确公办养老院必须承担起特殊保障对象的养老这个社会责任。

为此，广州市民政局定期巡访、主动服务，完善独居、空巢、失能等老年人关爱服务体系；为"三无"（无劳动能力、无收入来源、无法定赡养人）人员、低保低收入人员、计划生育特别扶助人员等老人购买居家养老服务，资助开展无障碍设施改造；率先建立全市统一、困难失能优先、公开透明的公办养老机构入住评估轮候制度；还为全市所有老年人购买意外伤害综合保险，资助 10 万多名本市常住的失能、独居、高龄老年人使用"平安通"智慧养老服务。

除了兜底，政府还注意扮演好引导者和监督者的角色。

广州对养老产业发展进行有效引导，围绕老人养老需求精准发力，强化顶层制度设计，深化养老服务供给侧结构性改革，从一开始降低准入门槛，到给予多项资金支持，再到出台用地规划、出台政策、出台标准、评定星级，对市场的发展方向，既是鼓励，也是规范。自 2009 年以来，市里累计投入资助民办养老机构发展的资金达 5.3 亿元。

政府监管，大数据可以成为有效利器。走进广州市养老服务数据监测中心，大屏幕上，长者饭堂数量、全市助餐配餐申请人数、居家服务资助对象等数据，清晰明了。通过这个平台，全市的养老服务情况能够被精准掌握，再对数据分析，就可以合理整合服务资源，均衡分配补贴资金，同时能够规范管理、防范造假，让监管更加细致高效。

"大城市养老，必须依靠多个主体共同发力。"广州市民政局负责人表示，"下一步，我们还将继续把大养老的工作做实做细，把长者大配餐、医养结合、家政＋养老、嵌入式养老、养老机构提质增效等民生品牌做深做精。完善'大城市大养老'模式，构建全覆盖、多层次、多支撑、多主体的养老服务格局，不断提升老年人的获得感、幸福感、安全感。"

参考文献

［1］罗艾桦、姜晓丹：《大城市养老　多主体发力》，《人民日报》2019 年 10 月 28 日。

［2］《广州探索大城市养老模式》，《中国老年报》2019 年 10 月 31 日。

［3］王建萍：《社会工作视角下广州市居家养老服务模式探讨》，《劳动保障世界》2019 年第 8 期。

［4］张伟涛：《本心初心换来老人们舒心安心——广州市养老事业从基础生活照顾向精细化照顾发展的变迁》，《中国社会工作》2019 年第 7 期。

B.13

无锡："体育＋"融合发展不断深入
全球性"榜单"透射无锡体育
高质量发展

步宝珊 整理*

摘　要： 本案例介绍了无锡市积极探索"体育＋"融合发展模式，通过举办一批有影响力的赛事、打造一条产业链等，实现了无锡体育的高质量发展，得到了《全球体育影响力国家和城市指数报告》的高度评价。

关键词： 无锡　"体育＋"　体育赛事　体育产业链

近几年来，无锡市积极探索创新"体育＋科技""体育＋文旅"融合发展模式，举办了一系列有影响力的赛事，形成了颇具特色的体育产业链，实现了体育的高质量发展。

一　一份全球性榜单，排名快速提升的无锡
充分诠释高质量发展要义

2019 年 5 月，《GSI 国家和城市指数报告（2019）》（GSI，全球体育影响力）发布，这是一份让无锡人自豪、让无锡体育人自信的榜单。在

---

* 步宝珊，上海健康医学院后勤服务中心公共场馆运行部部长，主要从事体育教育研究。

这份榜单的解读上，对无锡的注解是："进步飞速，连续两年排名大幅提高。"

这是一份怎样的榜单？为何让业内人士如此看重？

先看发布者——这是由世界上最权威的体育市场数据和情报提供者SPORTCAL 发布的。

再看测评指标——GSI 国家和城市指数报告是通过总结一个国家/城市在未来举办或将要举办的所有活动的 GSI 评级来计算。主要通过测量赛事的规模和影响，进而测算举办城市的"经济与旅游""媒体与赞助""社会与可持续发展""体育"指标，最后汇总生成该城市的 GSI 指数评级。可以说，测评指标涵盖了体育赛事影响力的方方面面。

最后看撰写对象——由 200 多名来自全球体育行业各个层次的权威专家撰写，得到国际奥委会的支持，被各方广泛应用。

根据《GSI 国家和城市指数报告（2019）》，中国在 2019 年 GSI 国家指数中的总分为 40709 分，首次超过美国 GSI 国家指数，位列世界第一。而根据统计，中国共主办或承办了不少于 43 个国际重大体育赛事，仅次于美国（49 个）。在这份榜单分析的 608 个城市中，中国有 27 个城市上榜，其中中国内地城市 21 个，中国台湾地区城市 5 个以及中国香港。

那么，将无锡拉入"群聊"的这个"朋友圈"都有谁？名单来了：东京（日本）、巴黎（法国）、布达佩斯（匈牙利）、里约热内卢（巴西）、多哈（卡塔尔）、伦敦（英国）、莫斯科（俄罗斯）、北京（中国）、哥本哈根（丹麦）、明斯克（白俄罗斯），都是举办过奥运会、冬奥运、世界杯等具有全球影响力的体育赛事的国际性大都市。

在上榜的 21 个中国内地城市中，北京市排名上升至第 8 位，再创新高；南京市紧随其后，但跌出全球前 10；无锡连续两年排名大幅提高，2017～2019 年排名累计提高 146 位！在中国首次反超美国的这场角力中，无锡的贡献十分给力。

这份全球性榜单上，无锡以"进步飞速"四个字，充分诠释高质量发展的要义！

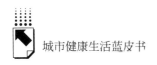

二 一批有影响力的赛事，为创建全国全民运动健身模范市奠定坚实基础

在全球范围内，无锡用 3 年时间，累计排名提高 146 位，怎么做到的？"推进器"就是一批具有国际影响力的大型赛事。

2019 年 5 月 6 日，新华社谢菲尔德电：世界斯诺克主席巴里·赫恩宣布——未来 10 年的斯诺克世界杯团体赛都将在无锡举行；5 月 20 日，又从英国曼彻斯传来喜讯：在 2019 年跆拳道世锦赛闭幕式上，曼彻斯特市市长将世锦赛旗帜交到无锡市领导手中，接旗一刻，跆拳道世锦赛正式进入"无锡时间"。

都说好事成双，但对无锡而言，却是喜事不断。贯穿全年的赛事，使无锡成为华东地区最活跃的地区，赛事不仅多，而且品类也很丰富：每年樱花烂漫时，3 万多名"马拉松迷"从世界各地奔向无锡，赴一场春天的约会，从而开启城市体育赛事大幕。自此之后，世界击剑锦标赛，剑道上的巅峰对决，将瞬间攻防转换的优雅表现得淋漓尽致；环太湖国际公路自行车赛，无锡滨湖赛段始终是"领骑者"独领风骚；世界跆拳道大满贯冠军系列赛、世界跆拳道团体世界杯锦标赛等大型赛事，以及成功申办 2021 年世界跆拳道锦标赛，使跆拳道成为这座城市新的赛事名片。

以这些大型赛事为龙头和引领，无锡赛事氛围愈发浓郁：由企业与媒体共同打造的中国围棋棋王争霸赛，已成为中国棋院的经典赛事；由各区承办的滨湖半程马拉松赛、惠山区阳山半程马拉松赛、锡山区宛山荡全程马拉松赛等，纷纷涌现。全球体育影响力逐步提高，为无锡深化对外开放、扩大对外交流起到了重要作用，也为创建全国全民运动健身模范市奠定了坚实基础。

三 一条产业链打造，赛事"影响力经济"成为体育产业发展"助推器"

这是一个令人惊喜的消息：在跆拳道世锦赛进入"无锡时间"的同时，

一条跆拳道产业链在无锡已初见端倪。

随着世界跆拳道(无锡)中心的成立,跆拳道世锦赛的落户,赛事产业链的上游将通过"世界跆拳道规则无锡制定"而锻造:由世跆联授权无锡编制的跆拳道教材将译成多国文字在全世界发行,这是一个庞大的运动教材市场;而作为产业链的下游,智能装备正在研发中,运动功能性饮料即将上市,这样的市场前景同样可期。

以跆拳道赛事为例,该运动在无锡从数年前的寂寂无闻到快速完成产业链的打造,靠的就是赛事的影响力。"影响力经济"正成为体育产业的"助推器"。

近年来,无锡大型赛事综合效益快速提升,很好地实现了大赛引领全民健身、拉动经济消费、宣传城市形象三大功能。无锡马拉松在央视五套直播160分钟,拉动消费1.65亿元,连续四年获评中国田协"金牌赛事",成功晋级国际田联"铜标赛事",带动全市各地各行业开展路跑活动数百个,参与群众数百万人次。全市各地按照一地一特色的要求,依托各地资源优势积极培育群众身边的体育活动,涌现出一批精品赛事:江阴市承办亚足联U23锦标赛,获评亚足联"最佳赛区";宜兴市成功举办国际徒步越野行走赛;梁溪区推动赛事进楼宇,举办国际垂直登高大奖赛;滨湖区环蠡湖国际半程马拉松首次获评中国田协"金牌赛事";经开区以承办跆拳道大型赛事为突破口,设立世界跆拳道(无锡)中心,建立跆拳道国家队无锡训练基地,形成跆拳道项目普及推广热潮。

与此同时,"体育+"融合发展不断深入,与教育、文化、卫生、旅游、传媒、科技、制造、金融等行业融合,催生"体育+旅游""体育+文化""体育+健康"等新的产业形态,形成新的消费热点。飞马水城等4个项目在2018中国体育"两博会"上被评为全国旅游精品项目。2018年无锡2个单位成功申报省级体育服务综合体,江阴新桥镇入围省健康特色小镇首批共建对象。

影响力不仅能提升城市美誉度,同样也是生产力。创建全国全民运动健身模范市,无锡正稳步前行!

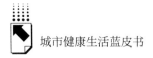

参考文献

［1］单红:《全球性"榜单"透射无锡体育高质量发展》,《无锡日报》2019 年 5 月 27 日。

［2］陈轶:《智慧体育产业以何为径?》,《无锡日报》2019 年 7 月 19 日。

宁波：医疗卫生事业实现大跨越

濮桂萍 整理*

摘　要： 本案例回顾了新中国70年宁波医疗卫生事业的跨越式发展历程，从缺医少药到人人享有医保，从做胃脾切除到肝肾移植，从排队挂号到智慧医疗三个侧面，阐述了宁波市卫生系统由弱变强，走出了一条具有宁波特色的医疗卫生事业发展之路，为全国破解医改难题提供了宁波样板。

关键词： 宁波　医疗保障　医疗服务能力　智慧医疗

宁波人的健康水平明显提高，有数据为证：2018年，全市人均期望寿命达到81.61岁，比全国平均水平（77岁）高出4.6岁；全市户籍人口孕产妇死亡率为2.39/10万，婴儿死亡率为1.98‰，死亡率之低，居国内同类城市领先水平；全市甲乙类传染病报告发病率为205.95/10万，报告死亡率为0.63/10万，比2017年下降了18.02%。

这组数据的背后，是新中国成立70年来宁波医疗卫生事业的跨越式发展。历史的车轮滚滚向前，地处改革开放前哨的宁波人，秉承改革创新精神，一次又一次改写着宁波医疗卫生发展史，为一代又一代宁波人的健康保驾护航。

---

* 濮桂萍，上海健康医学院护理与健康管理学院讲师，主要从事健康管理研究。

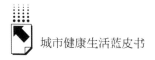

一 从缺医少药到人人享有医保

20 世纪初，宁波市百姓缺医少药，民不聊生。除少数中医中药外，只有屈指可数的几家由地方士绅、政府开办的私立、公立医院：大美浸会医院、保黎医院、普仁医院、鄞县公立医院等。

据《宁波卫生志》记载，1949 年宁波市医疗卫生机构只有 35 个，其中医院 15 所，病床 556 张，卫生技术人员 927 人。农村的医疗条件更是可怜，很长一段时间，农村卫生院仅有的医疗设备是"三大件"：听筒、血压计、体温计，而且血压计十有八九是坏掉的。

1949 年以后，国家投入发展卫生事业，陆续新建了一批医疗、防疫、妇幼保健、医学教育、药品检验等专业机构。据统计，截至 1999 年，全市已有各类医疗卫生机构 961 个，拥有床位 13795 张，专业卫生技术人员 18872 人；到 2018 年底，宁波市共有医疗卫生机构 4252 家，其中医院 170 家，医院中有三甲医院 8 家、三乙医院 12 家，无论是三级医院数量还是三甲医院数量均高居浙江省之首。

70 年后的今天，人人享有健康保健服务不再是梦想。目前，宁波共设有社区卫生服务中心和乡镇卫生院 150 家，社区卫生服务站 537 家，村卫生室 1870 家，城市 10 分钟、农村 20 分钟医疗卫生健康服务圈已基本建成。2011 年，宁波在全省率先开展家庭医生制服务试点探索工作，从 2015 年起全面实施。目前，全市家庭医生再签约居民 125.3 万人。

"救护车一响，一头猪白养"，曾是农民看病负担重的一个形象比喻。20 世纪 70 年代末，各县农村普遍开办了合作医疗。而从 2017 年 1 月 1 日起，宁波市农村和城镇居民统一并入城乡居民医保制度，从此，"农村人"可以享受同"城市人"一样的医保待遇。来自宁波市人力资源和社会保障局的数据显示，宁波市参保人员的医保待遇整体水平连续多年在全省和全国同类城市中领先，目前基本实现了城乡居民"人人享有基本医疗保障"的目标，有效缓解了参保人员因病致贫问题。同时，宁波市自 2004 年成为国家卫生城市以来，已三次通过复审。

看病越来越方便，医疗保障力度越来越大，生活环境越来越好，极大地提高了宁波人的幸福指数。宁波市卫健委对城乡居民的测评表明，群众对基层医疗卫生机构综合服务满意率达到96%。

二 从做胃脾切除到肝肾移植

沧海桑田70年，宁波医疗卫生事业发展迅速。一幢幢医院大楼拔地而起，一台台领先于国际水平的医疗设备落户医院，名医生、名专家如雨后春笋般涌现，医疗技术水平飞速提高，宁波人看大病、动手术不用再往外跑了。

新中国成立初期，宁波市医疗服务能力十分有限，一般只设内科、外科、妇产科，且医疗设备简陋。老市区医疗机构仅有一些小型X光机、显微镜等简单仪器，直到1983年，市政府拨款40万元为宁波市第一医院配置了一台黑白B超，这是宁波地区第一台B超。

今天，宁波各大医院拥有堪与国外同类城市医院相媲美的设备，先进的麻醉机、高频电刀、超声刀、腹腔镜、一流的电子胃镜、全身CT、核磁共振、直线加速器、PET - CT……同解放初相比，一个是天，一个是地。

当时，宁波最像样的医院就是历史最悠久的华美医院，但解放初华美医院也只能做胃、脾切除等一般的上腹部手术。

如今，以往需要送往外地的疑难重危患者，已可在本市得到迅速有效的救治。一组数据足以证明今天宁波的医疗技术水平：李惠利医院每年完成心脏手术约550例，在全省居第三位；鄞州二院每年成功实施肾移植约50例；李惠利东部医院至今完成肝脏移植手术160多例，手术成功率超过95%；市一院心血管内科的心脏介入治疗技术在临床上得到广泛应用；宁波市第二医院从分子生物学水平进行临床肿瘤学研究并通过对基因的监测用于肿瘤诊断……

截至目前，宁波市医疗卫生系统拥有国家临床重点专科1个（中医内分泌科），省级重点（扶植）学科4个（不含中医），省级重点实验室3个，

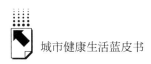
省市共建学科 10 个（不含中医），市级医疗卫生品牌学科 10 个（含中医），市级重点（扶植）学科 40 个（含中医），市级重点实验室 9 个，区域专病中心 16 个。仅 2018 年，获得专利授权和软件著作登记 101 项（含中医），科技获奖 36 项（含中医），在 SCI 收录期刊发表论文 401 篇（含中医）。

2019 年 1 月 8 日，由宁波明州医院有限公司和宁波市第六医院参与完成的"严重脊柱创伤修复关键技术的创新与推广"项目，捧得了国家科技进步二等奖。这一项目历经 25 年研究，攻克了多个关键技术难点，多项技术填补国内空白，1000 余名脊柱严重创伤者因为宁波医生的这项科研，重新站了起来。

前进中的宁波医疗卫生事业更是战胜了一场又一场疫病。2003 年的非典、2009 年的甲流大爆发、2013～2015 年的禽流感，再到 2018 年的登革热……一场场没有硝烟的战争，在宁波广大医务人员的努力下，烟消云散。

三　从排队挂号到智慧医疗

看医生难，看医生烦。以前看医生一定得早早赶到医院，排长队挂号，排队几个小时看医生，看好医生还得排队付费、做检查……。现在看医生的方式完全不一样了，点点手机就完成了挂号、付费，几点看医生医院会通过手机通知病人，还可以通过"云医院""云诊室"跟医生交流……

智慧医疗的开展，已经彻底改变了传统的就医模式。

2011 年，宁波启动智慧健康保障体系建设，这一项目先后被列为"智慧宁波"和"智慧浙江"建设试点项目。今天，宁波人已经体会到了这种就医新方式带来的方便。

看病排队时间短了。分时段预约、诊间结算、刷脸支付……这几年，宁波市依托智慧医疗建设，不断推出各种便民举措。

检查不用重复做了。宁波市有全国第一个区域性的临床病理诊断中心，中心连通了全市 15 家医院，并接通了"云医院"；可完成 11 个亚专科病理诊断，1GB 的数字病理切片几分钟就可上传完成。10 个区县（市）的卫生信息平台已全部建成，连通至村卫生室，通过这一平台，全市的健康档案可共享调阅，跨医疗机构就医可信息共享、检验检查结果互认。

看病不一定要跑医院了。2014年9月，宁波市在全国率先开展"云医院"建设。截至2018年底，全市已建成44家远程会诊中心，273个"云诊室"，二级以上医院均开设了远程会诊中心。患者上网向医生预约时间，医生通过网络视频或电话问诊、开处方，处方药物快递上门——一种全新的"云看病"方式，开始走进宁波人的日常生活。截至目前，吸纳全市80%医疗机构的"云医院"平台已开设32个专病专科，累计注册患者近23万人，为72.5万人次提供在线咨询及配送药服务，最高日处方量突破8000张。

借着改革开放的春风，宁波市卫生系统走出了一条具有宁波特色的医疗卫生事业发展之路：耗材采购宁波规则、智慧健康宁波模式、医疗纠纷宁波解法……在推动宁波医疗卫生事业快速发展的同时，也为全国破解医改难题提供了宁波样板。

参考文献

[1] 陈敏：《为宁波人的健康保驾护航》，《宁波日报》2019年6月18日。
[2] 陈敏、陈琼：《70年甬医蝶变 70年初心不忘》，《宁波日报》2019年9月18日。
[3] 陈敏、陈琼：《70年，宁波人均期望寿命增加一倍多》，《宁波日报》2019年9月18日。
[4] 陈敏：《智慧医疗让宁波人看病更方便》，《宁波日报》2017年4月6日。
[5] 王潇雨：《宁波："云"上的健康很实在》，《吉林医学信息》2016年第10期。
[6] 陈敏、陈琼、朱尹莹：《基层老百姓看病方便了 医院服务满意度提高了》，《宁波日报》2016年8月15日。
[7] 《宁波实施卫生"双下沉、两提升"基层老百姓看病方便了》，中国宁波网，http://news.cnnb.com.cn/system/2016/08/15/008537895.shtml。
[8] 陈敏：《宁波人：看病就医更方便了》，《宁波日报》2019年3月18日。
[9] 《智慧健康 宁波智慧城市建设的突破口》，《宁波通讯》2014年第19期。
[10] 郁进东：《智慧城市 民生为先》，《经济日报》2014年10月8日。

案例篇：产业视角

Cases Study：Industrial Perspective

B.15

北京天坛医院：建成首个
"体医融合"实验室

程洪涛 整理*

摘　要：　本案例介绍了北京天坛医院和北京市体育局联手打造的体医
深度融合协同创新实验室所开展的主要合作内容，以及体医
深度融合协同创新实验室的亮点，并对"体医融合"实验室
和科普示范基地的发展目标和应发挥的作用进行了简要分析。

关键词：　"体医融合"实验室　运动处方　AI　科普基地

为贯彻落实《"健康中国2030"规划纲要》和《"健康北京2030"规

---

* 程洪涛，博士，上海健康医学院发展规划处信息统计科科长，主要从事体育教育研究。

划纲要》指导精神，结合首都城市功能定位，全面提升"四个服务"水平，北京天坛医院和北京市体育局联手打造"体医融合"协同创新实验室。2019 年 8 月 26 日，双方举行了体医融合协同创新战略合作新闻发布会，正式宣布成立"北京市体医深度融合协同创新实验室"，"北京市健体科普示范基地"也同时揭牌，这是北京市第一个"体医融合"实验室。

体医深度融合协同创新实验室将依托国家神经系统疾病临床研究中心、国家神经系统疾病医疗质量控制中心，通过科学选择运动与健康的评价方法和建立标准化流程，构建运动量表、基因和影像等结构数据为基础的精准体育与健康评估和干预理论框架，优化健康教育、生活方式干预（包括运动处方库和康复项目库等）的实践范式，在多中心、前瞻性、大样本、群随机对照研究中进一步证实"国民健康促进方案"的有效性、安全性和获得卫生经济学数据，深入挖掘体育等非医疗健康干预手段在疾病预防与康复领域中的重大作用并进一步探讨其机理和机制，为政府决策提供数据支持和科学依据，努力实现全覆盖的健康服务模式。

具体来讲，体医深度融合协同创新实验室有以下三个亮点。

第一，可为公众量身定制运动处方。

借助"体医融合"协同创新实验室的成果，未来，天坛医院可率先实现给健康人群和疾病后康复人群开具运动处方。

运动有好处，但在有些状态下，运动可能对人体有害。比如有的人已经有了心脑高危因素，又在寒冷天气的早晨锻炼，就很有可能出现心梗等疾病。这时，运动就不是"良医"了。因此，不同的人，其运动的形式、强度和频率都要有所不同，这就需要医生和运动管理师共同为其开具科学的运动处方。比如有的人心率超过一定警戒值了，那就要停止一段时间的运动。

未来，在天坛医院，健康人群可通过体检在医院的健康管理中心获取运动处方，疾病后康复人群则可通过心脑血管专科门诊获取运动处方。运动处方均经过专业心脑功能测评，由天坛医院医生和运动管理师共同为人们量身定制。这一举措将有效减少疾病的发生，降低患者的医疗费用。

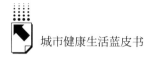

第二，可运用 AI 技术远程指导患者运动。

在人工智能技术的支持下，一些轻症患者可佩戴各种可穿戴设备在健体中心运动，医生也可远程监控患者运动过程中的呼吸、血压、心率等动态指标，并根据患者的身体状况变化，随时调整运动方案。

第三，神经反应性平台可选拔运动员。

今后，医院将利用医学助力体育，尤其是竞技体育运动。在我国，很多竞技体育项目在选拔运动员时，往往依靠的是教练的经验。但在国际上，运动员的选拔需要科学数据。天坛医院将建立用于职业运动员选拔的神经反应性平台。比如滑雪的跳台，有的高达 30 米，运动员滑下来，速度可达到每小时 170 多千米，运动员的神经反应性速度决定着运动的表现，天坛医院在脑功能方面的测定水平是全国最高的，可以用医学明确告诉你"谁在空中的动作反应最灵敏"。未来，该神经反应性平台可以给运动员做神经反应性测定，帮助体育部门选拔出神经反应性速度最快的运动员。

除了合作建立"体医融合"实验室外，双方还开展了两项合作项目。一是合作建立科普示范基地。结合体医融合阶段性成果，开发标准课件，培训体医深度融合健康大讲堂教员，在全市开展线上和线下体医融合健康讲座，助力实验室完成有关科研项目，宣传科学健身理念，展示体医融合阶段性成果。二是合作开展竞技体育选材和训练促进项目。依托天坛医院现有医疗资源优势，北京市体育局以课题形式委托北京天坛医院组织课题研究，对标 2022 年北京冬奥会和冬残奥会的冰雪运动选材、训练促进及其他项目运动选材和训练促进课题，应用课题成果，助力北京冬奥会和冬残奥会筹备工作。

没有全民健康，就没有全面小康。实验室和示范基地将以习近平新时代中国特色社会主义思想为指导，以加快推进体育强国和健康北京建设为目标，整合北京市体育和医疗的优势资源，充分发挥体育的养生、保健和康复功能，建立完善的康复项目库和运动处方库，加强体医融合和非医疗健康干预，共同推动北京体育和医疗事业发展，在健康和体育公共服务、竞技体育选材和训练促进、健康和体育产业发展等多方面形成共建、互利、融合发展的良好局面，加速体育促进健康工作的产业升级。

参考文献

［1］ 杜燕：《北京首个"体医融合"实验室成立 探索非医疗健康干预机制》，中国新闻网，http：//www．chinanews．com/jk/2019/08－26/8938282．shtml。
［2］ 李琳、卢国强《北京首个体医融合实验室成立》，《健康报》2019 年 8 月28 日。

B.16
苏州大学附属儿童医院：
迎难而上让儿科人才满天下

吴　萍　整理*

摘　要：　本案例介绍了苏州大学附属儿童医院如何克服困难，坚持实
　　　　　施儿科教学的"百万工程"，通过采取鼓励措施、开展小班
　　　　　教学与导师制、稳定专业思想、提升人文素养等举措，培养
　　　　　卓越儿科医生所取得的巨大成就。

关键词：　儿科人才　小班教学　导师制

苏州大学附属儿童医院是一所集医、教、研、防于一体的三级甲等儿童
专科医院。医院在完成繁重医疗工作的同时，不忘作为附属医院的职责，在
岁月中传承坚守，在困境中突破创新，用自己的"苏大遂园模式"先后培
养了儿科方向本科生821名，全日制硕士研究生721名，全日制博士研究生
38名，还有各类规陪学员、全国各地的进修医生甚至海外留学生等。医院
为江苏省乃至全国输送了很多优秀的儿科人才，为中国的儿科教育事业奉献
了自己的一份力量。

一　儿科医生培养难

国家卫生健康委医师注册数据显示，截至2018年底，我国拥有儿科医

* 吴萍，上海健康医学院发展规划处规划科科长，主要从事健康教育研究。

生23万人，每千名儿童拥有0.92名儿科医生，与全国平均每千人配备2.06名医师相比，相差甚远。出现这样的局面是有原因的，也是我国目前培养儿科医生的难点。

儿科是"哑科"，诊疗比较复杂。自古就有这样一句话："宁医十男子，莫医一妇人；宁医十妇人，莫医一小儿。"这句话是有道理的，儿童不太会表述自己的症状和感受，所以称为"哑科"，医生只有通过仔细观察和反复询问家长才能掌握病情，因此容易出现"误诊"而引起纠纷。另外，儿童病症的治疗不是成人的缩小版，儿科医生要掌握儿童在发育过程中不同阶段的特点，才能为患儿提供更好的诊疗。儿童自身的特点使得儿科医生在诊断和治疗同一病症、不同年龄的儿童时，所需要的判断标准和治疗手段都有所不同。这延长了儿科医生的培养周期和拔高了从业水准，从医之路本就艰难，儿科医疗无异于难上加难。

儿科医生工作压力大。据统计，儿科医生的人均工作量指标是全国三级医院其他科室医生的2.7倍，由此可见儿科医生工作量大、任务繁重。在儿童医院里，门诊白班的医生经常来不及吃午饭，在诊室里面一坐就是一天，医生加班加点有时甚至不敢喝水，避免去厕所而延长孩子们的候诊时间。因此，让很多有志于从事儿科医学的学生望而却步。

二　儿科教学的"百万工程"

作为全国最早开展儿科专业教学的医院之一，1961年11月15日，苏州医学院成立儿科系，任命当时的苏州大学附属儿童医院院长陈务民任儿科系主任，他也是儿科权威参考用书《实用儿科学》第一版的副主编。此后将近60个年头，虽然儿科学系经过多次撤立、重组，行政建制也几经变迁，但儿科的教学工作一直稳步前进。

1984年，学院被批准为儿科学硕士学位授予单位，1992年被评为急救医学硕士学位授予单位，2006年被批准为儿科学博士学位授予单位。从1990年起，医院开始通过全国统一高考招收临床医学（儿科）专业本科生。

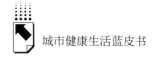

由于国家招生政策的调整，2008 年和 2009 年，苏州大学和其他高校都停止了儿科专业的招生。摆在医院面前的是没有儿科专业学生，儿科的师资队伍很容易就在医疗任务繁重的工作中削弱甚至消失；而最为严重的是社会上儿科医生本就不足，如果再断档，那么老百姓将面临"求医无门、无医可医"的局面。在医疗责任、社会责任的双重压力下，当时的党政领导班子多次召开教学专项会议，商议如何在临床医学专业中培养一部分儿科方向的医学生。

2012 年 3 月，经过反复动员和解释，学校最终成功从 5 年制临床医学专业分流 22 名学生，他们也是在国家停止儿科专业招生后的第一届自主分流招生的"2010 级儿科学课程组"。这在当时是全国仅有的为数不多培养儿科方向本科生的单位之一。在此之后，共有 5 届 143 位临床医学专业学生选择了儿科方向。

为了让学生们方便接触临床，医院租赁了医院对面的宾馆作为本科生的宿舍，为学生发放餐饮卡，与本院职工享受同等用餐补贴。为了鼓励学生们努力学习，医院出资设立了优秀学生奖学金，对原临床班级前 10 名的同学选读儿科给予每人 3000 元的奖学金奖励，对第 4 学年学位课程在 70 分以上、通过英语四级的学生每人奖励 2000 元，对第一志愿报考并录取为儿科临床医学院研究生的学生每人奖励 5000 元。此外，在第 5 年实习下点前，医院为每一位实习同学发放了带有儿院 Logo 的工作服，不仅增强了同学们的自信心和荣誉感，也在临床带教老师们的眼中更具有标识性。在学生的培养过程中，医院加大力度投入，近 10 年来，每年用于教学上的资金皆超过百万元，并逐年增长。

几年后，好消息传来，在省教育厅、省卫生主管部门的大力支持下，学院成为江苏省首批恢复"临床医学（儿科方向）"专业招生的教学单位。2015 年 9 月，学院成功在江苏省内恢复招收临床医学（儿科医学）专业新生，2016 年恢复全国招生，2018 年开始临床医学（儿科医学"5 + 3"一体化）招生。在这一串串数字的背后，是医院全体老师的辛勤付出。

三　坚持30年的脱产带教

1959 年苏州大学附属儿童医院成立后，彭大恩教授作为分管教学工作的副院长，提倡教学和临床紧密结合，这是她从当时的上海第一医学院带过来的教学理念。为了提高教学质量，她要求所有的医生"论资排辈"带教，给临床见习生、实习生上临床课。自 1994 年第一批儿科专业本科学生大四开始在儿童医院上理论课和开展见习实习任务起，医院近 30 年坚持选派内科医生进行全脱产带教，是全省仅有也是全国极少能做到的。直至今日，每一位上理论课的儿内科老师在开课之前，都要先经过脱产带教和预试讲两道"关卡"才能站在讲台上。脱产带教的实施不仅使苏州大学附属儿童医院的教学质量得到有效保障，也让年轻教师们"温故而知新"。

四　开展小班教学与导师制

在学生培养方面，近 30 年来，医院一直采用小班教学，每个班 30～45 名学生，由各专科带头人亲自采用中英文双语授课，定期开展各类教学讲座、病案讨论、教学查房等教学活动，让学生们能够夯实基础。为了让同学们尽早接触临床，提升临床技能和临床思维，学院从 2010 级学生起实施本科生导师制。从第七学期起，为每位学生配备有丰富经验的临床导师，导师与学生一对一结对子。通过导师制，同学们可以向老师请教一些学业上的问题，同时提前接触临床，了解儿科医生的各项流程，对儿科医生潜移默化地产生感情，从而稳定了专业思想。

在日常生活中，学生们有的与老师共同分享自己生活中的小故事、小困惑，有的同学也会就即将面临的实习、就业、考研等问题寻求意见和建议，这种亦师亦友的关系让师生同成长。

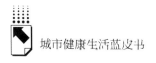

五　稳定专业思想　提升人文素养

为了培养"有温度的医生"，医院不断强化学生的思想政治和人文教育。每年的新生入学后，学院办组织开展"新生第一课"活动，带领新生进行第一次"医学生宣誓"、第一次"教学查房"等体验，对学生进行医学人文教育。同时为学生们发放《儿科人文与医患沟通》一书，并安排课程教学，培养同学们的医学人文情怀。通过举办"教学活动月"系列活动，组织开展英语风采大赛、朗诵比赛、才艺展示赛、临床技能知识竞赛等活动，为学生提供成长、成才的舞台。通过寓教于乐的方式，同学们把救死扶伤的信念深埋心中。

六　桃李芬芳　硕果累累

近年来，医院的教学取得了瞩目的成绩，儿科毕业生分布全国各地，并成为全国诸多儿科领域的骨干力量。在教学改革方面，医院有1门全国优秀通识选修课儿童保健学精要，3门苏州大学精品课程小儿内科学、儿科学、Pediatrics；"儿童疾病综合管理的教学研究"获得江苏省教学成果奖1项；主编"十一五规划教材"《儿童保健学》，副主编、参编"十二五规划教材"《儿科人文与医患沟通》《小儿外科学》《儿科实习手册》《新生儿学》；获得苏州大学教学成果奖6项，苏州大学教学改革课题20多项。医院拥有研究生导师64名，其中博士生导师19名；每年承担本科、研究生以及海外学生的教学任务，年招收博士研究生40余名、硕士研究生70余名。

医院现拥有26个临床专业科室，7个医技科室，涵盖儿科诸领域。医院有12个江苏省临床重点专科，2个江苏省临床重点专科建设单位，3个苏州市临床重点专科。近5年来，医院累计承担国家、省市各级各类课题440余项，其中国家自然科学基金项目、国家公益性行业科研专项等重要课题73项；获省部级、市级科技进步奖及省、市医学新技术引进奖116项，其中省部级科技进步奖 10 项；发表科技论文 1300 余篇，其中 SCI 论文 276 篇；获得授权发明和实用新型专利 78 项、计算机软件著作权 5 项；举办国家、省级继续医学教育项目 100 余项。

儿科教学工作任重道远，苏州大学附属儿童医院将积极响应党和国家对儿科医疗事业的号召，秉承"培养卓越儿科医生"的初心，脚踏实地，稳步向前，为我国的儿科教学事业奉献自己的力量。

参考文献

[1] 吕巍：《民营医院：医改中不容忽视的力量》，《人民政协报》2016 年 3 月 21 日。

[2] 张晔：《儿科医生紧缺的背后，是对儿童医学的漠视》，《科技日报》2018 年 3 月 26 日。

B.17
南昌市第三医院：
以人为本抓服务　仁术慈心赢口碑

陈　泓　整理[*]

摘　要：　本案例介绍了南昌市第三医院通过一站式全方位服务改善患者就医体验，构建医疗联合体造福省内外患者，开设 30 多个专病门诊实现专病专治等举措，持续改善和不断优化医疗服务，让就诊患者及家属感到了实实在在的便利和舒适，广受社会各界的好评。

关键词：　南昌市第三医院　一站式服务　医疗联合体　专病门诊

近年来，南昌市第三医院全体干部职工始终坚持"人民至高无上，患者是我亲友"的工作理念，以持续改善、不断优化医疗服务为己任，着力为全市乃至全省的患者提供优质医疗服务，赢得了百姓的一致赞誉，为医院高质量发展增添了活力。

一　一站式全方位服务改善患者就医体验

如今，来到南昌市第三医院就诊，首先映入眼帘的是干净整洁、舒适有序的门诊大厅，而面带微笑、举止优雅的导医，则让人如沐春风。

---

* 陈泓，上海健康医学院发展规划处副处长，主要从事健康教育研究。

　　硬件环境是医院给人的"第一印象"。近年来，南昌市第三医院不断改善候诊就诊环境，确保患者就医安全舒适，尤其是对细节的设计和优化，如在彩超室候诊区和出入院结算处增加等候椅和电风扇等，门诊各楼层卫生间加装了挂钩、扶手、紧急呼叫装置等，无不体现出医院以人为本的医疗服务理念。

　　导医是患者在医院接触的第一人，展示着医院的形象。医院向社会公开招聘了 7 名专职导医，并聘请航空公司礼仪老师对她们进行了站姿、行走姿、坐姿、职业微笑、沟通技巧以及引导手势专业礼仪培训。导诊、分诊、陪诊……导医们个个练就了"顺风耳、千里眼、神行腿"的本领，凡是进入门诊大厅的群众，她们都主动上前，提供热心服务，成为医院一道美丽的风景线。

　　2019 年 5 月 20 日上午 10 时许，在南昌市第三医院"一站式门诊患者服务中心"，患者黄女士对前来采访的记者说："前两年来医院开疾病证明，要跑去医务科盖章，有时遇到工作人员出去办事了，就会耽误时间。现在好了，在门诊随时都能盖到章了，好方便。"

　　"方便"，是如今来到南昌市第三医院就诊患者及家属对医院评价最多的词。医院整合成立了"一站式门诊患者服务中心"，为前来就医的群众提供导诊、咨询、盖章、预检分诊、预约、医保政策咨询、各类优抚政策的咨询及各类优惠减免政策的盖章登记服务，同时，为患者免费提供行李存放柜，免费打印化验单、清单，外地病人代寄检查报告以及免费提供轮椅、平车、茶水、水杯、老花眼镜、针线盒、防暑药品等各种便民服务。同时成立的还有"一站式住院患者服务中心"，服务内容包括出入院结算、出院带药、医保受理、医务受理、投诉受理等服务。

　　便利服务还不止这些。针对挂号服务，医院现有预约方式为电话预约、现场预约、微信预约、网络预约、App 预约、诊间预约、复诊预约、自助机预约，其中网络预约方式为医院微信公众号、江西省预约诊疗系统以及健康之路 App 预约挂号；结算方面，门诊实行微信、支付宝、自助机等支付方式；微信公众号中可直接查询各种检查检验报告单；自助机上可预约、挂

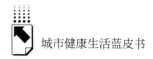
号、缴费、查询、打印各种检验报告单；门诊挂号处上班时间提前30分钟开窗办理业务，出入院处上班时间提早15分钟开窗办理住院缴费等手续……

一系列改善医疗服务的举措和完善的服务流程，让就诊患者及家属感到了实实在在的便利和舒适，广受社会各界的好评。近两年，医院共收到感谢信89封，锦旗213面。

二　构建医疗联合体造福省内外患者

2019年4月8日，江西乳腺专科医院贵溪市妇保分院正式挂牌。至此，由南昌市第三医院（江西乳腺专科医院）牵头的江西省乳腺专科联盟，共有省内外的101家县、市级医疗机构加盟。

江西省乳腺专科联盟于2017年6月24日成立，是一个集乳腺筛查、乳腺诊疗、乳腺康复、乳腺教育等为核心的乳腺健康医疗服务平台，该联盟充分利用互联网前沿技术，实现专家、临床、科研、教学、预防、管理等资源共享，搭建医院与医院之间、医院与患者之间无缝沟通与交流的平台。南昌市第三医院（江西乳腺专科医院）充分发挥乳腺学科群的技术、人才和设备优势，以联盟为平台，将优质医疗资源下沉，落实分级诊疗制度，让广大城乡百姓在家门口就能享受到优质的乳腺疾病诊疗技术。目前，该联盟已经义诊百姓27861人，乳腺红外检查7741人，乳腺彩超5979人，并指导8家联盟医院科室进行乳腺科建设，造福乳腺疾病患者。

与此同时，南昌市第三医院优势学科——内分泌代谢科与北京糖尿病防治协会合作的"控糖卫士"京赣糖尿病防治远程协作项目，于2017年7月30日正式启动。南昌市第三医院作为江西省首家北京糖协控糖卫士远程管理示范基地及京赣糖尿病分级诊疗远程协作中心，内分泌科团队已为项目各医联体单位提供远程会诊80余次，预约转诊服务20余次，远程视频直播教学8次100余人次，深受各方好评。

"改善医疗服务，不仅仅是让患者看病更方便、舒适，还要让患者看好病，"南昌市第三医院相关负责人说，"医院在着力提升医疗技术水平的同时，以优势学科为抓手，积极建立医联体，开展医疗项目合作，就是要让患者把病看好，得到优质的疾病诊疗服务。"

三　30多个专病门诊实现专病专治

面对医院里越来越细、越来越烦琐的科室划分，有些患者摸不着头脑，不仅挂号挂得稀里糊涂，还常常跑好几个科室才能看完自己的病。为减少"患者围着科室转"的盲目、无序就医行为，医院通过对科室特色、专业发展方向、患者需要进行综合考量，开设了晚期乳腺癌、肿瘤放疗、宫颈疾病、二孩咨询、糖尿病专科、内分泌代谢疾病、发育行为、矮小症、性早熟、脑卒中、血管外科和多学科综合门诊等30多个特色专病门诊，方便患者更精准地选择就诊方向，让患者专病专治，真正享受到优质医疗服务。

参考文献

《以人为本抓服务 仁术慈心赢口碑——南昌市第三医院持续改善医疗服务纪实》，《南昌日报》2019 年 5 月 30 日。

B.18
扬州天瑞望府：
主城区"嵌入式养老"社区

王　宏　整理*

摘　要： 本案例介绍了江苏省扬州市"天瑞望府"房地产开发项目通过政府引导、企业主动承担社会责任配建养老用房并自持运营的做法，从规划角度对嵌入式养老进行了较为详尽的介绍。

关键词： 政企合力　主城区　嵌入式养老

一　引言

扬州市于 1986 年进入人口老龄化城市行列，比全国提前 13 年。《扬州市 2018 年度老年人口信息和老龄事业发展状况报告》显示，截至 2018 年末，全市户籍人口数达 458.83 万人，其中 60 周岁以上老年人口 118.22 万人，占总人口数的 25.76%。据预测，未来 10 年，全市老年人口将以年均3.5%~4% 的速度持续增长，到 2030 年，老年人口将占全市总人口的 30%以上，扬州市将进入重度老年化时期，老龄化社会形势日趋严峻。多年来，扬州市政府一直致力于推进颐养社区建设，探索合适的养老模式，打造"颐养之城"。

---

* 王宏，扬州建工控股公司、江苏华建董事长，高级工程师，主要从事建筑、房地产相关产业和公用事业经营管理领域方面的研究。

二　政企合力，主城黄金地块配建适老社区

和大多数城市一样，扬州现有的养老场所（机构）大多设立于城郊，虽远离喧嚣、拥有良好的自然环境，但入住老年人却远离了原有的生活环境并相对减少了社交活动，同时前往大医院就医不便（如路途颠簸等）等问题也随之而来。因此，能在配套齐全、寸土寸金的主城区域设立养老场所（机构）对老年人无疑是个福音。

2018 年 12 月，扬州市政府在出让主城区 GZ095 号住宅开发地块时要求竞得人须配建不少于地块地上总建筑面积15%的养老用房（含2%的养老配套设施用房），且全部自持。该地块位于主城区江阳东路以南，渡江南路以东，宝塔东路以北，纵八路以西。周边的商业、医疗、公园等资源配套成熟，市区三大三甲医院苏北人民医院、扬州市第一人民医院、江苏省武警医院均在 1.5 千米范围内，宗地毗邻七里河公园，步行几百米即可到达奥邦商业广场、何园、渡江路老街等，生活、就医、休闲、购物、游园非常方便。

扬州本土开发三强国企江苏华建、扬州城控集团和民企龙头恒通集团积极响应市政府相关要求，共同担当社会责任，联袂竞取地块后，从着力解决本土老年人的养老需求角度出发，从产品设计开始就展开适老住宅的研究，通过多种方式创造条件鼓励老年人和子女居住在同一个小区，让老年人既不离开原有熟悉的生活环境，又能享受到专业的、全面的养老服务，充分体现嵌入式养老的优势，倾力打造扬州首家主城区嵌入式颐养社区。

三　项目规划设计，充分体现嵌入式养老新理念

整个 GZ095 地块规划设计总建筑面积约 22.5 万平方米，项目定名为"天瑞望府"，在建设高品质商品住宅的同时，充分发扬"CCRC"颐养理念，并进一步引入"嵌入式社区养老"新理念，全力为自理型、介助型、介护型的老年人构筑一个主城区嵌入式有安全、有尊严、有温度的一站式老

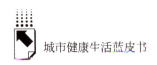
年人生活之家，总体规划设计时就将整个地块最佳的位置，即南侧临七里河公园区域用于集中布置自持适老性住宅，并将该区域命名为"天瑞望府·颐园"（以下简称"颐园"）。

颐园区域规划设计总建筑面积约 2.4 万平方米，其中适老性住宅 1.86 万平方米，共 243 套养老公寓房，设为三种户型：单室户型（约 50 平方米）、一室一厅（约 75 平方米）、两室一厅（约 100 平方米），并配套近 5000 平方米养老服务设施空间。养老服务设施空间按照服务流线合理、服务项目动静分离的原则，分别设有多功能餐厅、书吧、茶吧、老年大学、健身房、瑜伽室、欢唱吧、影视厅、书画室、棋牌室、怀旧时光室、水疗室、中医理疗、康复理疗室、健康小屋、心理咨询室、介护站等空间，为不同年龄段、不同服务需求、有各种兴趣爱好的老年人提供运动、文化、娱乐、健康、餐饮等服务。

颐园遵循"康养结合"理念，提供 365×24 小时健康守护，由专职管家、健康助理、活动助理提供全方位的生活照护、健康管理、休闲娱乐、特色增值等专业服务；同时包含多项适老化细节设计，设有一键呼叫对讲、一卡通定位系统、生命体征监测系统、智慧养老平台等配置，将专业养老服务与智慧养老相结合，致力打造成为扬州养老行业的标杆项目。

在这里，入住的老年人以户为单位，关起门来就拥有一个私密的、舒适且安全的生活空间，即自己的小家；敞开门可走进养老社区的公共空间，选择参与符合自己兴趣爱好的活动，结交志同道合的同龄人，展现自我价值……

四 多种举措，保障嵌入式养老的实现

为充分体现嵌入式养老的特征，更多关注入住普通住宅的业主和入住适老住宅的老年人的亲情联动，项目采取了多种举措。

一是在可售住宅认购数超过房源时，购买颐园会员的客户，可以优先购买天瑞望府普通住宅。

二是天瑞望府项目普通商品住宅购房业主或直系亲属可享有"颐园"入住体验、优先选房、优先入住的权利，费用优惠的亲情福利等，鼓励三代、四代都能生活在一个小区内，保持一碗汤的亲情距离。

三是街道、社区对"嵌入式社区养老"给予大力支持，为在颐园内联合设立社区医疗卫生服务站、护理站等积极开放办事绿色通道，为周边居民及入住养老社区的老年人提供更加便捷的基础医疗服务创造条件。

四是颐园养老社区正式运营后还将为居住在天瑞望府普通住宅内的老年业主提供专业的居家养老服务。

老年人从60岁退休开始，到80岁这段时间也可以说是人生的一段黄金时间，如拥有健康的体格，拥有一定的积蓄，没有太多的工作、生活压力，能做自己想做之事，完全可以改"养老"为"享老"。退休后进驻像颐园这样一处拥有主城区便利的生活环境、齐全的养老配套、专业的养老服务的优质养老社区，应该是老年人享受退休时光的不错的选择。"颐园"将于2021年春节期间试运营，这将是扬州养老事业的一件重大的利好实事，它将在提倡"嵌入式养老"模式和全新的退休生活的道路上发挥其应有的作用。

B.19

上海颐家：助力社区居家
认知症障碍照护质量提升

吴孟华 整理*

摘　要：　本案例介绍了颐家（上海）老年服务有限公司通过构建认知症社区居家"HAPPY"照护模型、制定基于"HAPPY"照护理念的社区居家认知症照护规范，为社区居家的认知症障碍长者建立了一个可视化、可量化、可行化的社区居家全链条、全周期的服务机制，为社区居家认知症照护的增量、增能、增效提供了专业化力量的支持。

关键词：　认知症　照护模型　照护规范

一　公司简介

颐家（上海）老年服务有限公司（以下简称"颐家"）成立于2013年，是一家为社区老人提供医、护、康、养、险服务的专业机构，与华润健康集团、中国人民保险（PICC）先后达成战略合作关系，以"健康养护每一个中国家庭"为使命，致力成为家庭健康养护领域专业服务标准的引领者。

颐家下辖"医养"两大核心业务组团，借助各类服务业态，通过机构、站点、居家等多种服务模式，形成特色的"医养服务平台网络"，实现"全

* 吴孟华，上海健康医学院特聘专家，上海浦江健康科学研究院副院长，主要从事心内科和健康管理研究。

人、全龄、全家、全程"照护服务。

颐家在全国范围内形成了多业态连锁发展的运营模式，多维度探索养老产业发展方向，在医养结合、智慧养老、社区嵌入式机构运营、提供居家上门医养服务等多领域内深入实践。同时，接轨国际标准，不断拓宽、加深养老服务的广度与专业度。获评国内首家"JCI"国际 HomeCare 认证机构，将国际医疗服务标准导入养老领域；获得三部委颁发的"全国智慧健康养老试点示范企业"，信息化 + 物联网集成创新；同时获得 4A 级社会组织、全国敬老文明号、首批"爱夕"医养联盟会员单位等荣誉称号。

自 2018 年起，颐家对江苏路街道 1.07 万名老人进行了认知症筛查，同期开展照护者培训、认知症风险干预，并以"正视认知风险"为核心，形成一套"以人为本，自立支持"的照护理念，即 PCC（Person、Centered、Caremodel，个人、中心、护理的照护模式）照护标准。由养老、医疗、护理领域专家共同研讨，由护师、中医师、康复师、营养师等专职人员组成的认知障碍标准打造团队，对于社区居家认知障碍形成了 182 项的企业标准，并参与了区级团体标准的编写和发布。

由护士、护理员、社工师组成的认知障碍社区筛查团队，进行全人群筛查和抽样筛查，开展认知障碍高危人群排查，摸清社区认知障碍患者底数，研究建立包括科普宣导、发现转诊、认知干预、家庭支持等在内的社区支持网络。

由护士、养老护理员、康复师、营养师等专职人员组成的认知障碍干预照护团队，提供机构内、居家上门照护等专业认知障碍干预服务。

二 以"HAPPY"照护模型助力认知症
社区居家照护质量提升

根据国际阿尔茨海默病协会 2018 年报告，目前全球有 5000 万人罹患认知症，每 3 秒即有 1 人得认知症，而中国的患者人数居世界首位，超过了 1000 万人。不断增加的认知症老人，不仅其本人的生活质量受到严重影响，而且给家庭和社会带来了巨大的经济负担和照料压力。认知症老年人长期照护问题已成为新时代实现健康老龄化、改善民生水平过程中的一大短板。考虑到照护成本和老年人的养老习惯等因素，发展认知症社区居家照护是必然选择。

如何促进认知症社区照护服务加快持续健康发展，标准化是唯一的路径。2018年，上海颐家养老服务中心在上海市长宁区江苏路街道的支持下，正式启动"以PCC为模式支撑的社区居家认知症专业照护标准建设项目"。同时得到长宁区精神卫生中心、江苏路街道社区卫生服务中心提供专业的培训与医学诊断支持，通过HDS、MMSE、SPMSQ、ADL等国际筛查认证方式，提供精准服务人群。此外，颐家还与澳洲Bethanie养老服务集团、我国台湾杉合运动医学中心、华润健康等权威机构合作，一起助力长宁区社区居家认知症服务体系搭建。

（一）认知症社区居家"HAPPY"照护模型

H（Home）：认知症长者角度——像在家一样地生活，忽略其被照护的感觉，有独立自主的生活状态。

A（Adaptive）：专业性角度——适配所实施的照护体系，且可复制及推广。

P（Pressure Relief）：照护者角度——提升照护者的专业技能，并给予相应的权利及社会支持。

P（Personalize）：社区居家照护机构角度——可依据认知症长者人体情况提供个性化服务，尊重长者需求和自主选择权。

Y（Accompany）：价值体系角度——以"尊重意愿、贴心陪伴"的核心理念实施整合式照护。

（二）基于"HAPPY"照护理念的社区居家认知症照护规范

以"HAPPY"照护理念为指引，上海颐家从四个方面建立了社区居家认知症照护规范，分别为社区居家照护规范（CHAS——Community Home

Care Standard）、康乐活动规范（RAS——Rehabilitation Activity Standard）、膳食规范（DS——Dietary Standard）、认知症照护者服务规范（SCCS——Services for Cognitive Caregiver Standard），并分别成册。

社区居家照护规范（CHAS）主要包含评估、照护管理、行为和精神症状管理及风险防范等共 11 项。该规范围绕"尊重意愿、贴心陪伴"的核心理念，从认知症长者的实际需求及照护问题出发，以正视认知风险为根本，以照护质量的关键影响因素为基础，倡导在整个照护过程中遵从客户感知及服务评测，提升照护质量。

康乐活动规范（RAS）主要包含评估、康乐保健及干预活动等 4 个方面共 4 项内容。该规范围绕"尊重意愿、贴心陪伴"的核心理念，从注重认知症长者生活方式和阅历的生活习惯规划出发，以正视认知风险为根本，以身体评估及社交评估为基础，倡导在整个照护过程中遵从客户感知及服务评测，规范康乐活动质量，激发潜能，实现长者价值。

膳食规范（DS）主要包含评估及基本要求 2 个方面共 8 项内容。该规范围绕"尊重意愿、贴心陪伴"的核心理念，以均衡营养、合理体重为目标，以正视认知风险为根本，以综合全面评估为基础，倡导在整个照护过程中遵从客户感知及服务评测，提供科学、合理、安全、适配的膳食。

认知症照护者服务规范（SCCS）是该标准中比较重点的部分，因整体标准关注的是在社区居家的认知症障碍长者，那么认知症照护者（专业照护人员及家属等非专业照护者）是在这个服务体系中不可分割及最值得关注的群体。主要包含照护者权利、照护者心理支持及照护沟通 3 个方面共 8 项内容。该规范围绕"关爱照护者"的核心理念，从社会学角度以心理支持、人文关怀及实际应用技巧出发，以正视照护者的权利为基础，以影响照护质量及自身生活质量的关键因素为根本，倡导在整个照护过程中遵从照护者感知，提升照护质量。

服务质量持续提升是确保认知症障碍长者获得良好照护的必要手段，认知症社区居家"HAPPY"照护模型及规范，凸显了以本人为中心，共建团队式的认知症护理，注重长者生活方式和阅历的生活习惯规划，激发本人潜

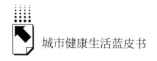

能，实现本人价值的各种活动，时刻关注、围绕长者老年全周期的贴心关怀的价值。通过认知症专业照护规范的制定，为社区居家的认知症障碍长者建立了一个可视化、可量化、可行化的社区居家全链条、全周期的服务机制，为社区居家认知症照护的增量、增能、增效提供了专业化力量的支持。

三　实践案例分享

（一）案例一

姓名：包奶奶；性别：女；年龄：78 岁。

症状表现：近期记忆重度缺失，对时间、地点、判断力重度缺失，与人交流需提示才能简单听懂（看嘴型），并伴有手抖及脚抖（更多时候答非所问）。

日常生活能力：可自行洗漱，其他照护需护理人员协助。

日常心理状况：非常依赖老伴，一旦离开老伴就会情绪激动，喜怒无常。相较入住前期，目前已经可以与老伴分桌参与活动，会与其他老人主动交谈。

日常活动参与度：活动参与度较高，动手能力较差。照护及认知介入课程时期发现包奶奶对于手工 DIY、彩绘等多感官疗法兴趣很高，会开创想象力。

照护内容：以老伴为主，需提醒服药、情绪疏导、日常活动开展。

照护计划：依据照护人员及评估师的日常观察，根据包奶奶情况，提供匹配的照护措施，主要提供针对自我照护能力缺失、饮食护理、睡眠障碍、走失风险等内容开展；每周八次的认知干预课程，认知干预课程截至目前参加了记忆力干预、定向力、判断力提升、计算力提升训练及每周两次的心理疏导。

效果评价：包奶奶对认知干预课程表现出兴趣，认知干预课程主要侧重于多感官疗法与艺术疗法，使用各种感官的刺激，包含视觉、听觉、触觉、嗅觉、味觉等，利用生活中熟悉的感官刺激增进警醒度，并增加其认知与环境互动的频率，同时延长了包奶奶对活动的注意力和持续度。

（二）案例二

姓名：马奶奶；性别：女；年龄：91岁。

症状表现：视力差、交流困难，但可写字进行沟通，情绪不稳定，日常咳痰。

日常生活能力：尚可，但吃药不规律，需照护人员提醒。

日常心理状况：情绪喜怒无常，多疑，被害妄想症状明显，一旦发生他人交谈时自己无法参与其中的情况，会臆想别人说她坏话，与人交恶，总觉得自己的行为就是对的，较偏执。

日常活动参与度：会参与日常做操等活动。

照护内容：需提醒服药，情绪疏导。

照护计划：根据照护人员及评估师日常行为的观察及长者表现，提供匹配的照护措施（自我照护能力缺失、饮食护理、睡眠障碍、药物管理、走失风险等）、每周七次的认知干预课程，认知干预课程截至目前除参加了记忆力干预，定向力、判断力、计算力提升训练外，对于马奶奶更加侧重于心理疏导与解压，于舒缓室内为其提供心理疏导与情绪引导等内容，缓解其心理焦虑与被害妄想症状，以心理舒缓为主，以音乐干预为辅。

效果评价：适当的音乐干预课程对轻度至中度阿尔茨海默病的认知与行为问题有疗效，也能有效地减轻患者周围亲属的情绪及身体负担，进而改善失智症患者及照顾者的健康、生活质量及心理症状。

参考文献

［1］王振涛、姜依辰、吴巍：《HAPPY 照护模型助力认知症社区居家照护质量提升》，《质量与认证》2020 年第 2 期。

［2］钱蓓：《长宁试验 一场认知症社区筛查》，《文汇报》2018 年 7 月 21 日。

［3］张俊、王正玲：《上海构建家门口的"认知症照护"体系》，《中国社会报》2018 年 8 月 10 日。

［4］《长宁打造"幸福养老"福地》，《文汇报》2018 年 9 月 18 日。

Abstract

With the rapid development of China's economy and the accelerating urbanization process, the people's demand for healthy living is becoming more and more urgent. The construction of healthy China has risen to the national strategy, and the healthy living standard of the city is an important embodiment of healthy China. Studying the healthy living conditions of cities is of great significance to the construction of healthy China. This book takes the city as the evaluation object and takes the healthy living feel degrees of urban residents as the criterion, selects nearly 50 indexes from five dimensions of economic security, public service, environmental health, cultural health and health care, constructs the evaluation index system of the healthy life of the city, and provides an objective evaluation of the healthy life of the city, and evaluates the healthy living conditions of 289 prefecture-level and above urban residents in China. The comprehensive evaluation of urban healthy living index reflects the comprehensive level of healthy living in each city. The evaluation of the five first-level indicators of economic security, public service, environmental health, cultural health and medical health reflects the level and differences of different cities in various aspects. In addition, the healthy living in key cities of environmental protection and healthy living among provinces are evaluated, and the healthy living index in different years is compared and analyzed, which reflects the healthy living quality, regional differences and dynamic changes of cities from different angles. On the basis of the evaluation, the evaluation results are analyzed in depth to further discover the problems and causes of the healthy living of urban residents in China, so as to provide solutions and relevant ideas for improving the healthy living quality of urban residents, so as to continuously narrow the healthy living gap in different regions. In addition, it summarizes typical cases of outstanding performance in urban healthy living construction from the government and industry levels, and provides valuable experience and decision-making reference for governments at all levels to optimize urban healthy living, promote sustainable and healthy urban development, and promote the construction of "Healthy China".

Keywords: Healthy Living; Healthy China; Key Environmental Protection Cities

Contents

I General Report

Abstract: China has entered a new era of healthy living, and the health problem is getting extensive attention from the whole society. This report expounds the concept of health and the background and meaning of urban health living evaluation, analyzed the urban residents in China are faced with the complex health problems, clarified the city health living index and principles of the selection of evaluation methods, multiple attribute evaluation method was applied to urban health living evaluation, constructs the evaluation index system of city and provincial health living, and according to the established index system to the health of China's 289 urban residents living conditions are analyzed in comprehensive evaluation and depth.

Keywords: Healthy Living; Healthy Question; Healthy China

II Topical Reports

Abstract：Economic security is the basis of healthy living and plays an important role in the healthy living of residents. This report elaborates the concept of economic security and the significance of economic security evaluation. On the basis of the existing evaluation indexes at home and abroad for reference, from two aspects of economic base and living consumption picked 10 evaluation index, constructed the evaluation index system of the urban residents health economic security, to evaluate the economic security conditions in 289 cities, and the evaluation results are analyzed in depth.

Keywords：Economic Security; Healthy Living; Living Consumption

Abstract：Public service is an important condition for ensuring the healthy living of urban residents. Its development level directly affects the survival and health of urban residents. Establishing a scientific and rational evaluation system is of great significance for promoting social harmony and healthy development. This report expounds the connotation of public service and the significance of evaluation of public service, on the basis of the existing evaluation indexes at home and abroad for reference, ten indexes were selected from three aspects of social security, social stability and infrastructure, build the evaluation index system of the urban residents health public service, evaluate the country's 289 cities public service condition, and the evaluation results are analyzed in depth.

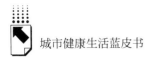

Keywords：Public Service；Healthy Living；Social Security；Social Stability；Basic Facilities

B. 4　Evaluation on the Environment of Urban Healthy Living

Mo Guomin, *Han Yaru* / 151

Abstract：Urban environment is closely related to the healthy living quality of residents. It is of great significance to evaluate the urban environment based on the perspective of urban residents to improve the healthy living standard of residents. This report expounds the concept of the urban environment, the importance and significance of urban environment evaluation, on the basis of the existing evaluation indexes at home and abroad for reference, eight indexes were selected from the three aspects of urban ecological environment quality, urban pollution control and urban drainage infrastructure, build the evaluation index system of the urban residents health living environment, evaluate the country's 289 cities environment condition, and the evaluation results are analyzed in depth.

Keywords：Urban Environment；Healthy Living；Infrastructure Construction

B. 5　Evaluation on the Culture of Urban Healthy Living

Wan Guangsheng, *Wu Sici and Chen Hong* / 191

Abstract：With the great enrichment of urban residents' material life, cultural life based on spiritual satisfaction has gradually become an important symbol of residents' healthy living. Scientific evaluation of urban residents' cultural life is of great significance to improve the healthy life quality of urban residents. This report expounds the concept of urban culture, the importance and the significance of cultural evaluation, on the basis of the existing evaluation indexes at home and abroad for reference, Seven indexes were selected from three aspects of cultural input, education level and cultural facilities to construct the evaluation index system of the healthy living culture of urban residents in China, evaluate the country's 289 cities environment condition, and the evaluation results are analyzed in depth.

Keywords: Urban Culture; Healthy Living; Cultural Input; Educational Level; Cultural Facilities

B. 6   Evaluation on the Health Care Serve of Urban Healthy Living

Huang Gang, Wu Menghua and Wu Sici / 229

Abstract: Health care is the most directly related content to people's physical and mental health. Scientific evaluation of urban medical and health services is of great significance for ensuring the healthy life of urban residents. This report elaborates the concept, importance and significance of health care services evaluation. This report expounds the concept of health care, the importance and the significance of health care evaluation, on the basis of the existing evaluation indexes at home and abroad for reference, six indexes were selected from two aspects of medical resources and medical investment to construct the evaluation index system of health care services for urban residents in China, evaluate the country's 289 cities health care condition, and the evaluation results are analyzed in depth.

Keywords: Health Care; Healthy Living; Medical Resources; Medical Input

III   Special Topics

B. 7   Comprehensive Evaluation of Healthy Living in Key
Cities of Environmental Protection

Shi Yufeng, Cheng Hongtao, Han Yaru, Luo Yuzhou and Zhang Xia / 264

Abstract: Air quality is of vital importance to the survival and health of

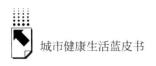
residents, and air pollution has posed a serious threat to the healthy living of urban residents. It is of great significance to establish an evaluation system of urban healthy living based on air quality to improve urban air quality and residents healthy living. This report describes the air quality the important influence to the residents health living, focus on the national 113 key environmental protection cities as the research object, especially in environmental health indicators include PM2. 5 annual average concentration, PM10 annual average concentration, air quality to reach and is better than two days three reaction of air quality indicator, constructed based on air quality evaluation index system of urban health living, to has carried on the comprehensive evaluation of 113 key environmental protection cities, and the evaluation results are analyzed in depth.

Keywords: Air Quality; PM2. 5; PM10; Key Cities of Environmental Protection

B. 8　Comprehensive Evaluation of Interprovincial Health Living Index

Qian Zhiwang, Zhang Kuangwei and Wu Ping / 283

Abstract: The healthy life evaluation of 289 cities reflects the healthy living quality of a single city. It is of great significance to study the healthy living conditions of different provinces from the perspective of provinces to narrow the regional gap of healthy living and improve the overall healthy living quality of China. This report is not limited to a single city, focusing on 31 provinces in China as research objects, and the evaluation indexes are also different. On the basis of the original index system, population development is specially added as a first-level index to build an inter-provincial healthy life evaluation index system. On the basis of the comprehensive evaluation of healthy living in 31 provinces in China, the evaluation of each level index is carried out, which comprehensively reflects the healthy life quality of different provinces, and the evaluation results are deeply analyzed.

Keywords: Provincial Evaluation; Healthy Living; Population Growth

Ⅳ   Cases Study: Government Perspective

Abstract: This case introduces the basic principles, 18 major special actions, main features and characteristics of Shanghai health management of the first provincial medium and long-term health action plan- "healthy Shanghai action (2019 – 2030)", integrating health into all policies and taking the lead in establishing a health impact assessment mechanism for major projects and policies nationwide.

Keywords: Shanghai; Health Action; Health Service

Abstract: This case briefly summarizes the effect of Shanghai's full implementation of mandatory classification of domestic waste. It elaborates the main methods of Shanghai's mandatory classification management of domestic waste from four aspects: full implementation of mandatory classification of domestic waste, efforts to improve the quality of domestic waste classification delivery, strict implementation of domestic waste classification collection and transportation, and efforts to enhance the capacity of domestic waste end classification and management.

Keywords: Shanghai; Domestic Garbage; Classified Delivery; Classified Collection and Transportation

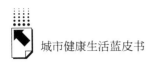

B. 11 Shenzhen: Five Years of Intensive Cultivation of
"Three Top Medical and Health Projects" Has Achieved
Remarkable Results *Shi Yufeng* / 314

Abstract: Based on the detailed data, this case systematically introduces the achievements in medical and health clinical and scientific research level in the past five years since the implementation of the "three Medical and Health Project" in Shenzhen from the aspects of outpatient and emergency volume, operation volume, high-level medical team, famous medical diagnosis and treatment center, famous traditional Chinese medicine diagnosis and treatment center, discipline ranking, specialty ranking, new technology and new projects.

Keywords: Shenzhen; Famous Doctor (Famous Subjects); Famous Hospital; Famous Clinic Center

B. 12 Guangzhou: Creating a "Guangzhou Sample" for
Old-age Care in Big Cities *Wan Guangsheng* / 318

Abstract: This case introduces Guangzhou's experience in how to give full play to the decisive role of the market in the allocation of resources for old-age services from three aspects: meeting the diversified needs of old-age services, encouraging social forces to enter the old-age service market, and the government's special support for the elderly. It encourages market forces to do professional work, focuses government forces on supervision and support for the elderly, and makes multiple subjects work together to improve the old-age service model in large cities, thus improving the sense of happiness and security of the elderly.

Keywords: City Old-age Care; Social Power; Guangzhou Sample

Abstract：This case introduces Wuxi City's active exploration of sports ＋ integrated development model. By holding a number of influential events and building an industrial chain, Wuxi Sports has achieved high-quality development, and has been highly appraised by the "Global Sports influence country and City Index report".

Keywords：Wuxi; "Sports ＋"; Sports Event; Sports Industrial Chain

Abstract：This case reviews the leap-forward development of Ningbo's medical and health services in the past 70 years in New China. From the three aspects of lack of medical care and medicine to everyone's medical insurance, from gastrectomy to liver and kidney transplantation, and from queuing registration to intelligent medical care, this case illustrates that Ningbo's health system has changed from weak to strong, and has walked out of a path of development of medical and health services with Ningbo characteristics, providing a Ningbo model for the country to solve the difficult problems of medical reform.

Keywords：Ningbo; Medical Security; Medical Service Ability; Intelligent Medical Treatment

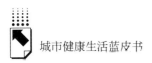
城市健康生活蓝皮书

V　Cases Study：Industrial Perspective

B. 15　Beijing Tiantan Hospital：Built the First "Physical and Medical Integration" laboratory　　　　　*Cheng Hongtao* / 332

Abstract：This case introduces the main cooperation contents carried out by the Beijing Tiantan Hospital and the Beijing Sports Bureau to jointly build the deep integration collaborative innovation laboratory of physical medicine, as well as the highlights of the deep integration collaborative innovation laboratory of physical medicine, and briefly analyzes the development objectives and functions of the "integration of sports and medicine" laboratory and popular science demonstration base.

Keywords："Physical and Medical Integration" Laboratory; Sports Prescription; AI; Popular Science Base

B. 16　Children's Hospital Affiliated to Suzhou University：Facing Difficulties, Let pediatric Talents Fill the World　　　　　*Wu Ping* / 336

Abstract：This case introduces how the Children's Hospital affiliated to Suzhou University overcame the difficulties and insisted on implementing the "Million Project" of pediatrics teaching. It has made great achievements in training outstanding pediatricians by taking measures such as encouraging measures, carrying out small class teaching and tutorial system, stabilizing professional thinking and improving humanistic quality and other measures.

Keywords：Pediatric Talent; Small-class Teaching; Tutor System

B. 17　The Third Hospital of Nanchang City：People-oriented
to Improve Service Quality，Benevolence and Mercy to
Win Excellence Word of Mouth　　　　*Chen Hong* / 342

Abstract：This case introduces the initiatives of Nanchang Third Hospital to improve the patient's medical experience through one-stop full-service，build a medical consortium to benefit patients inside and outside the province，and open more than 30 specialty clinics to achieve specialty treatment. Constantly optimizing medical services，so that patients and their families feel real convenience and comfort，widely praised by the community.

Keywords：Nanchang　No. 3　Hospital；One-stop　Service；Medical Association；Specialized Clinic

B. 18　Tianrui Wangfu · Yiyuan：The "Embedded Old-age Care"
Community in the Main Urban Area Initiated by the
Government and Enterprises　　　　*Wang Hong* / 346

Abstract：This case introduces the real estate development project of "Tianrui Wangfu" in Yangzhou City，Jiangsu Province，which is guided by the government and the enterprise takes the initiative to undertake social responsibility for the construction of old-age housing and self-supporting operation，and makes a more detailed introduction to the embedded old age care from the point of view of planning.

Keywords：Synergy between Government and Enterprise；Main City District；Embedded Old-age Care

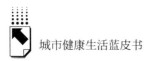
B. 19   Yijia：HAPPY Care Model Helps Improve the Quality of

Home Care in the Community With Cognitive Disorders

Wu Menghua / 350

Abstract：This case introduces that Yijia （Shanghai） elderly Service company has established a visual, quantifiable and feasible full-chain, full-cycle service mechanism of community home for the elderly with cognitive disorders at home in the community through the construction of a cognitive community "HAPPY" care model and the formulation of community home cognitive care norms based on the concept of "HAPPY" care. It provides professional support for the increment, enhancement and efficiency of the cognitive impairment at home in the community.

Keywords：Cognitive Disorder；Care Model；Standard of Care

皮 书

智库报告的主要形式
同一主题智库报告的聚合

❖ 皮书定义 ❖

皮书是对中国与世界发展状况和热点问题进行年度监测，以专业的角度、专家的视野和实证研究方法，针对某一领域或区域现状与发展态势展开分析和预测，具备前沿性、原创性、实证性、连续性、时效性等特点的公开出版物，由一系列权威研究报告组成。

❖ 皮书作者 ❖

皮书系列报告作者以国内外一流研究机构、知名高校等重点智库的研究人员为主，多为相关领域一流专家学者，他们的观点代表了当下学界对中国与世界的现实和未来最高水平的解读与分析。截至2020年，皮书研创机构有近千家，报告作者累计超过7万人。

❖ 皮书荣誉 ❖

皮书系列已成为社会科学文献出版社的著名图书品牌和中国社会科学院的知名学术品牌。2016年皮书系列正式列入"十三五"国家重点出版规划项目；2013~2020年，重点皮书列入中国社会科学院承担的国家哲学社会科学创新工程项目。

权威报告·一手数据·特色资源

皮书数据库
ANNUAL REPORT(YEARBOOK)
DATABASE

分析解读当下中国发展变迁的高端智库平台

所获荣誉

- 2019年，入围国家新闻出版署数字出版精品遴选推荐计划项目
- 2016年，入选"'十三五'国家重点电子出版物出版规划骨干工程"
- 2015年，荣获"搜索中国正能量 点赞2015""创新中国科技创新奖"
- 2013年，荣获"中国出版政府奖·网络出版物奖"提名奖
- 连续多年荣获中国数字出版博览会"数字出版·优秀品牌"奖

成为会员

通过网址www.pishu.com.cn访问皮书数据库网站或下载皮书数据库APP，进行手机号码验证或邮箱验证即可成为皮书数据库会员。

会员福利

- 已注册用户购书后可免费获赠100元皮书数据库充值卡。刮开充值卡涂层获取充值密码，登录并进入"会员中心"—"在线充值"—"充值卡充值"，充值成功即可购买和查看数据库内容。
- 会员福利最终解释权归社会科学文献出版社所有。

社会科学文献出版社 皮书系列
SOCIAL SCIENCES ACADEMIC PRESS (CHINA)

卡号：518133671821
密码：

数据库服务热线：400-008-6695
数据库服务QQ：2475522410
数据库服务邮箱：database@ssap.cn
图书销售热线：010-59367070/7028
图书服务QQ：1265056568
图书服务邮箱：duzhe@ssap.cn

基本子库
SUB DATABASE

中国社会发展数据库（下设 12 个子库）

整合国内外中国社会发展研究成果，汇聚独家统计数据、深度分析报告，涉及社会、人口、政治、教育、法律等 12 个领域，为了解中国社会发展动态、跟踪社会核心热点、分析社会发展趋势提供一站式资源搜索和数据服务。

中国经济发展数据库（下设 12 个子库）

围绕国内外中国经济发展主题研究报告、学术资讯、基础数据等资料构建，内容涵盖宏观经济、农业经济、工业经济、产业经济等 12 个重点经济领域，为实时掌控经济运行态势、把握经济发展规律、洞察经济形势、进行经济决策提供参考和依据。

中国行业发展数据库（下设 17 个子库）

以中国国民经济行业分类为依据，覆盖金融业、旅游、医疗卫生、交通运输、能源矿产等 100 多个行业，跟踪分析国民经济相关行业市场运行状况和政策导向，汇集行业发展前沿资讯，为投资、从业及各种经济决策提供理论基础和实践指导。

中国区域发展数据库（下设 6 个子库）

对中国特定区域内的经济、社会、文化等领域现状与发展情况进行深度分析和预测，研究层级至县及县以下行政区，涉及地区、区域经济体、城市、农村等不同维度，为地方经济社会宏观态势研究、发展经验研究、案例分析提供数据服务。

中国文化传媒数据库（下设 18 个子库）

汇聚文化传媒领域专家观点、热点资讯，梳理国内外中国文化发展相关学术研究成果、一手统计数据，涵盖文化产业、新闻传播、电影娱乐、文学艺术、群众文化等 18 个重点研究领域。为文化传媒研究提供相关数据、研究报告和综合分析服务。

世界经济与国际关系数据库（下设 6 个子库）

立足"皮书系列"世界经济、国际关系相关学术资源，整合世界经济、国际政治、世界文化与科技、全球性问题、国际组织与国际法、区域研究 6 大领域研究成果，为世界经济与国际关系研究提供全方位数据分析，为决策和形势研判提供参考。

法律声明